中华医药史话

诗情、画意、墨韵

主编　杨殿兴

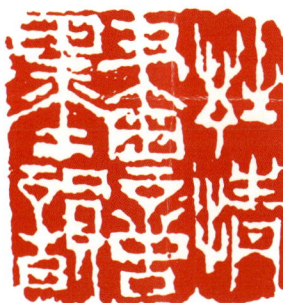

中国中医药出版社

·北京·

图书在版编目（CIP）数据

中华医药史话：诗情 画意 墨韵 / 杨殿兴主编 .—北京：中国中医药出版社，2016.8
ISBN 978-7-5132-3051-3

Ⅰ．①中…　Ⅱ．①杨…　Ⅲ．①中国医药学–医学史–普及读物　Ⅳ．①R–092

中国版本图书馆CIP数据核字（2015）第315834号

中 国 中 医 药 出 版 社 出 版
北京市朝阳区北三环东路28号易亨大厦16层
邮政编码　100013
传真　010 64405750
北京瑞禾彩色印刷有限公司印刷
各地新华书店经销

＊

开本 880×1230　1/16　印张 24　字数 377 千字
2016 年 8 月第 1 版　2016 年 8 月第 1 次印刷
书　号　ISBN 978-7-5132-3051-3

＊

定价　198.00 元
网址　www.cptcm.com

《中华医药史话——诗情、画意、墨韵》
编辑委员会

序一

中医药学源远流长，是中华文化最具代表性的载体之一，是我国文化软实力的重要体现。作为中医药事业发展的根基和灵魂，中医药文化建设是新时期中医药事业发展的一项重要任务。搞好中医药文化建设，要以继承发展为中心，以构建中医药核心价值体系为根本任务，以满足人民群众的需要为出发点和落脚点，以传承和创新、传授与保护、传播与交流为主线，以彰显中医药文化优势为重点，充分发挥中医药文化的引领作用，促进中医药事业全面、协调、可持续发展。

中医药学是中华民族在长期的生产、生活和医疗实践中逐渐积累而形成的，具有浓郁的中国传统文化特点。千百年来，在中国发展的历史长河中，涌现出了无数中医药大家，使中医学不断丰富、完善和发展，成为具有独特理论体系和丰富诊疗手段的医学科学，为中华民族的繁衍昌盛做出了巨大贡献。时至今日，仍然在人民群众中享有崇高的威望，拥有深厚的群众基础和广泛的需求，在我国卫生保健体系中发挥着不可替代的重要作用。

四川省是中医药大省，中医药工作扎实，文化底蕴深厚，素有"中医之乡、中药之库"的美誉。四川省中医药管理局、四川省中医药学会历来重视中医药文化建设工作，近年来组织省内一批热爱诗词歌赋、书法绘画的中医药专家，聚首一道，吟诗作对，谈古说今，从上溯远古中医药发端的源头起，一直到新中国成立后中医药辉煌发展的今天，以历史编年为体，编撰了一部以诗词歌赋为载体，配以书法绘画的极具感染力的大型史诗专著，名曰《中华医药史话——诗情、画意、墨韵》，对中华医药历朝历代的名医大家、代表著作、重要的历史事件等逐一进行诗歌创作，讴歌伟大的华夏文明，缅怀先贤，抒发情怀，怀贤而激昂励志，吟诵而陶冶情操，为我们奉献了一部中医药文化的大雅精品。

当前，中医药事业又迎来了新的发展机遇，责任重大，使命光荣，让我们共同努力，为促进中医药事业发展，繁荣中医药文化，提高人民群众的健康水平做出更大的贡献。

中华人民共和国卫生计生委副主任
国家中医药管理局局长
中华中医药学会会长

王国强

2015年5月

序二

四川，雄踞中国西南，古称巴蜀。《华阳国志·蜀志》记载：蜀郡太守李冰修造都江堰，凿离堆，灌溉三郡，开稻田，从此成都平原"沃野千里，号为陆海，旱则引水浸润，雨则杜塞水门，故记曰水旱从人，不知饥馑，时无荒年，天下谓之天府也。"因之，四川有了"天府之国"的美称。诸葛亮曾有过"益州险塞，沃野千里，天府之土，高祖因之以成帝业"的《隆中对》名篇。诸葛亮凭借四川得天独厚的人文、资源、地理优势协助刘备称帝，得三分天下。1986年四川广汉发掘出三星堆遗址，将古蜀国的历史推前到5000年前，证明了早在四千多年前，巴蜀文化就已经逐步形成且具有相当的规模，而三星堆的发现证明了长江流域与黄河流域一样同是中华民族的发祥地，证明了长江流域地区有着与黄河流域地区媲美的古文明。

四川钟灵毓秀，既有山川俊美的自然风貌，地势多样，群峰竞艳，川壑争流；又有秀冠华夏的历史人文。在这里，自然、人文与社会风俗情景交融，文化底蕴厚重，源远流长，名人文豪竞相辈出。如：汉代辞赋家司马相如、杨雄；唐代大诗人诗仙李白、诗圣杜甫（在成都生活四年）、唐诗新风的开拓者陈子昂；才华横溢的女诗人薛涛；宋代大文豪苏洵、苏轼、苏辙父子三人等。近现代四川也涌现出一大批文化名人，如：著名剧作家、诗人、考古学家、古文字学家、社会活动家郭沫若，著名作家、翻译家巴金，著名作家、散文家艾芜，著名左翼作家、文学家沙汀，文学家、翻译家李劼人等。凡此文人名儒，不一而足。由此，可以窥见西蜀厚重文化的斑斓。

四川有"中医之乡、中药之库"的美誉，自古出名医、产中药。据历史文献记载，从汉代至明清，见诸文献记载的四川医家有1000余人，川派中医药影响医坛2000多年，历久弥新；川产道地药材，享誉海内外，业内素有"无川（药）不成方"的赞誉。近年来四川省委省政府十分重视中医药的发展，出台了《关于加快中医药发展的决定》《关于扶持和促进中医药事业发展的实施意见》，有力地推动了我省中医药的发展。

四川省历来重视文化建设，近年出台了《关于深化文化体制改革加快建设文化强省的决定》，加快推进文化建设。文化是民族的血脉，是人民的精神家园，文化越来越成为民族凝聚力和创造力的重要源泉，实现中华民族的伟大复兴，就是要推动社会主义文化的大发展大繁荣。

四川省中医药管理局、四川省中医药学会十分重视中医药的文化建设，重视中医药文化的发掘、整理和创新。近年来，四川省中医药管理局、四川省中医药学会邀约组织了四川省一大批爱好诗词歌赋、书法绘画的专家学者，聚首一道，以诗词歌赋的形式吟唱中华中医药的光辉历史，再配以书法绘画，讴歌伟大的华夏文明，编写了《中华医药史话——诗情、画意、墨韵》一书。全书立意高远，形式新颖，内涵丰富，底蕴深厚，她是一部反映我国中医药文化的历史史诗，从中医药的起源，到现代中医药的发展，把我国中医药所取得的辉煌成就纳入全书。该书以历史编年为体，对中医药的历史人物、著名著作、历史事件等逐一进行诗歌创作，又以诗、词的形式表达，咏之朗朗上口，韵味无穷，既陶冶情操，启人心智，又学习先贤，鼓舞后者，再加上书法绘画，洋溢着诗情画意，令人赏心悦目，堪称中医药文化的大雅上品。欣喜该书即将付梓，乐以推荐，是为序。

期望全省中医药工作者，立志学习中医药先贤的钻研和敬业精神，矢志岐黄，努力拼搏，积极进取，为人民群众的健康保驾护航，为把我省建成中医药强省而贡献力量。

四川省人民政府副省长

陈文华

2015 年 5 月

前　言

中华医药源远流长。早在氏族社会时期，先民们就懂得了用石针、骨针等物器治疗疾病。中华民族人文始祖——伏羲，他上知天文，下知地理，创先天八卦，熟知五行与疾病的相关性。相传伏羲"尝百药而制九针"，是中华医药、针灸的鼻祖之一。神农，又称炎帝，相传"神农尝百草，一日遇七十毒"，他和药济人，遍尝百草，始有医药，后世将我国现存第一部本草著作托名神农氏所作，名为《神农本草经》，奠基了中医药学的基础。黄帝，姓公孙，名轩辕，为中华民族的始祖。现存的中医学祖典《黄帝内经》，就是以黄帝问对岐伯、雷公、伯高、少俞而撰成。黄帝与伏羲、神农，是中华医药学的奠基者和创始人，中华医药以此为发端，以后历朝历代，江山代有才人出，华夏医药不断发扬光大，汇聚成了浩瀚的、创造人类历史的、为人类社会做出卓越贡献的伟大的中医药学。

四川号称天府之国，物华天宝，人杰地灵；古蜀文化，也孕育出了一大批文人墨客、才子佳人。汉代司马相如，辞赋家兼散文家、诗人；卓文君，汉代才女，成都邛崃人，与司马相如成就了一曲千古绝唱——凤求凰，成都"琴台故径"就是为了纪念当年相如与文君的爱情传奇而建。杨雄，四川成都郫县人，是继司马相如之后西汉最著名的辞赋家，在《陋室铭》中刘禹锡提及的"西蜀子云亭"就是指他的住所。陈寿，四川南充人，西晋史学家、文学家，著有史学名著《三国志》，记载了魏、蜀、吴三国鼎立时期的文化历史。李密，四川彭山县人，西晋文学家，所著《陈情表》乃千古名篇，为历代称颂。陈子昂，唐诗新风的开拓者，海内文宗，继初唐四杰后文坛上出现的一位诗歌革新的骁将，至今四川射洪县金华山还有陈子昂当年的读书台。李白，出生在四川江油，唐代伟大的浪漫主义诗人，才华横溢，其诗句天马行空，浪漫奔放，意境奇异，行云流水，宛若天成，被尊称为"诗仙"，在江油青莲有"李白纪念馆"。女诗人薛涛，生于成都的唐代著名才女，与卓文君、花蕊夫人、黄娥并称蜀中四大才女。薛涛的诗，以清词丽句见长，还有一些具有思想深度关怀现实的作品。杜甫，被誉为"诗圣"，是中国唐代伟大的现实主义诗人，为避"安史之乱"，他携家入蜀，在成都居住了近4年，写下了240余首脍炙人口的诗篇，在成都西门外的浣花溪畔，至今留存有古迹"杜甫草堂"。宋代大文豪苏轼，四川眉山人，在诗、词、文、书法等诸方面，独树一帜，"一家三父子，都是大文豪"，眉山现有保存完好的"三苏祠"。凡此文人大儒，不一而足，由此，可以窥见西蜀厚重文化的一斑。

四川号称"中医之乡、中药之库"，巴蜀自古出名医、产中药。据历史文献记载，从汉代至明清，见诸文献记载的四川医家有1000余人，川派中医药影响医坛2000多年，历久弥新；川产道地药材，享誉国内外，业内素有"无川（药）不成方"的赞誉。汉代以涪翁、程高、郭玉为代表的四川医家，奠定了古蜀针灸学派。郭玉为涪翁弟子，曾任汉代太医丞。涪翁为四川绵阳人，曾撰著《针经》，开巴蜀针灸先河，影响深远。唐代昝殷，四川成都人，精通医理，通晓药物学，擅长妇产科，唐大中年间，他将前人有关经、带、胎、产及产后诸症的经验效方及自己临证验方，编成《经效产宝》（三卷）一书，是我国现存最早的妇产学科专著。宋代以四川成都人唐慎微为代表撰著的《经史证类备急本草》，为官刊本草，集宋代本草之大成，促进了中药学的发展。四川成都人著名医家史崧献出了家藏的《灵枢》，校正并注音，名为《黄帝素问灵枢集注》，由朝廷刊印颁行，为中医学发展做出了不可估量的贡献。可以说，没有史崧的奉献就没有完整的《黄帝内经》。史堪，四川眉山人，为宋代政和进士，官至郡守，是宋代士人而医的代表人物之一，与当时的名医许叔微齐名，其著作《史载之方》，为宋代重要的名家方书之一。清末四川邛崃人郑钦安提出了中医扶阳理论，他的《医理真传》《医法圆通》《伤寒恒论》为奠基之作，开创了以运用附、姜、桂为重点药物的温阳学派。

中国浩瀚五千年的文明史，中医药文化是其璀璨明珠。华夏泱泱，历千年不衰，不断繁衍昌盛，中医药功不可没。今四川省中医药管理局、四川省中医药学会邀约组织以四川省内和成都中医药大学张发荣、谢克庆、张之文、胡波、贾宗嵘、阳廷福等为代表的一大批诗词歌赋、书法绘画爱好者，聚首一道，以诗词歌赋的形式吟唱中华中医药的光辉历史，再配以书法绘画，讴歌伟大的华夏文明，使之成为中医药文化的大雅精品，名之曰：《中华医药史话——诗情、画意、墨韵》，对中医药的历史人物、著名著作、历史事件等逐一进行诗歌创作，诗、词、赋形式不限，以平水韵、词林正韵为基础，亦可为古风体。全书共收新创作的诗173首，词54首，对联57幅，书法101幅，绘画73幅，以及一些雕塑作品。全书"以诗串史"，以历史编年为体，围绕着中医药的著名人物、著作、事件，以诗歌创作为主体，同时展现了全景式的上下五千年的华夏中医文明史；全书"以人带诗"，中医药学具有浓郁的人文特征，很多中医大家，除擅长医学外，又懂诗文。因此，我们选取了9位古代医家和20余位中医老前辈存留下来的相关诗词入编，弥足珍贵，原汁原味地辑录了他们的诗作，既展示了他们殷实的文化底蕴，也丰富了全书内容；全书"诗书画并茂"，既搜集了一些兼擅书法绘画的中医大家遗留下来的墨宝，又搜集了一些名家对古代医家的绘画、雕刻作品，同时广泛征集了四川医药界书法绘画爱好者的创作作品，使之具有很高的艺术性和观赏性。全书"立足全国，兼顾四川"，站在审视中华医药历史的高度，既对影响深远，造诣精深，功绩显赫的全国中医药人物、著作、事件进行收录和诗歌创作，同时也收集了四川的一些著名的中医药历史人物、近现代中医药大家和历史事件，反映了巴蜀"中医之乡，中药之库"厚重的文化和历史底蕴。其间聘请了四川省楹联学会常务理事、四川省巴蜀诗书画研究会副会长萧炬先生，四川省诗词学会理事郭剑青、孙卫瑄先生，成都市诗词楹联学会副会长、四川省诗词协会理事程立家先生作为顾问，并为本书的诗词歌赋作品把关、润色、厘定，拳拳之心跃然纸上。国家卫计委副主任、国家中医药局局长、中华中医药学会会长王国强先生，四川省人民政府副省长陈文华先生，在百忙之中亲审文稿，撰写序言，使我辈深受鼓舞。文稿付梓之际，一并感谢诸贤厚爱，感谢为之付出心血的编辑出版人员，感谢给予大力支持的成都中医药大学博物馆、西南医科大学（原泸州医学院）附属中医院博物馆等单位，感谢参与书法、绘画、摄影、编辑的创作人员，但襁褓出世，心存忐忑，囿于水平，尚请不吝赐教。

最后，以一首《满庭芳》作为结束语，期盼杏林闻苑在广大中医药人的努力下满庭芝兰满庭芳。

天府之都，物华天宝，旖旎兴旺妖娆。蜀中星耀，曾叱咤云霄。李杜东坡俊采，繁星照，千古人骄。相回首，星移斗转，精彩又今朝。

风骚！佳策启，催征鼓响，人舞旗飘。杏林好风光，借力春潮。盛景化为砥砺，咏英杰，国粹昭昭。歌声起，诗词吟唱，真个乐逍遥。

中华中医药学会副会长
四川省中医药学会会长
四川省中医药管理局原局长
成都中医药大学教授、博导

杨殿兴

于成都雅兴轩
2015 年 5 月

杏林抒怀，编者致辞

杏林春辞

　　远古之世，先民多艰，茹毛饮血，居巢宿岩。风雨作而寒湿侵，蛇豸袭而伤病缠。以草充饥，方惊草木也可疗疾；以椎压痛，始知骨石也可谋安。由是尝百草而攻药石，探经络而启医端。绵延探索，实践年年。循经揆理，追本求源。《素问》《灵枢》，开医家之学说；《黄帝内经》，共岐伯之立言。《难经》出而《伤寒》继，《本草》就而药物繁。望闻问切，察表象而推病理；君臣佐使，配方剂而作衡权。秦汉以降，代出英贤。疗分补泻，病辨温寒，科及内外，药具汤丹。华扁频出，如星在天。诸家著述，光照宇寰。充医学之宝库，集智慧之宏观。展济世之方技，解病家之疾顽。医林盛绩，载誉民间。或尊奉为药王，或敬崇为医仙。煌煌功业，永世流传。

　　放眸医薮，繁衍益昌，中医药学，铸就辉煌。疗效卓著而民族特色尤显；诊断独特而理论体系弘张。文献浩繁，典籍汪洋。千年延续，生命力强。巍巍乎建世界医术之伟业；荡荡乎充中华文化之津梁。近百年来，不断弘光。有识之士，吸西纳洋，中西结合，各取所长。开济世活人之新境，立世界医学之朝堂。搏浪潮头佳绩显，春风过处杏林香。

　　文劫荡除，万象呈春。中医学会，首起北京。岐黄显而国倚重，群贤集而元首临。商中医弘扬之大计，溢中药发展之奇芬。继之而后，业续雁城，衡阳会议，再播佳音。迎中医学科之春天，建院校设立之准绳。高屋建瓴谋发展，授业树人求更精。传统医药，拓宽锦程，方向认定，举国进军。"振兴中医"响号角，奋臂首倡乃川人。一呼百应，八极和声。索奥攻坚多俊杰，龙翔凤翥在医庭。杏林光史册，四海播芳馨。

　　近有佳士，杏林辟蹊，以诗证史，以史串诗。留名医于雅咏，演医史于诗词。记岐黄之宗脉，录仁术之芳仪。美哉盛举，雨后虹霓。衷心以赞，聊奉是辞。长河且看星光灿，演绎医林龙凤姿。

（萧炬）

化之津梁近百年來不斷宏光有識之士吸西
納洋中西結合各取所長開濟世活人之新境
立世界醫學之朝堂搏浪潮頭佳績顯春風過
處杏林香文敔蕩除萬象呈春中醫學會首起
北京岐黃顯而國倚重羣賢集而元首臨商中
醫弘揚之大計溢中藥發展之奇芬繼之而後
業績雁城衡陽會議再播佳音迎中醫學科之
春天建院校設立之準繩高屋建翎謀發展授
業樹人求更精傳統醫藥拓寬錦程方向認定
舉國進軍振興中醫響號角奮臂首倡乃川人
一呼百應八極和聲索奧攻堅多俊傑龍翔鳳
書在醫庭杏林光史冊四海播芳馨近有佳士
杏林辟蹊以詩證史以史串詩留名醫於雅詠
演醫史於詩詞記岐黃之宗脈錄仁術之芳儀
美哉盛舉雨後虹霓衷心以讚聊奉是辭長河
且看星光燦演繹醫林龍鳳姿　蕭炬文克慶書

杏林春辭

遠古之世先民多艱茹毛飲血居巢宿巖風雨作而寒濕侵蛇豸襲而傷病纏以草充饑方驚草木也可療疾以椎蠡痛始知骨石也可謀安由是嘗百草而攻藥石探經絡而啓端綿延探索實踐年年循經揆理追本求源素問靈樞開醫家之學說黃帝内經共岐伯之立言難經出而傷寒繼本草而藥物繁望聞問切察表象而推醫理君臣佐使配方劑而作衡權秦漢以降代出英賢療分補瀉病辨溫寒科及内外藥具湯丹草扁頻出如星在天諸家著述光照宇寰充醫學之寶庫集智慧之宏觀展濟世之方技解病家之疾頑醫林盛績載譽民間或尊奉為藥王或敬崇為醫儁煌煌功業永世流傳放眸醫藪繁衍益昌中醫藥學鑄就輝煌療效卓著而民族特色尤顯診斷獨特而理論體系

（萧炬撰赋　谢克庆书）

国医赞（七律）

伟哉华夏盛之邦，始祖捐身创业煌。
草木虫禽生态药，汤丸膏散至仁方。
千秋巨制医经备，百代丰功民族昌。
国学正为欧美热，岐黄已跨太平洋。

（郭剑青）

望海潮·中医中药赞

岐黄仁术，扶伤救死，中医远近名妍。黄帝内经，神农百草，传奇誉满人间。华扁叹超凡。穴针走经络，精气归原。脉诊探微，杏林佳话越千年。

临床辨证参玄。更君臣佐使，丸散膏丹。虚实协调，先期未病，望闻问切情牵。方剂数千篇。本草明纲目，中外争研。崛起而今迅矣，何日傲尘寰？

（孙卫瑄）

沁园春·国医源流颂

医学文明，始祖伏羲，绽放曙光。有炎黄岐伯，传扬经典；华扁仲景，载誉穹苍。思邈时珍，药方巨制，救死扶伤成领航。潮头望，涌推波志士，融汇西洋。

中华屹立东方，情无限杏林铸辉煌。仗神州巨擘，乾坤扭转；岐黄骄子，鹏鹄翱翔。仁术千红，英才春笋，事业欣欣添彩章。观今日，喜花开世界，竞献芬芳。

（张发荣）

中华医药赞（对联）

泱泱禹甸文明万古，伏羲悟道启蒙，奉肇医始祖，庄老尊经，昭天人互感，阴阳应协调，八卦轮回，五行运转，细裁缓急重轻，季循春夏秋冬，方列君臣佐使，汤膏丹散丸，祛邪扶正，喜英才辈出，扁鹊华佗仲景，星光灿烂，更有养生益寿奇葩，叶蕊娇妍，纷呈异彩；

莽莽昆仑气势千钧，炎帝舍身尝草，著济世宏篇，岐黄宝典，誉德艺同辉，标本须兼治，三焦辨证，四诊甄综，善用望闻问切，脉鉴浮沉迟数，药分寒热温凉，甘苦辛咸淡，泻实补虚，看佳话频传，葛洪思邈时珍，后秀绵延，尤欣救死拯民妙术，中西融汇，续建殊功。

（程立家）

目录

第一章 医药起源

（远古－公元前21世纪）

远古洪荒时期，人们只能饮水雨露，采树木实，穴居野处。山居食鸟兽，近水食鱼鳖，过着茹毛饮血的原始生活。因没有火，食物腥臊，多有疾病。

人们食用某些有毒的植物，引起身体的不适甚至死亡，而食用另一些植物，使身体的痛楚减轻甚至消失，使人们逐渐认识了很多植物的毒性与药性；对一些身体的疼痛和疮疡，人们下意识地用石块等敲打、刺破，或用手去抚摸痛处，有时这些无意识的动作竟会起到减轻疼痛的作用。这些十分朴素的经验逐渐积累，并代代相传，可以说是最早的医药知识的萌芽。古人在长期的生产、生活实践中，逐渐采取了一些原始的保护自身的措施，发现和认识了一些药物，并发明了用砭石、骨针治病，开始了人类最早的卫生保健活动，这些就成为医学的起源。

拜谒天水伏羲庙（七律）

人文始祖庙森森，功业昭然真谛寻。
俯察河山诠地道，仰观日月悟天心。
探源药效尝千草，祛病年延制九针。
八卦阴阳经典论，流芳永润杏花林。

（张发荣）

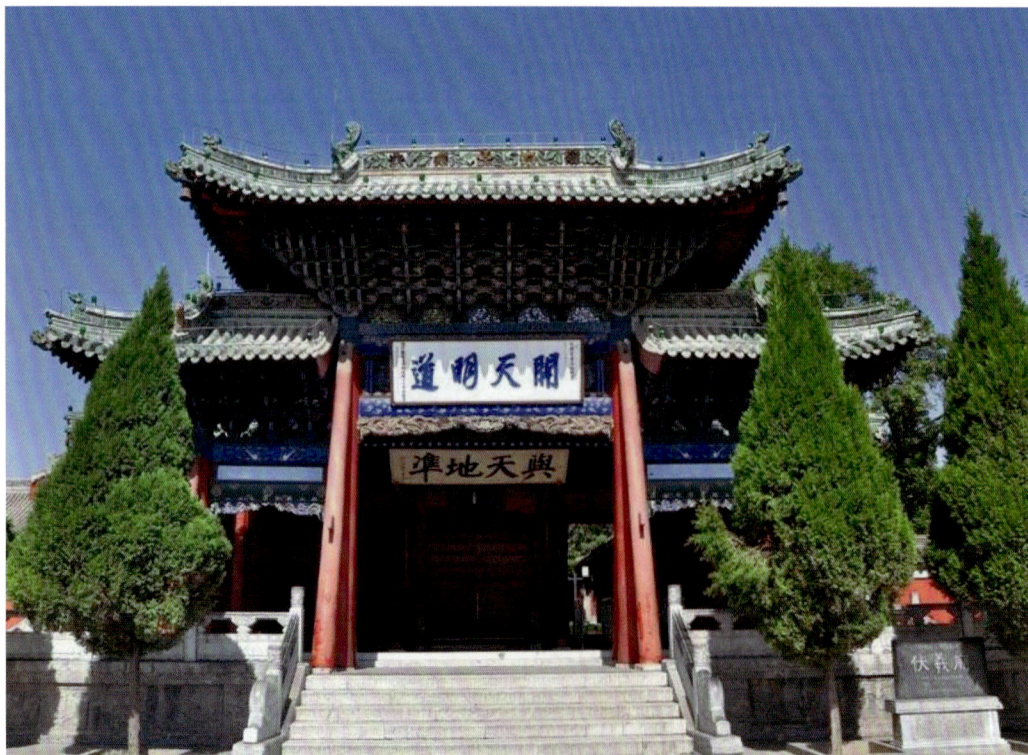

（天水伏羲庙）

伏羲（生卒不详），一名庖羲氏，又名太昊，姓风，《史记》中称伏牺。生于陇西成纪（今甘肃天水市），所处时代约为旧石器时代中晚期或新石器时代早期。伏羲是中华民族敬仰的人文始祖，为"三皇之首"。

伏羲仰观天象，俯察地理，依龙马之图画出了乾、兑、离、震、巽、坎、艮、坤为内容的八卦图，并用阴阳八卦来解释天地万物的演化规律和人伦秩序。伏羲还创造了用于治疗病痛的"九针"，即九种针具的总称，分别是镵针、员针、鍉针、锋针、铍针、员利针、毫针、长针和大针。因伏羲创造了八卦和九针，故被医界尊奉为中医药学、针灸学的始祖。

伏羲（对联）

八卦阴阳，玄哉，道通天地，百草初尝肇药史。

五行生克，妙矣，术贯古今，九针始制灿神州。

（程立家）

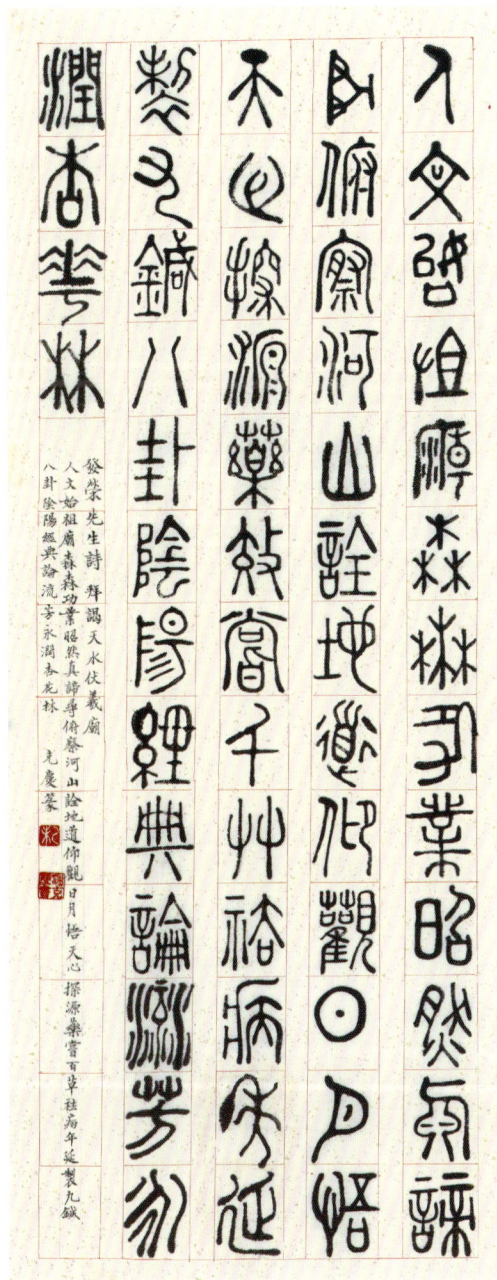

（张发荣撰诗　谢克庆书）

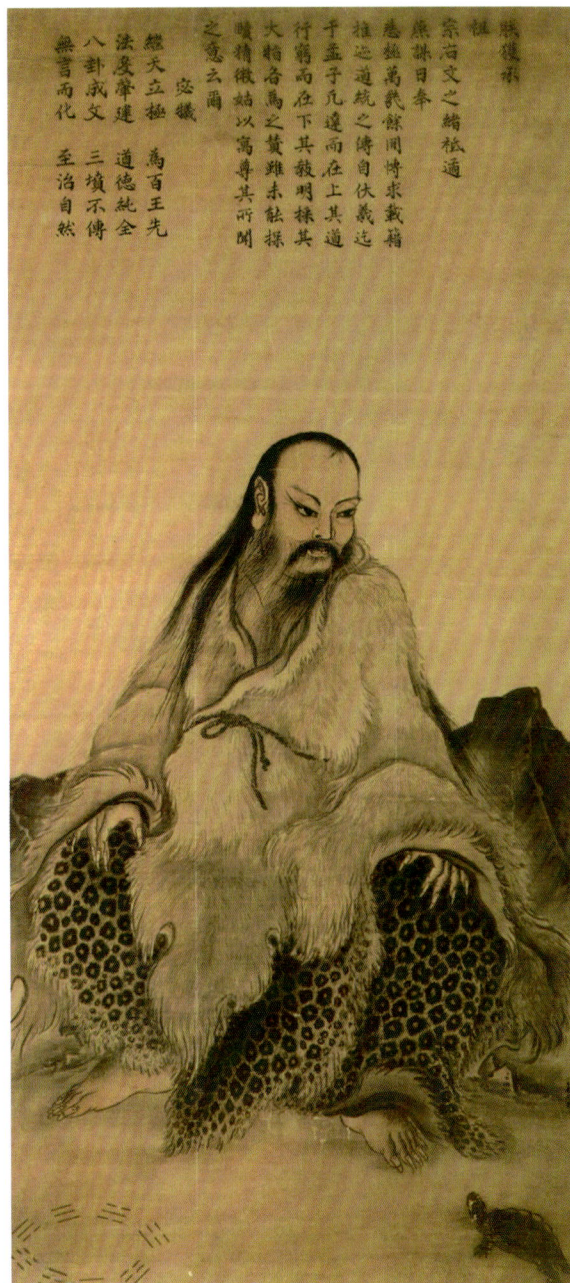

（始祖伏羲图）

神农赞（七律）

本经虔读叹宏篇，拯救苍生不畏难。
百草遍尝知性味，千茎明辨了温寒。
断肠毒草夺真命，涉险神农辞世间。
德泽杏园枝叶茂，望林倍感祖宗贤。

（张发荣）

咏神农（七律）

烈山炎帝舞神鞭，访药为民立志坚。
和合七情明性味，别分三品应人天。
唇尝毒草千峰越，肠断茶乡万世怜。
医海传承薪火旺，至今仍诵本经篇。

（胡波）

    神农又称炎帝，因长于姜水，故姓姜。相传神农尝百草，发现药物，教人治病。后世将现存第一部本草著作托名为神农氏所作，名为《神农本草经》。

    《神农本草经》又称《本草经》或《本经》，是中医学经典著作之一，也是现存最早的中药学著作。此书约起源于神农氏，代代口耳相传，于东汉时期集结整理成书。成书非一时，作者亦非一人。秦汉时期众多医学家搜集、总结、整理了当时药物学经验和成果，是对中国中医药的第一次系统总结。其中大部分中药学理论和配伍规则以及提出的"七情和合"原则在几千年的用药实践中发挥了巨大作用，是中医药药物学理论发展的源头。

    《神农本草经》分三卷，载药365种，其中植物药252种，动物药67种，矿物药46种。根据药物的性能和使用目的的不同分为上、中、下三品，称为"三品分类法"，以应"天地人"三才。上品120种，无毒，大多属于滋补强壮之品；中品120种，无毒或有毒，其中有的能补虚扶弱，有的能祛邪抗病；下品125种，有毒者多，能祛邪破积。这是我国药物学最早的分类法，为历代沿用。《本经》中的药物经过长期临床实践和现代科学研究，证明所载药物药效绝大部分是正确的。

神农（对联）

痌瘝在抱，历险涉艰，舍命断肠尝百草。

功德于民，祛邪扶正，著经立说炳千秋。

（程立家）

烈山炎帝舞神鞭，访药为民立志坚和合七

情明性味别分三品应人天唇尝毒草千峰

越肠断茶乡万世粼医道传承薪火旺至今

仍诵本经篇

咏神农 胡波诗 廖品清书

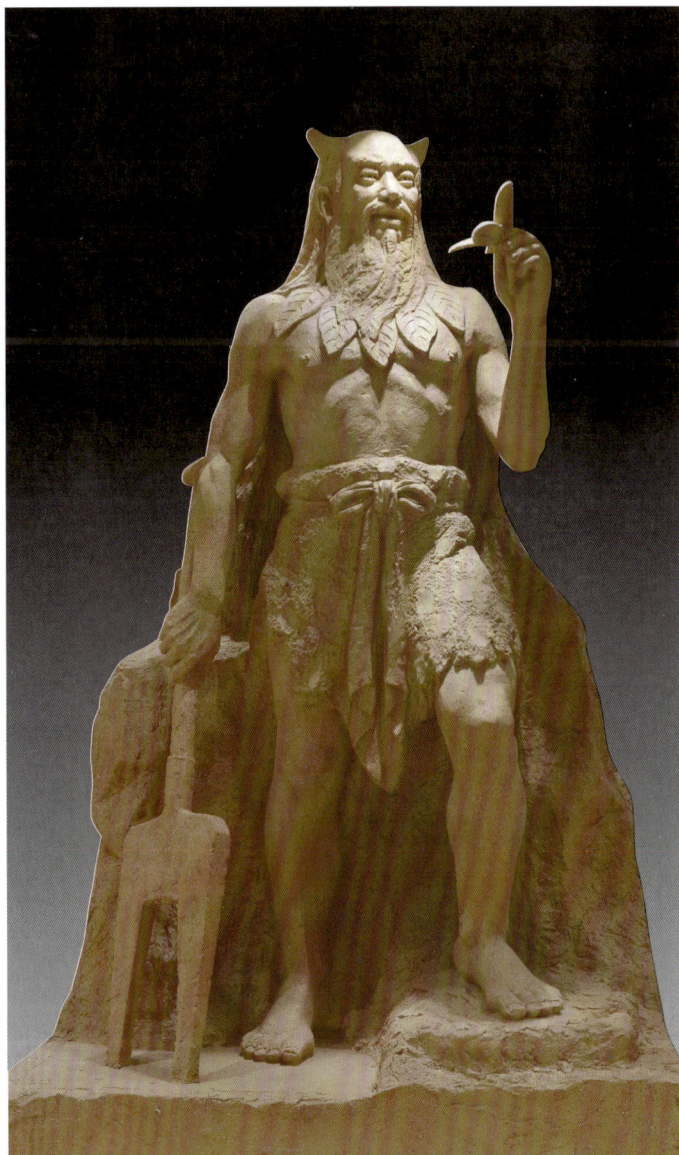

（胡波撰诗 廖品清书）

（神农塑像 西南医科大学附属中医院博物馆供稿）

桥山黄帝陵怀思 (七律)

黎民先祖卧桥山，功德犹如日月旋。
奠定中华文化史，凝成民族友情缘。
内经大论垂千古，医学丰功高九天。
裔胄由斯繁衍旺，文明光大永绵延。

（张发荣）

（张发荣撰诗　傅健书）

黄帝 (对联)

功莫大焉，人文初祖辉青史。
德难书也，医药本源溯内经。

（程立家）

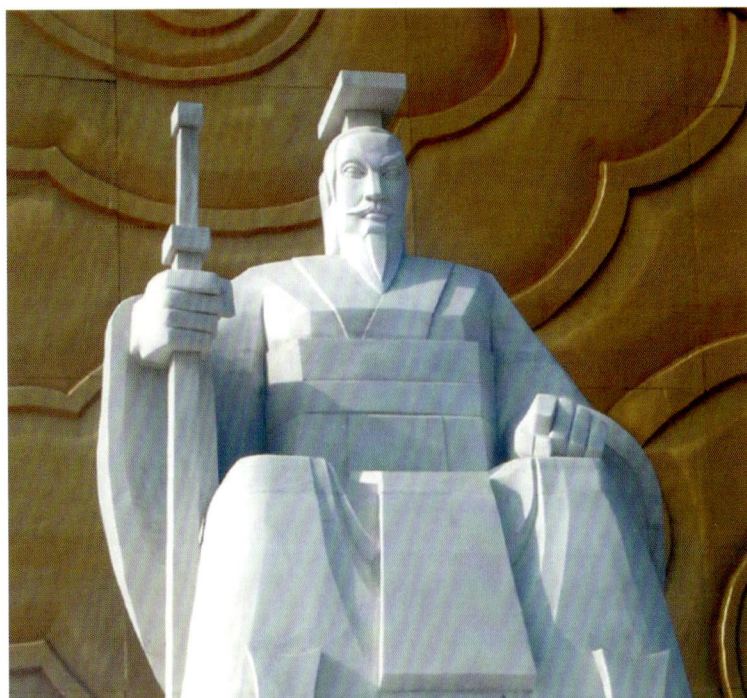

（轩辕黄帝雕像）

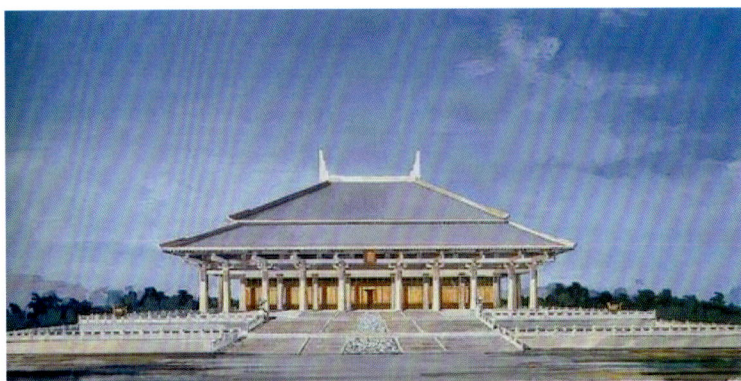

（黄帝陵轩辕庙）

（张发荣撰诗　谢克庆书）

　　黄帝又名轩辕，因长于姬水，故姓姬。黄帝在阪泉之战中战胜炎帝，又在涿鹿之战中战胜蚩尤，统一华夏，被尊为天子，奉为中华民族的始祖。因其以土德称王，土色为黄，故称作黄帝。传说他与雷公、岐伯、伯高、少俞等讨论医学，写成经典著作《黄帝内经》。黄帝与伏羲、神农三人一起，都被传为中国医药的最早创始者。

　　黄帝去世后，人们为了表达对这位人文初祖的怀念之情，在陕西黄陵县桥山上起冢为陵，立庙祭祀。从汉武帝开始，黄帝陵一直是历代王朝举行国家大祭的场所。祭祀黄帝也成为各朝代的一项政治制度。

咏中医鼻祖岐伯（七律）

人间灾害病魔欺，黄帝扶伤苦学医。
岐伯诲人穷至理，仁皇问道解存疑。
发微大道昭天地，创著内经成史诗。
沧海茫茫灯塔照，迄今仍是导航仪。

（张发荣）

岐伯（对联）

名列岐黄，造诣高深，上穷下极尊医祖。
恩垂黎庶，术方精博，古法今循誉帝师。

（程立家）

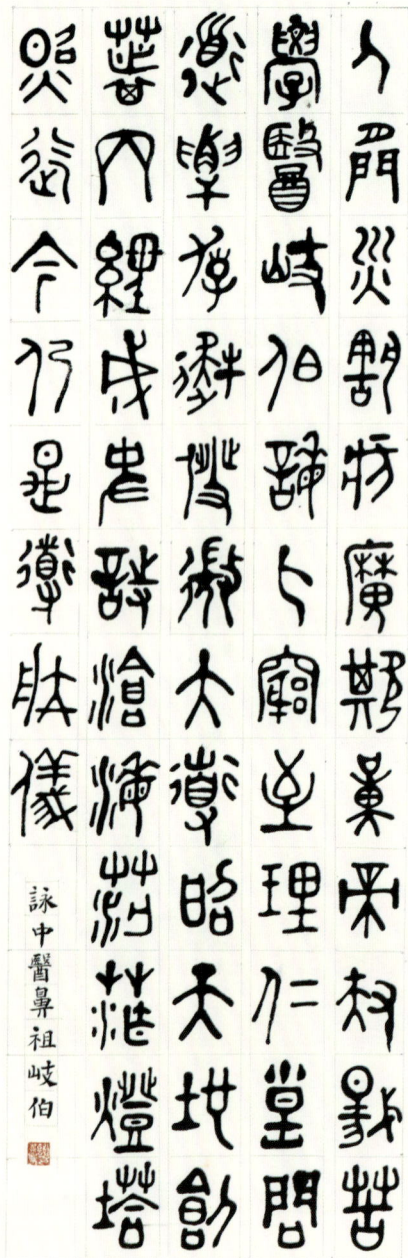

（张发荣撰诗 谢克庆书）

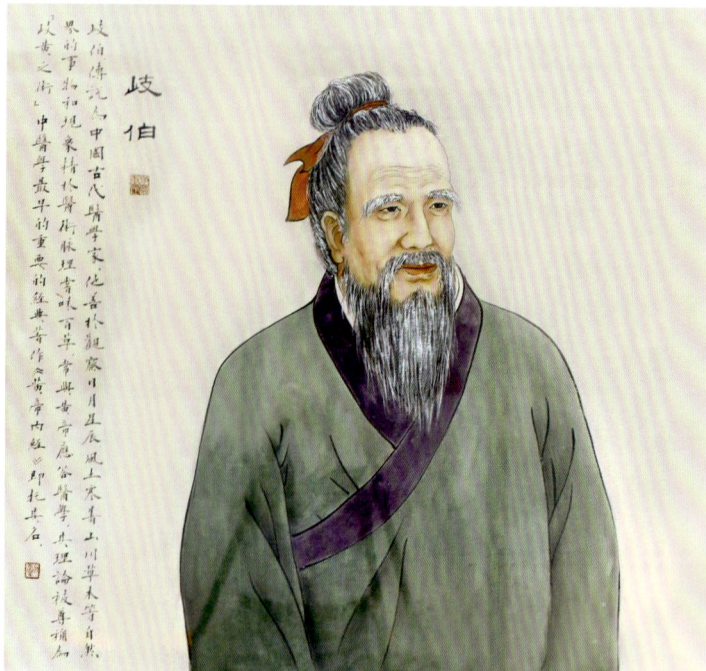

（岐伯画像 西南医科大学附属中医院博物馆供稿）

黄帝轩百問岐伯對子昌蜀宗嵥

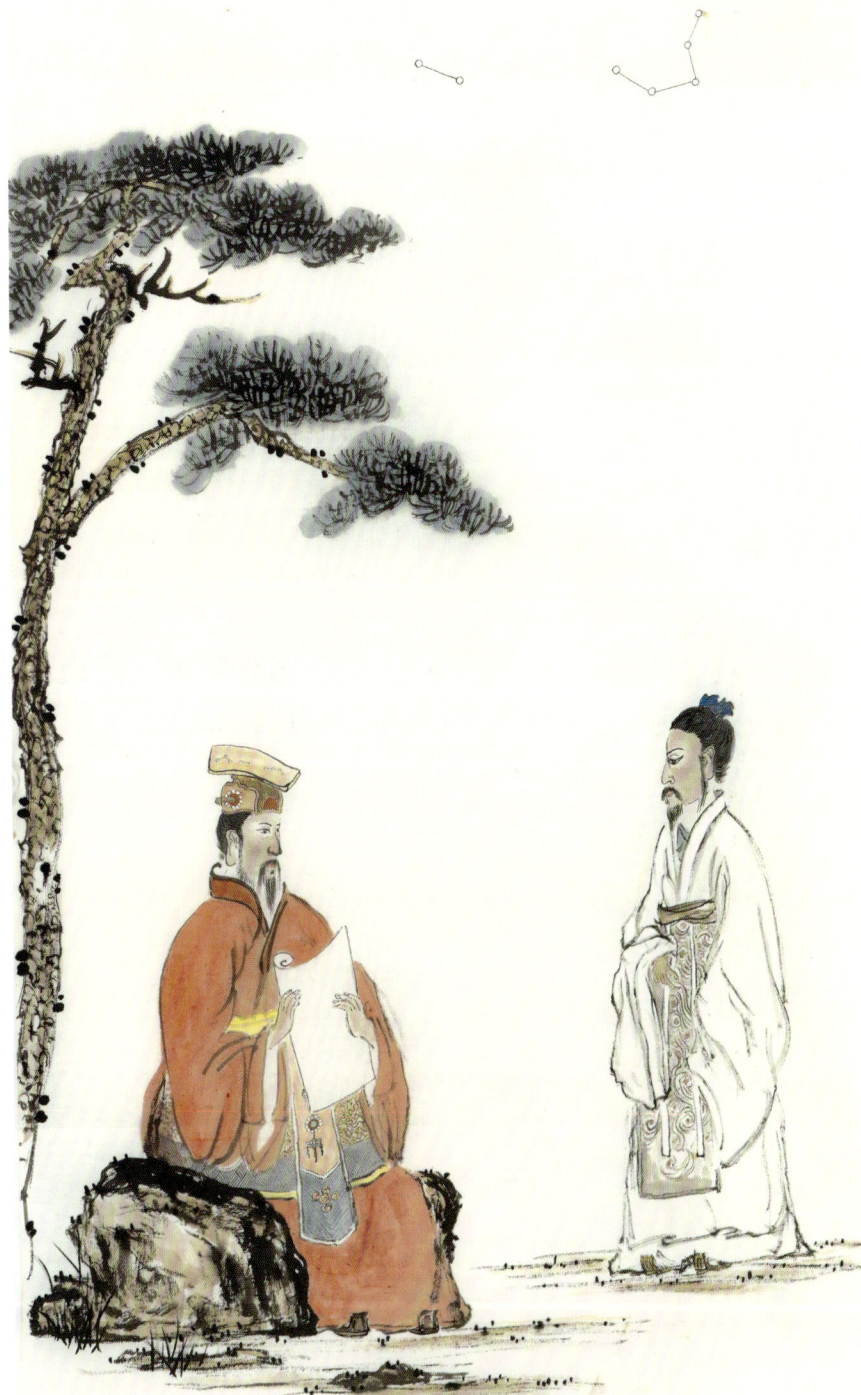

岐伯是远古时代
最著名的医生，是黄
帝的臣子。黄帝为疗
救民疾，尊他为师，
一起研讨医学问题。
中医学奠基之作《黄
帝内经》的主要内容
就是以岐伯与黄帝答
问的体裁写成。后世
以"岐黄"代称《内经》，
并由此引申作为中医、
传统医学的代称。

（黄帝问对岐伯图　贾宗嵥作）

风入松·彭祖山

养生圣地始彭山，太极自天然。彭铿不爱高官位，乐风水、洞府云烟。恬澹虚无修性，终成长寿神仙。

阴阳和济两相安，夫妇应团圆。欲狂欲禁违生理，若偏颇、并蒂枯残。此老遵循天理，岁超八百年关。

（张发荣）

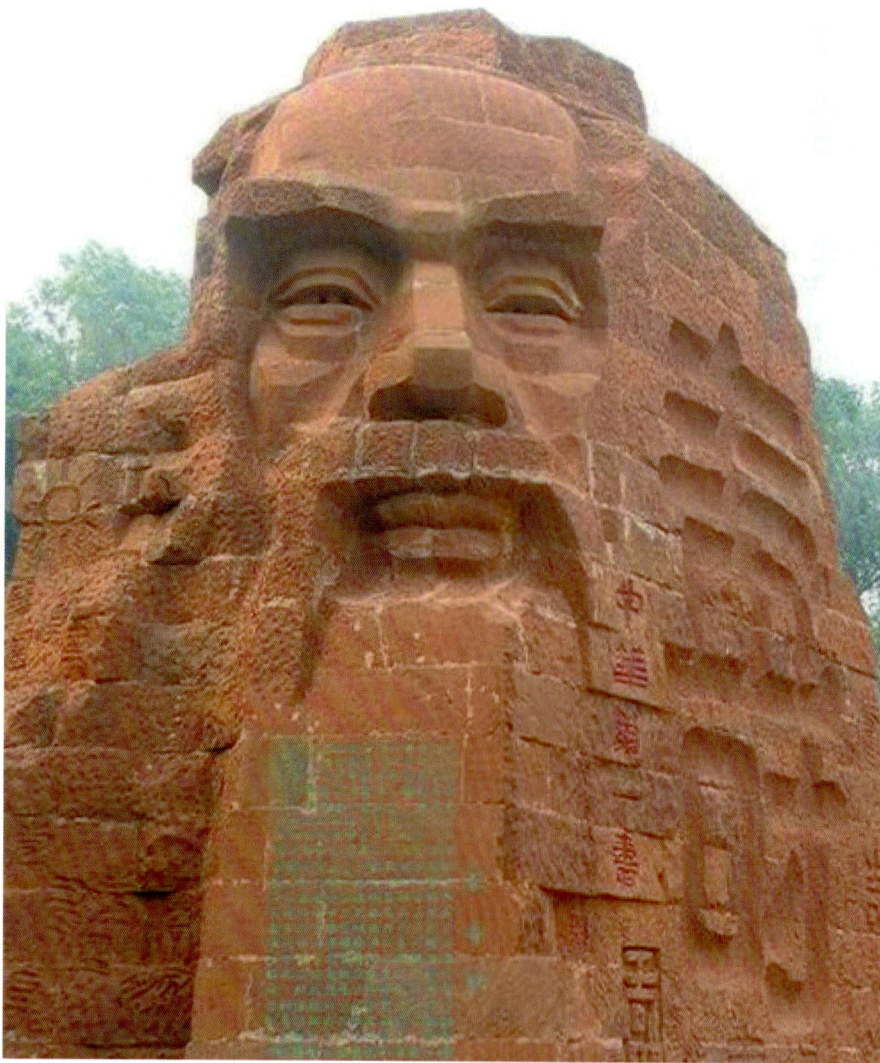

（彭祖山彭祖雕像）

彭祖（对联）

远官轻利，补导养生，迹遁青山碧水，寿仙乃是气功鼻祖。
调鼎制羹，饪烹展艺，名传尧帝商君，道者原为膳府先师。

（程立家）

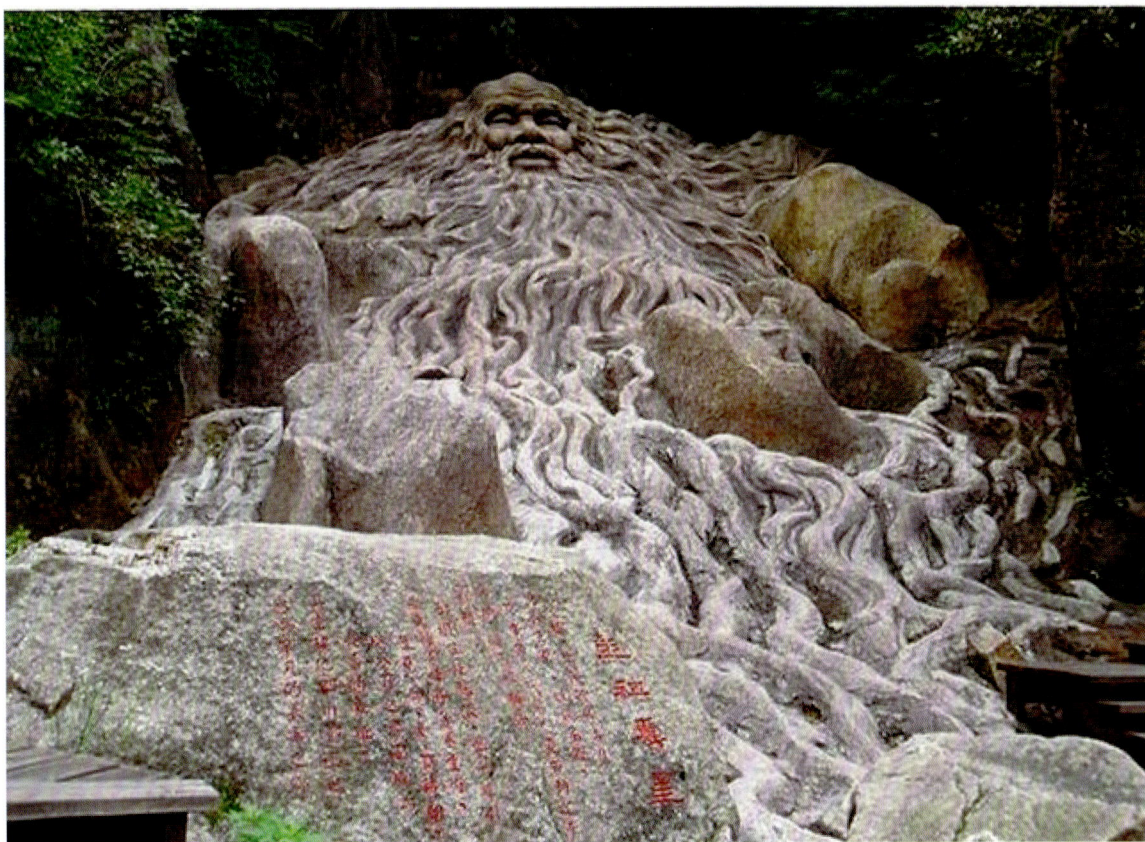

（彭祖雕像）

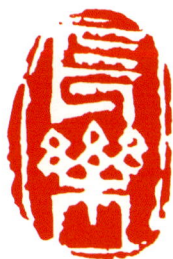

（长乐　阳廷福治印）

　　彭祖，又名彭铿，相传是轩辕黄帝第八代孙。他不爱高官厚禄，乐山乐水，修炼长生。彭祖晚年回到蜀地，住在彭山象耳山中，后移居到今天的彭祖山。他对所处的社会和自然环境、衣、食、住、行、运动、药物等不断进行调整，从而总结出一套自成体系的长生理论与技法。彭祖在历史上影响很大，孔子对他推崇备至。庄子、荀子、吕不韦等先秦思想家都有关于彭祖的言论。《庄子·刻意》把他作为导引养形的代表人物。

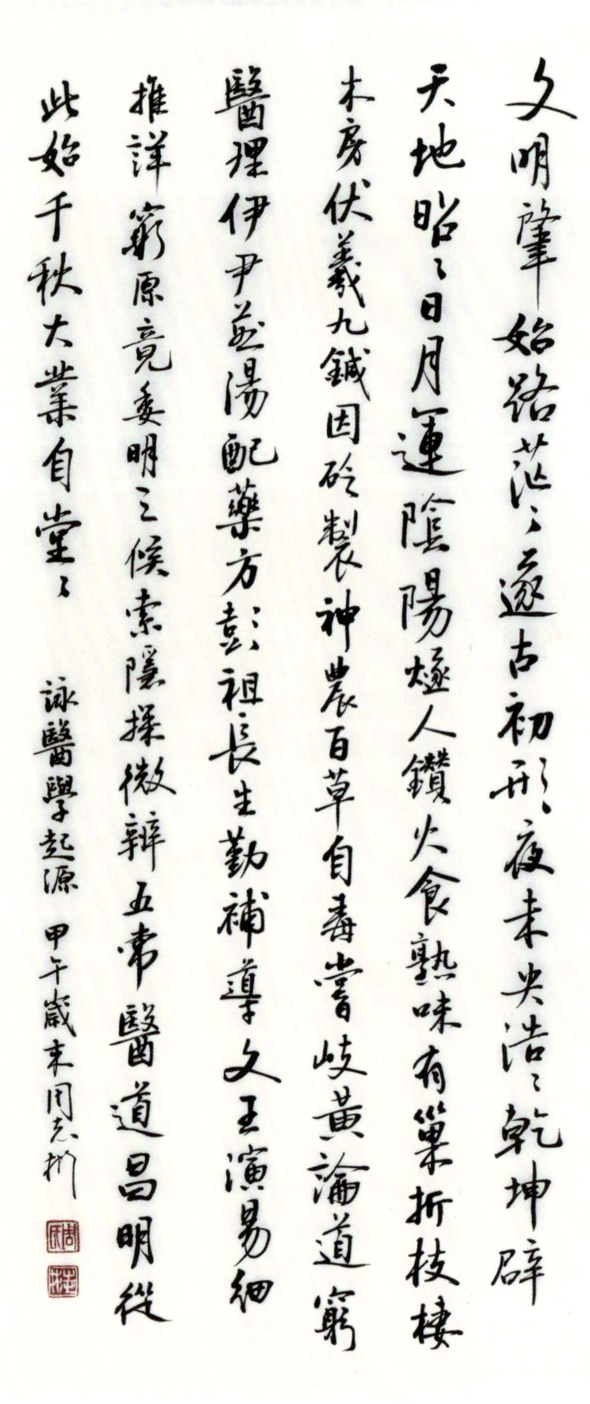

中医学起源（七古）

文明肇始路茫茫，遂古初形夜未央。
浩浩乾坤辟天地，昭昭日月运阴阳。
燧人钻火食熟味，有巢折枝栖木房。
伏羲九针因砭制，神农百草自毒尝。
岐黄论道穷医理，伊尹煎汤配药方。
彭祖长生勤补导，文王演易细推详。
穷原竟委明三候，索隐探微辨五常。
医道昌明从此始，千秋大业自堂堂。

（周志彬）

（周志彬撰诗并书）

第二章 萌芽成长

（夏—春秋，公元前21世纪—前476）

夏、商、西周三代及春秋时期，随着生产的不断发展，经历了奴隶制度从兴起到衰亡的社会大变革。其间，出现了脑力劳动和体力劳动的社会分工，产生了士、农、工、商和贵族不同的社会阶层。天文、历法知识的积累和发展，不仅有助于农业生产，也对人们认识气候的变化与人体疾病的关系有着积极意义。

商周之际所经历的朝代更替所带来的激烈动荡和变化，使人们开始注重「德」治，产生了「敬天保民」的思想。同时，阴阳、五行、八卦等朴素唯物自然观和辩证法思想也逐渐形成，都有力促进了早期医药理论和医疗经验的积累和提高。人们对疾病有了一定认识，出现了早期的病因学说和疾病诊疗法。发明了治病用的药酒和中药的主要剂型——汤液。巫医分立、医事制度的建立和专职医生的出现，也为后世医学理论体系的形成奠定了基础。

西伯昌－周文王（七律）

殷商圣杰伯文王，德治仁贤国运昌。

纣信谗言囚羑里，姬谋巧计免灾殃。

危而益勇艰磨韧，挫乃弥坚志砺刚。

厚德图强施伟略，胸怀六合著华章。

（杨殿兴）

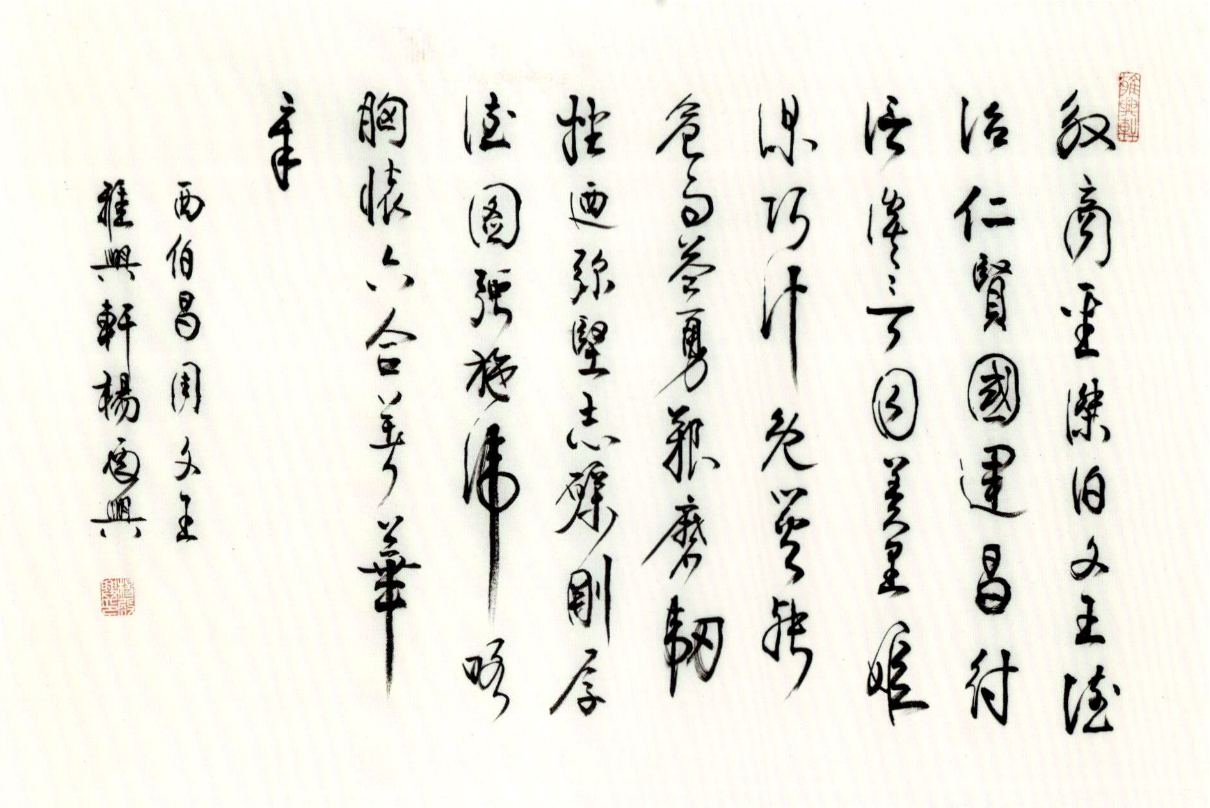

（杨殿兴撰诗并书）

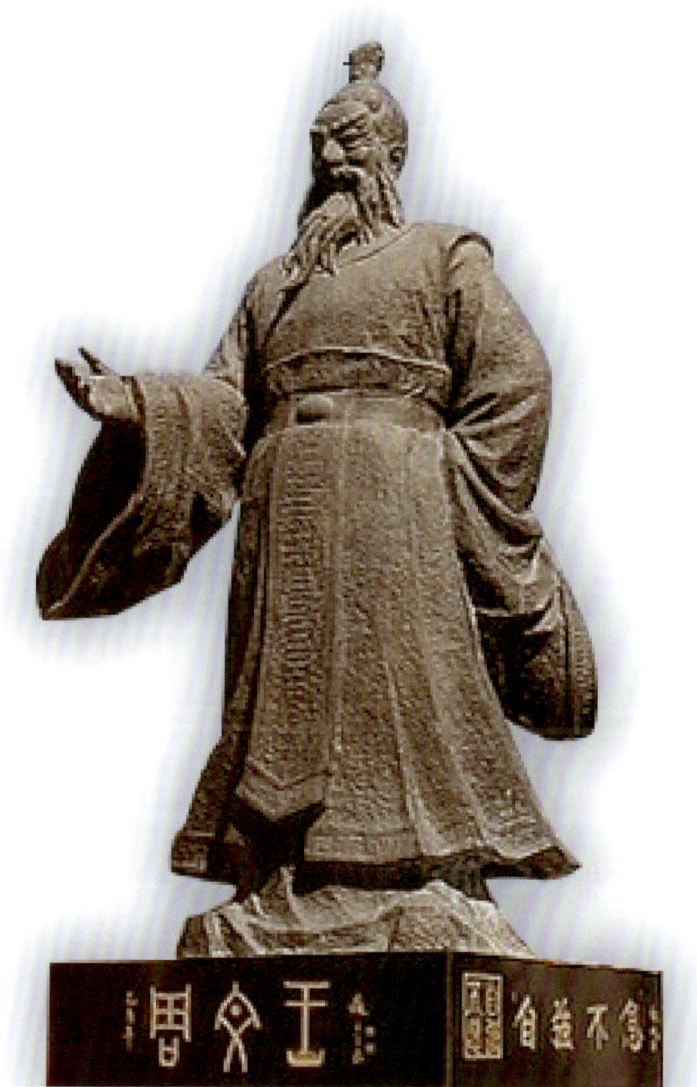

（周文王塑像）

周文王（对联）

医易同源，宝典释阴阳，统领群经循大道。
炎黄共识，丰功昭日月，绵延万代颂名君。

（程立家）

大道《易经》（七律）

乾坤震巽易经泱，八卦爻辞解惑惶。

水火山川天地转，阴阳草木凤龙翔。

应时宇宙无穷易，预测真情辨证防。

医易一源同道理，大医必识变和常。

（杨殿兴）

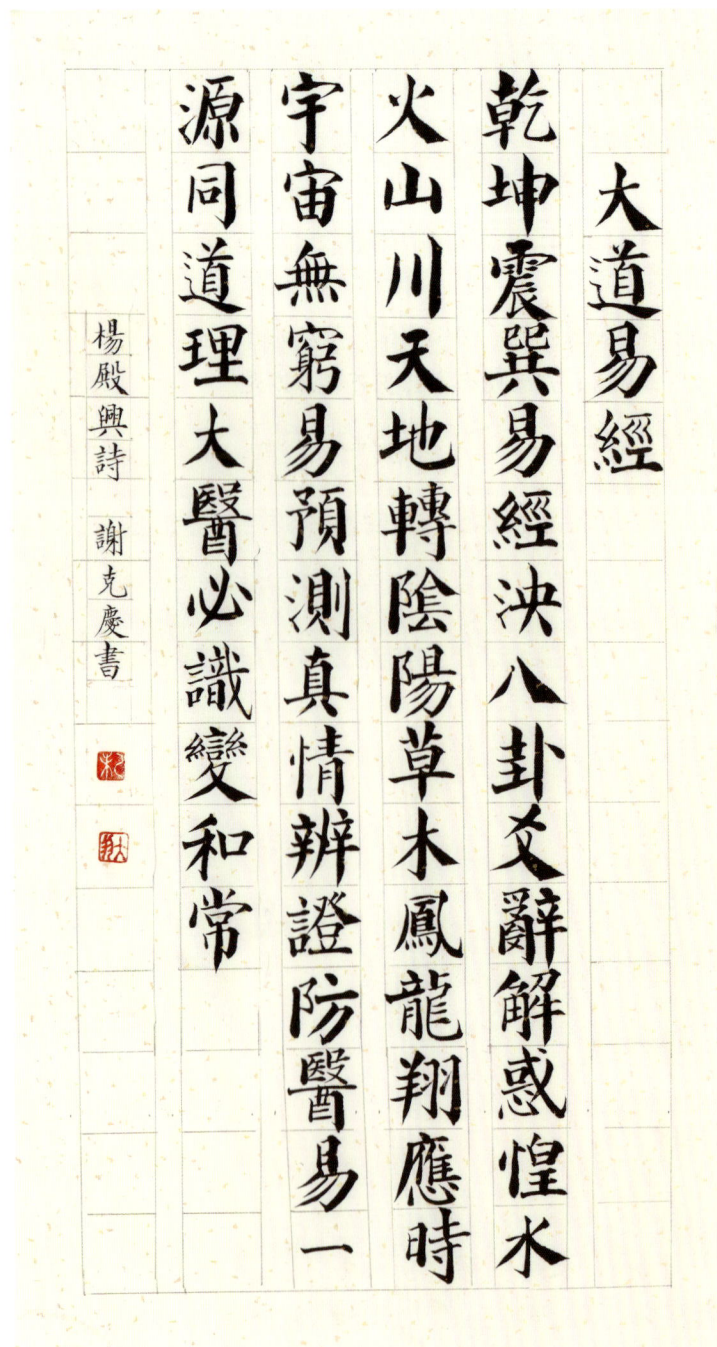

（杨殿兴撰诗　谢克庆书）

周文王姓姬名昌，公元前1147年（一说前1152年）出生于歧下（今陕西省岐山县境内），文王是他的儿子武王给他的谥号。商纣时为西伯，亦称西伯昌，即商代末年西部诸侯（方国）之长。文王奉行德治，勤于政事，重视发展农业，礼贤下士，广罗人才，西周国力壮大，引起商王朝的不安。商纣王听信谗言趁姬昌在都城之际将其拘拿，囚于羑里（今河南汤阴县）。姬昌被囚时已82岁，尽管狱中异常艰苦，但他忍辱负重（假装糊涂吞食纣王杀其子做的人肉汤），立下大志，以超人的顽强毅力，精心致力推演《易经》。出狱后他拜姜尚为军师，问以军国大计，励精图治，使"天下三分，其二归周"，最终由其子姬发灭商。《易经》是中华文明史上一部内涵精深、影响广泛、流传久远的典籍，有"群经之首"和"大道之源"之称。《易经》涵盖万有，纲纪群伦，是汉族传统文化的杰出代表；广大精微，包罗万象，亦是中华文明的源头活水。中医学中有一句名言："不知《易》，不足以言大医"。明朝著名医家张介宾所著《医易义》中明确地提出了"医易同源"，指出了医易相通的理论根源，即"天人一理者，一此阴阳也，医易同源者，同此变化也"。"医易同源"的最终根据就在于《周易》中所说的阴阳变化之道。

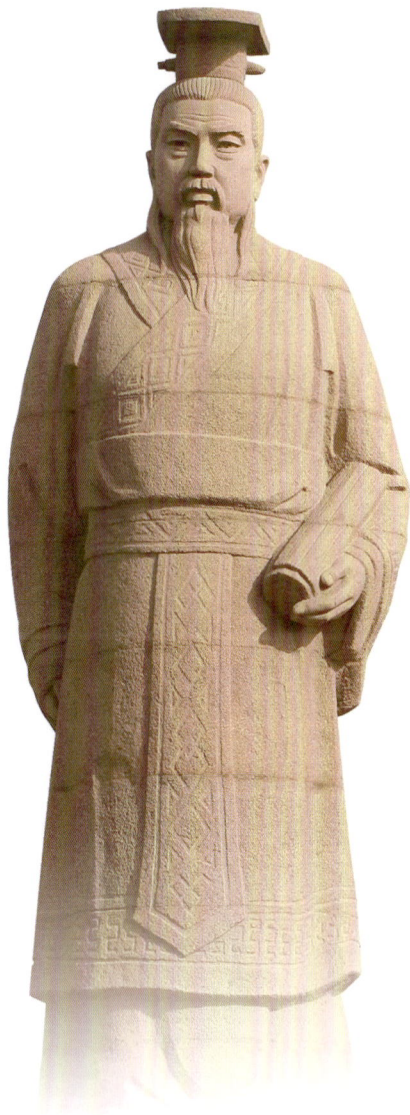

（周文王塑像）

（厚德载物　阳廷福治印）

医缓（七律）

晋王淫乱祸萧墙，噩梦不休求妙方。
医圣望闻知脏腑，毒邪泛滥入膏肓。
药针罔效沉疴绕，寿命难尝新麦香。
应验如神惊四海，岐黄绝技放光芒。

（张发荣）

风入松·医和

富强秦国太医多，杰出数医和。身怀绝技回生术，惊邻国、华夏名播。晋国君王危疾，重金延请扶瘥。

神医明断坠情河，云雨酿沉疴。山穷水尽生机毁，救无药，将见阎罗。应验如期西去，医名永世讴歌。

（张发荣）

春秋时期，秦国的经济、文化比较先进，医学也处于领先地位，有"秦多名医"之誉，医缓、医和即其代表。那时的人一般没有姓，所以，医缓、医和中的"缓""和"是他们的名字，"医"则是他所从事的职业。

《左传·成公十年》中记载，晋景公病重，求医于秦，秦国派医缓前去诊治。医缓诊断之后，说：这个病在肓之上，膏之下，用火灸不可，针刺又达不到，用药也到不了膏肓，不可治了。不久景公果然不治而死亡。这之后，人们就常用"病入膏肓"来指代病重难治。后来晋平公患病，秦国又遣医和去为他治病。医和分析病因是"近女室"，并用阴阳、四时、五行、五声、五色、五味、六气等来解释病因，准确地预言了晋平公的生死和晋国的存亡。通过医和的诊病过程，说明当时人们对六气等不同病因已有了初步认识，并涉及阴阳学说、人与自然及人应节欲以养生等医学基本思想，中医学理论正在逐步形成和发展。

阴阳五行（七古）

太虚寥廓起玄黄，太极动静生阴阳。

乾坤自成男女道，二气交感品物章。

负阴抱阳穷造化，法天象地悟柔刚。

天人相应渊薮在，四时五脏定纪纲。

爰有木火土金水，各主生长化收藏。

曲直炎上与稼穑，从革润下归五方。

天布五行运万物，人身藏象禀五常。

升降出入无太过，生克制化有弛张。

灵素真经说至理，岐黄大论坐明堂。

医道源流皆由此，理法方药勤发扬。

（周志彬）

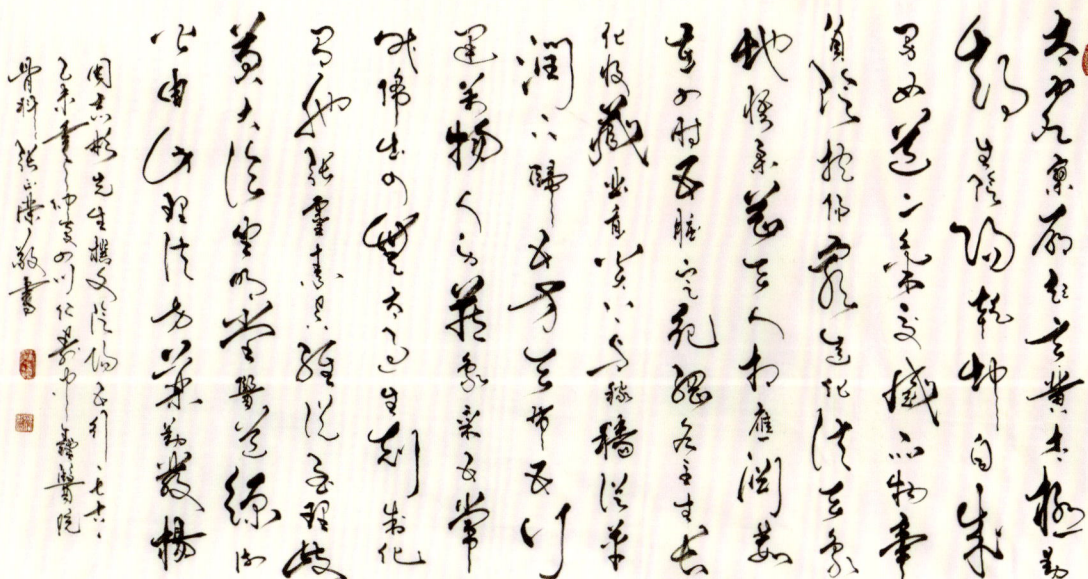

（周志彬撰诗　张正荣书）

巫医分立（七古）

开辟鸿蒙出野蛮，十巫百药下灵山。

移精变气通生死，说咒禳灾祛疾患。

人禀五行神有养，病因六气鬼无关。

巫随术士祝由立，医入天官政令颁。

不与庸人言至巧，当从先圣定增删。

岐黄大道传千古，橘杏春风满世间。

（周志彬）

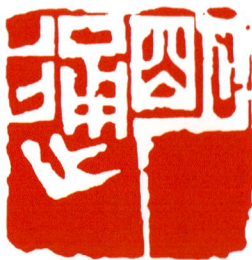

（明通　阳廷福治印）

　　早期医学与宗教有密切关系，曾有过医巫混淆的阶段。那时的巫医采用祝由术——一种用符咒和语言祈祷除疾驱病的方法来医治疾病。随着社会生产力的提高和科学文化的进步，人们开始注重自然与现实，医学也逐渐脱离宗教神学的束缚，走上了独立发展的道路。

西江月·医学起源

　　人类扶伤期待，洪荒盲信巫神。
西门治邺破传闻，洗刷昏蒙烙印。

　　实践灸针医药，认知愈病回春。
岐黄医学救黎民，鬼怪妖魔逃遁。

（张发荣）

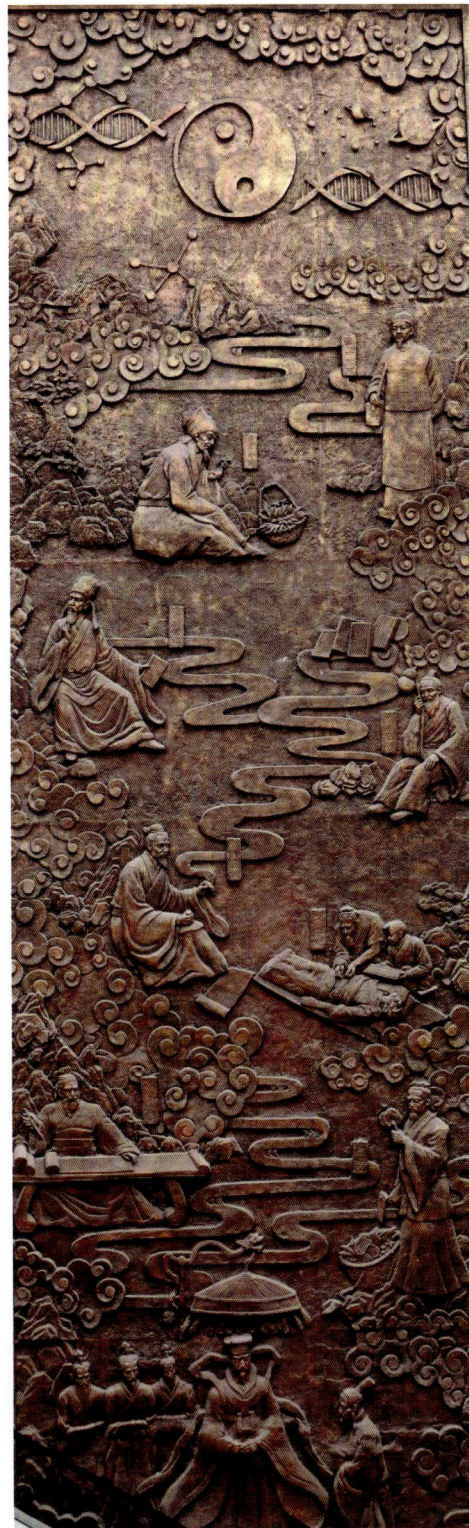

（铜板画 中医药源流图 成都中医药大学附属医院供稿）

第三章 壮大成熟

（战国—三国，公元前 475—265）

战国至东汉时期，我国封建君主专制制度建立、巩固，并不断发展。战国时期「诸子蜂起，百家争鸣」，秦时「焚书坑儒」，汉代「罢黜百家，独尊儒术」等，对中国思想史、科技史、文化史都产生了巨大而深远的影响。在医药方面，产生了一大批重要的医书，涌现出不少著名医学家。《黄帝内经》的产生，为中医学奠定了理论基础，《神农本草经》则是对战国以来药物学发展的全面系统的总结，医圣张仲景著《伤寒杂病论》，确立了中医学辨证论治原则，将理、法、方、药紧密联系用于临床实践；扁鹊精于脉诊而使病人起死回生；华佗创制麻沸散成功施行麻醉手术而以外科闻名；淳于意记录最早的医案——「诊籍」。这些都为中医临床医学的发展做出了重要贡献。

总之，这一时期的政治、经济、思想、科技、文化环境，为医学发展提供了良好条件，中医学出现了发展的高潮。理法方药体系的建立，标志着中医药学已经到了一个比较成熟的阶段。

临江仙·赞《黄帝内经》

黄帝内经名卓著，先贤典籍传遗。活人济世奠根基。探源明辨证，病案解疑迷。

岐伯轩辕研病理，岐黄由此称医。前人立论后人师。悬壶臻奥妙，疗效立先机。

（萧炬）

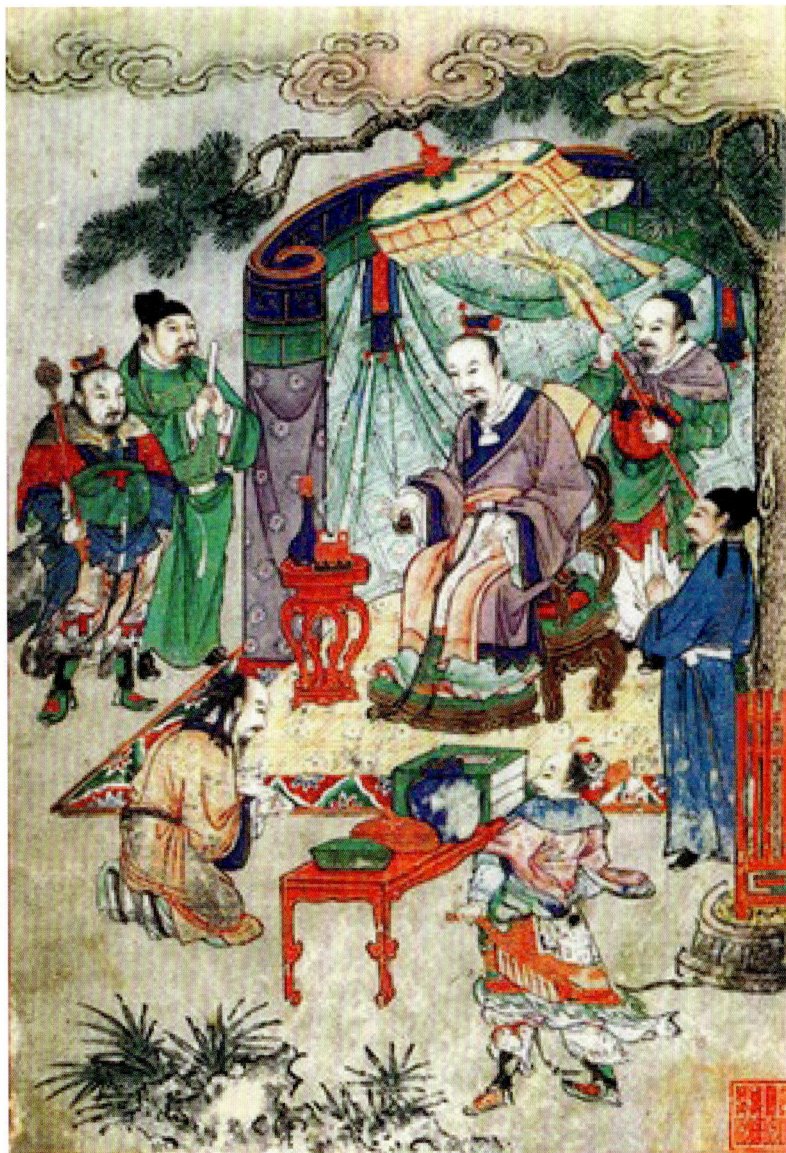

（岐黄问道图）

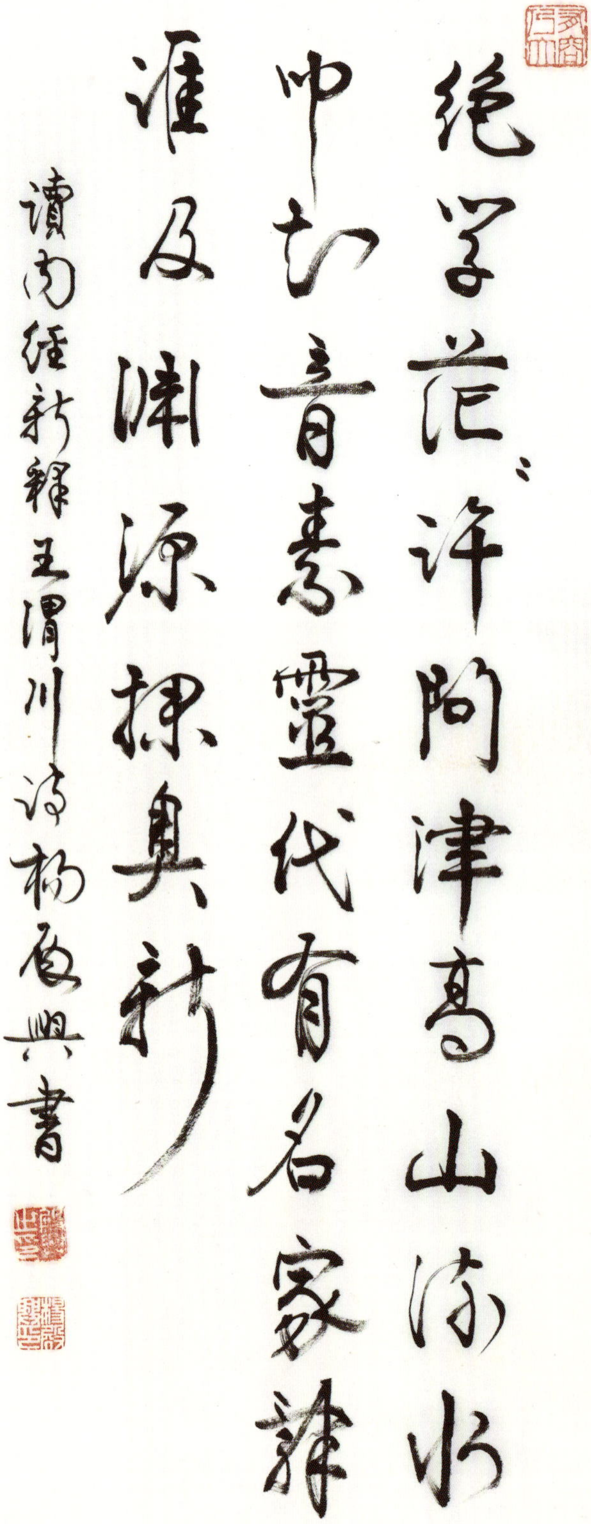

读《内经》新释（七绝）

绝学茫茫许问津，
高山流水叩知音。
素灵代有名家辞，
谁及渊源探奥新。

（王渭川）

（王渭川撰诗 杨殿兴书）

沁园春·《内经》

　　医学巨舟，华夏传承，启始春秋。况先贤宝卷，百科齐揽，天经地构，兼蓄并收。辉映长空，彻鸣天地，千万医轮总载游。望川岳，叹古疆今地，仍滞中流。

　　学人代代趋修，登巨舰倾心攀宝楼。纵毕生研习，难能精透。采金撷玉，永世无休。八一篇章，穿朝越世，满目珠玑展案头。笛鸣矣，扬东方风慢，驶出神州！

（刘方柏）

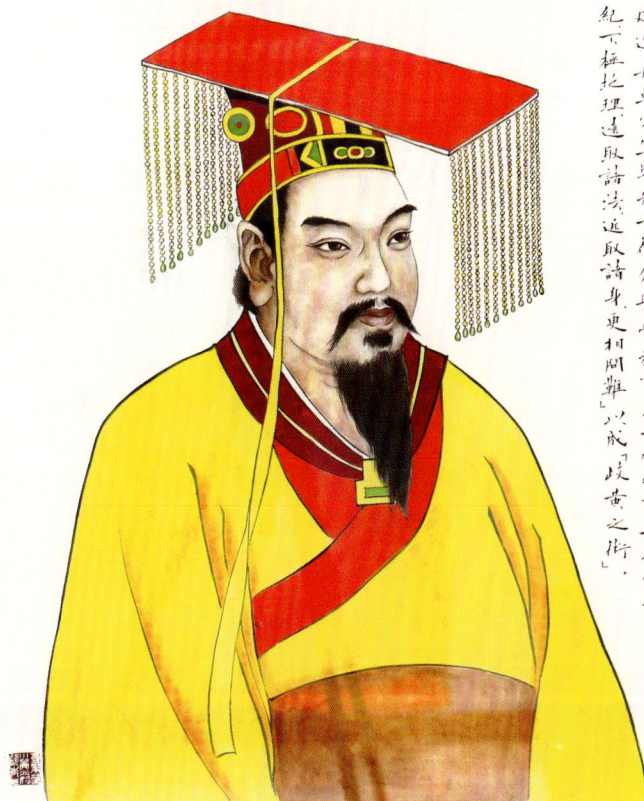

（黄帝画像　西南医科大学附属中医院博物馆供稿）

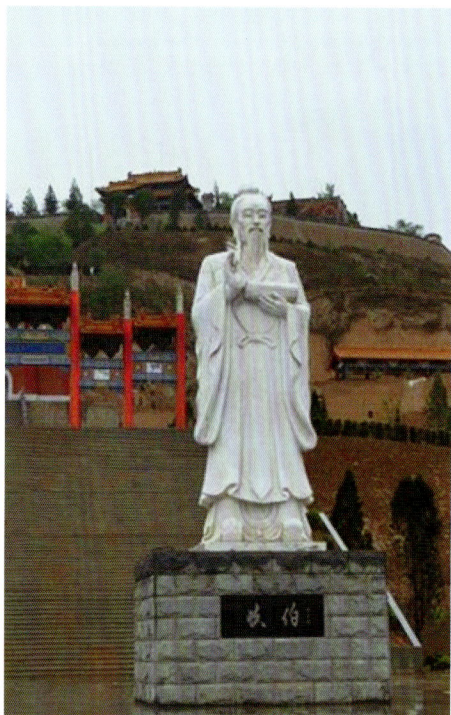

（岐伯雕像）

　　《黄帝内经》与《伤寒论》《金匮要略》及后世《温病学》一起并称为中医的四大经典著作。《黄帝内经》是我国现存成书最早的一部医学典籍，是一部伟大的医药学巨著，世人简称之为《内经》。

　　《黄帝内经》分成《素问》和《灵枢》两部分，原书各9卷，每卷9篇，各为81篇，合计为162篇，以黄帝与岐伯谈论问题的形式写成。《内经》的内容十分丰富，它总结了先秦时期的医疗经验和学术理论，并吸收了当时有关天文学、历算学、生物学、地理学、人类学、心理学等其他学科的知识，运用了阴阳五行学说及天人合一的理论，对人的生理、病理以及疾病的诊断、治疗与预防，做了比较全面的论述，阐明了因人、因地、因时制宜等辨证论治原理，为中医理论的形成与发展奠定了基础。

　　《内经》的成书是中国医学发展史上的一个了不起的事件，它标志着中国医学从简单积累经验的阶段，发展到了系统的理论总结阶段。《内经》中关于天人合一学说、阴阳五行学说、脏腑经络学说、生理病理学说、疾病预防及养生学说，作为中医学发展的理论指导和依据，对后世历代医家产生了巨大影响，至今仍被奉为中医学最重要的经典。

临江仙·赞秦越人《难经》

一部难经知要义，内经释惑之篇。提精答要解疑团。询题八十一，化困度津关。

秦越人功长不没，宛如灯塔光燃。医河病海导航船。拨迷还破雾，泽惠两千年。

（萧炬）

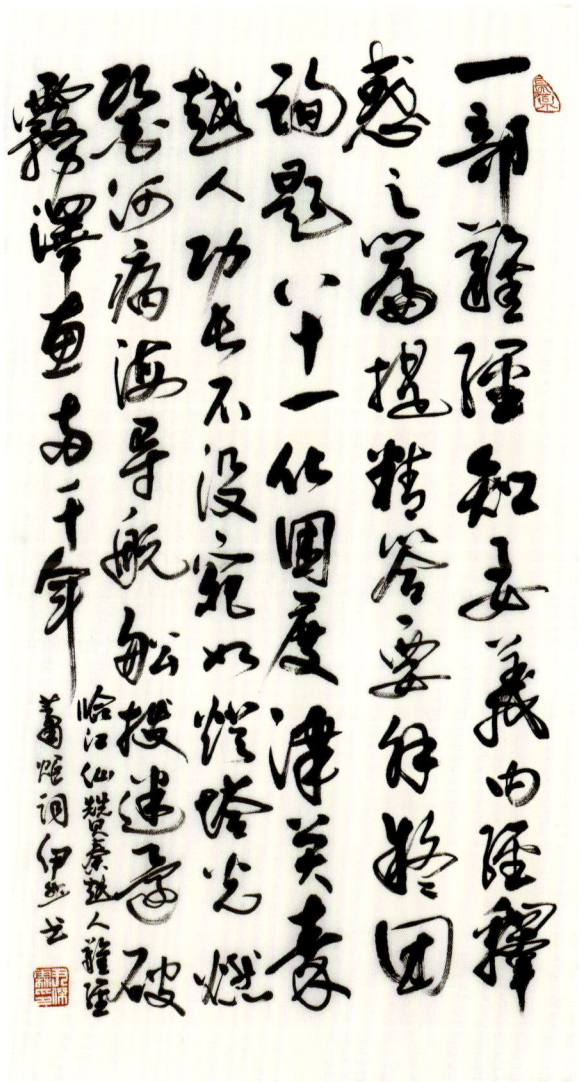

（萧炬撰词　尹杰霖书）

《黄帝八十一难经》，简称《难经》或《八十一难》，相传为秦越人所作，但尚无定论。"难"是"问难"或"疑难"之义，"经"指《内经》。《难经》以问答形式，对《内经》中脉诊、脏腑、经络、腧穴、针刺等的难点和疑问进行了阐释。《难经》首创"独取寸口""三部九候"的诊脉法，论述奇经八脉，弥补了《内经》之不足。脏腑部分首开后世命门学说之先河，针灸治疗方面提出了"虚者补其母，实者泻其子"的原则。

《难经》在中医基本理论和临床方面丰富和发展了中医学的内容，其贡献足以与《内经》并存千古，至今仍被列为中医"四大经典"之一。

咏扁鹊（五古）

古有扁鹊术，得之于长桑。

饮过上池水，可视垣一方。

言病之所在，论得其阴阳。

寸口诊脉法，三指乃滥觞。

针灸方药技，敷畅且发扬。

回生起死者，愈病出膏肓。

详说六不治，辨证论恒昌。

德泽被天下，功业惠四方。

千秋传医史，万世永流芳。

天地与同寿，日月并齐光。

（周志彬）

咏秦越人（七律）

神医扁鹊施甘露，泽被苍生总及时。

齐赵扶伤仁术妙，望闻察色惠眸奇。

披肝事业献心血，沥胆贫民谱史诗。

日月同辉功德厚，芳名化作杏林碑。

（张发荣）

游内丘扁鹊祠感怀（七律）

九龙古柏郁葱笼，拜谒王山觅圣踪。
庙宇庄严医祖奉，碑铭厚重鹊王功。
齐侯忌讳良机误，虢子随缘寿命丰。
解难蠲疴慈妇幼，千秋万代世人崇。

（杨殿兴）

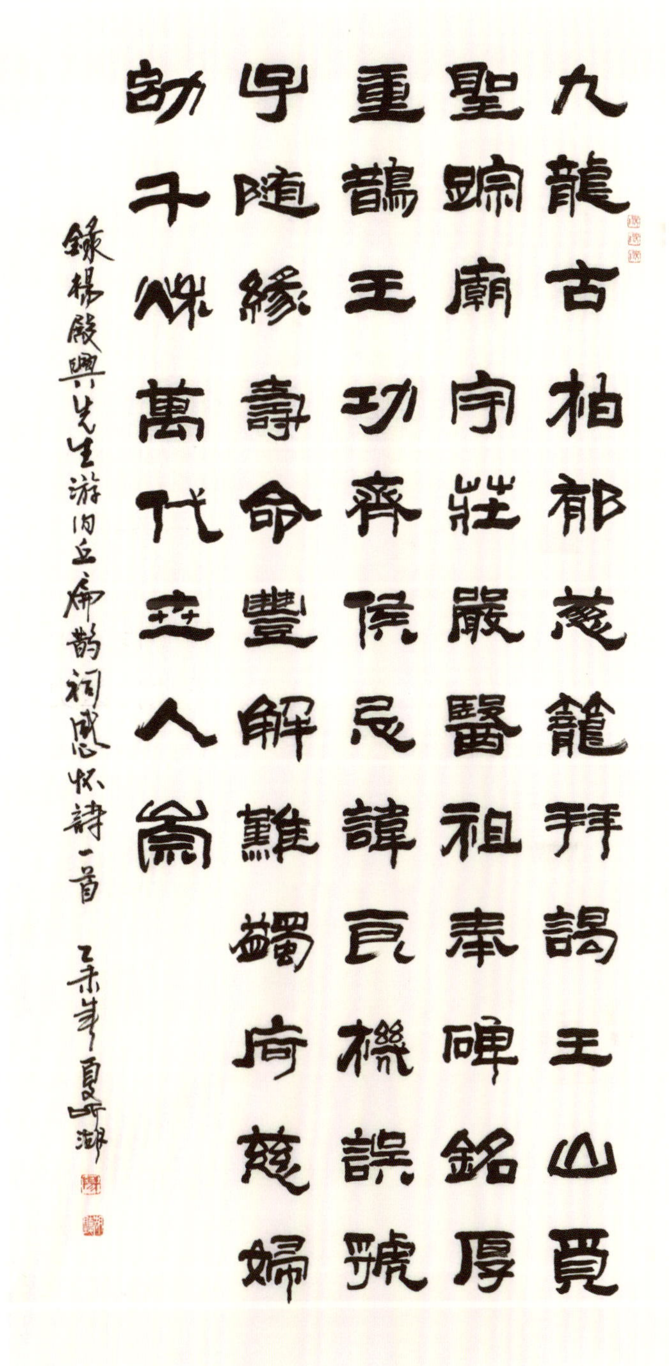

扁鹊（对联）

起死回生，神医妙术名千古；
攻坚解惑，典籍难经惠万民。

（程立家）

（杨殿兴撰诗 阳廷福书）

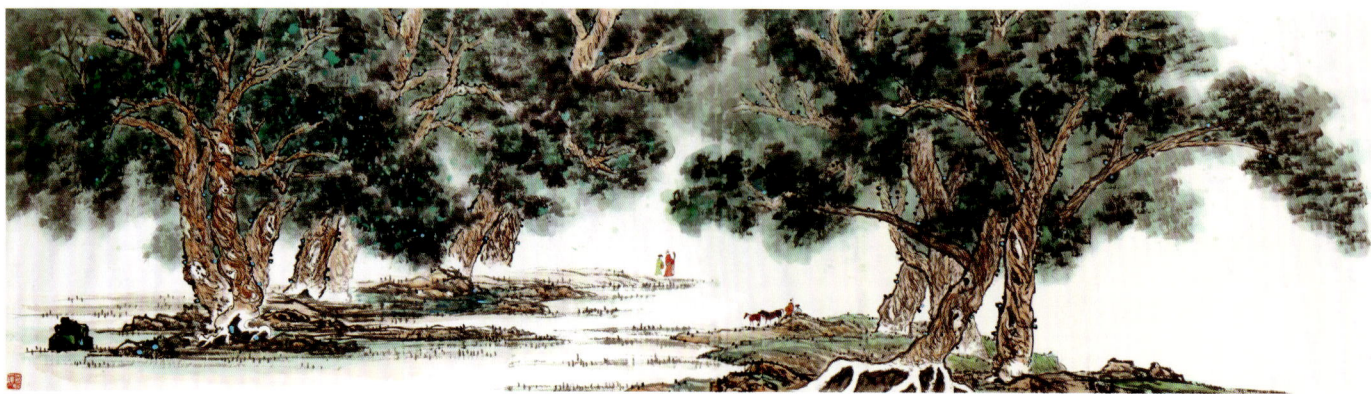

（古柏葱笼 贾宗嵘作）

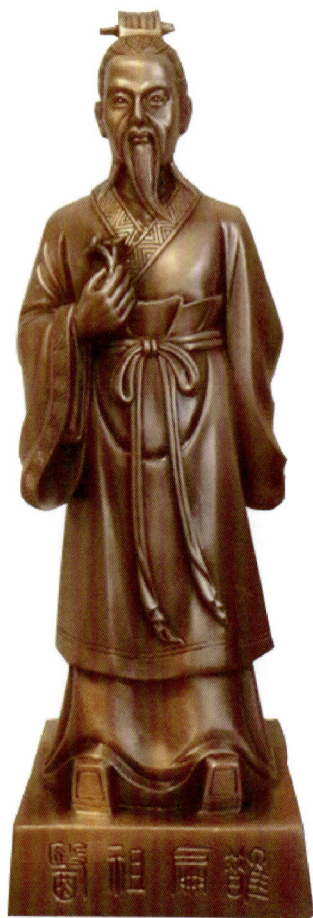

（扁鹊塑像）

扁鹊（公元前407-前310）姓秦，名越人，战国时期的名医，是我国历史上第一个有正式传记的医学家。《史记》对其生平事迹有详细的记载。扁鹊创造了望、闻、问、切的诊断方法，奠定了中医临床诊断和治疗方法的基础。他精通内、外、妇、儿各科，遍游各国行医，因医术高明，被世人尊称为神医，宋代封为神应王。

《史记·扁鹊仓公列传》记载，扁鹊曾为齐桓侯望诊，认为桓侯有病，病变尚在肌肤，应及早治疗，但齐桓侯不以为然。此后扁鹊每过几天为他望诊一次，多次提醒他疾病正在发展，不治将深，但桓侯不听，坚持认为自己没病。最终因为拒绝医治，致使疾病深入骨髓，无法治疗，抱病而亡。这就是成语讳疾忌医的由来。还有一次，扁鹊路过虢国，听说虢太子暴死，详细了解病情之后，扁鹊判断出太子没有死，而是患了"尸厥"，即一种突然昏倒不省人事的病。于是扁鹊命弟子针刺百会，又用药熨两胁，虢太子很快苏醒过来，数日之后就完全恢复了健康。这就是成语起死回生的由来。

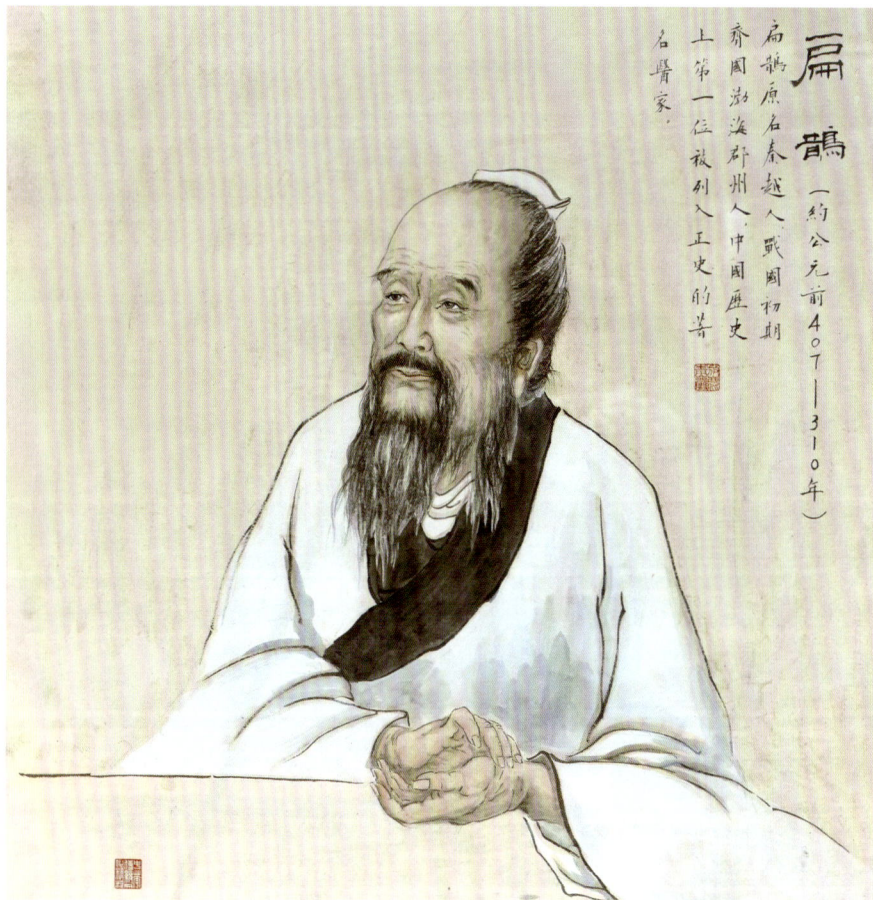

扁鹊（约公元前407—310年）

扁鹊原名秦越人，战国初期秦国渤海郡州人。中国历史上第一位被列入正史的著名医家。

（扁鹊画像　西南医科大学附属中医院博物馆供稿）

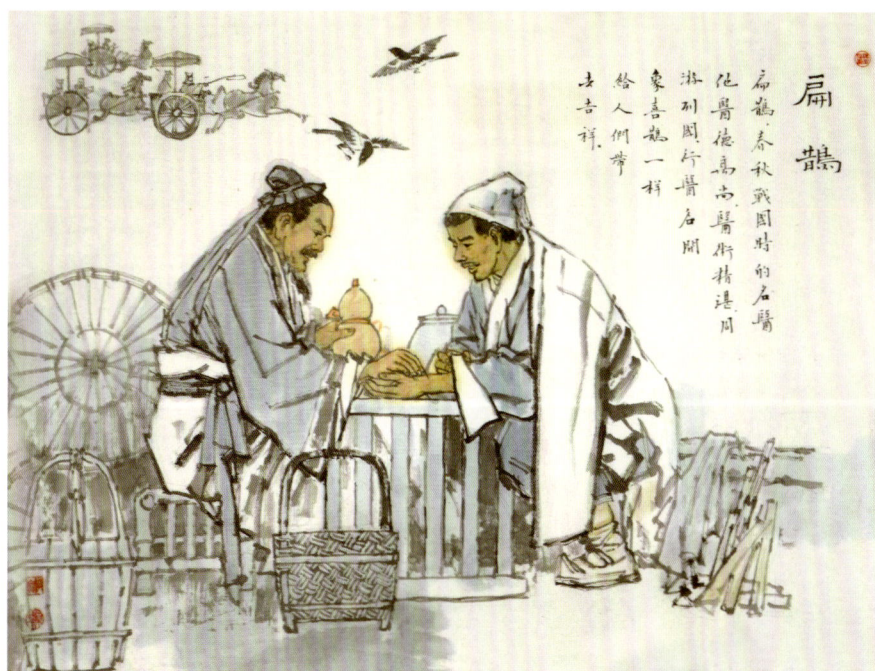

扁鹊

扁鹊，春秋战国时的名医。他医德高尚，医术精湛，周游列国行医名闻遐迩，喜鹊一样给人们带来吉祥。

（扁鹊诊脉图　陈洪庶作）

咏仓公（七绝）

医林脉案仓公始，
决死扶生论治精。
下气诸方诚可贵，
岐黄峰峦建新瓴。

（刘国晖）

医林脉案仓公始决
死扶生论治精下气
诸方诚可贵岐黄峰
峦建新瓴

刘国辉诗
廖品清书

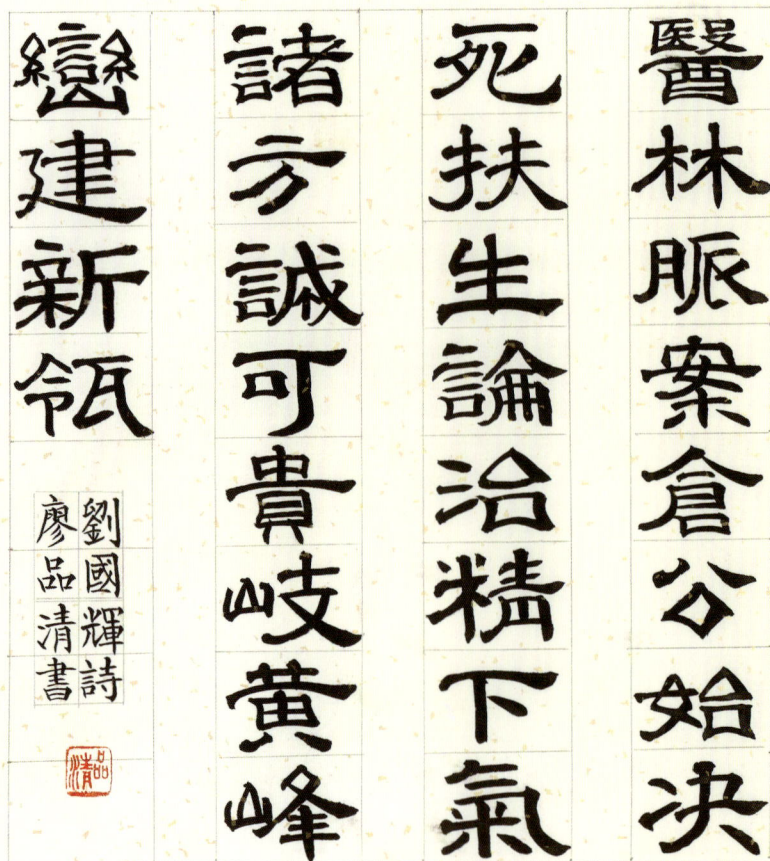

（刘国晖撰诗　廖品清书）

淳于意（对联）

　　立志从医，于意拜师情似子，得秘诀真传，诊籍流芳，收徒授艺，仓公治病扶伤，心底无私存百姓。

　　舍身拦驾，缇萦救父愿为奴，选灞桥长跪，寒风扑面，泣泪呈书，皇帝降恩赦罪，人间至孝炳千秋。

（程立家）

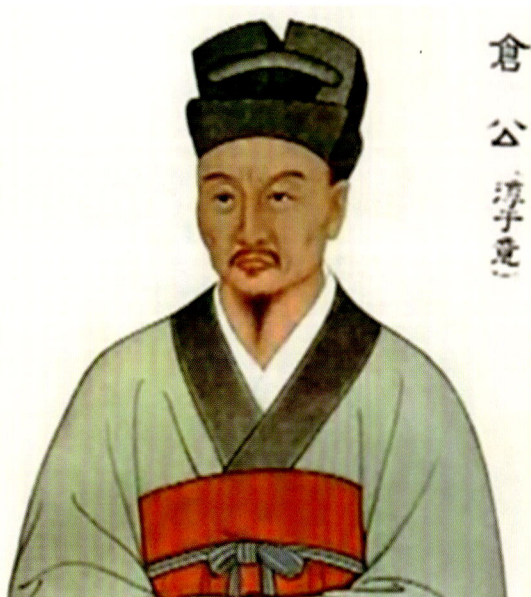

（淳于意画像）

　　淳于意（约公元前233－前153），西汉初齐临菑（今山东淄博东北）人。曾任齐太仓令，就是管仓库的小官吏，故被称为"仓公"。他从小喜爱医术，最初向公孙光学习，后又从公乘阳庆学黄帝、扁鹊脉书。仓公为人治病，重视切脉，又特别注重经验及实验。在行医过程中，他详细地把病家的姓氏、年龄、性别、职业、籍里、病状、病名、诊断、病因、治疗、疗效、预后等记录下来。当时，这种记录称为"诊籍"。《史记》中记载了淳于意的"诊籍"25例，成为我国现存最早的医案。

（张发荣撰词　陈怀烔书）

临江仙·涪翁

　　秦汉风烟弥北国，绵州沃野年丰。碧流江渚隐涪翁。爱心除众苦，雨润蜀山松。

　　渔父纶竿东逝水，医名流淌西东。子孙怀念意无穷。十贤碑尚在，青史耀长空。

（张发荣）

相见欢·颂涪翁

涪翁垂钓江边，道三传。今日同仁聚此慕先贤。

岐黄道高明极，老而妍。喜见诸君风雅后超前！

（李孔定）

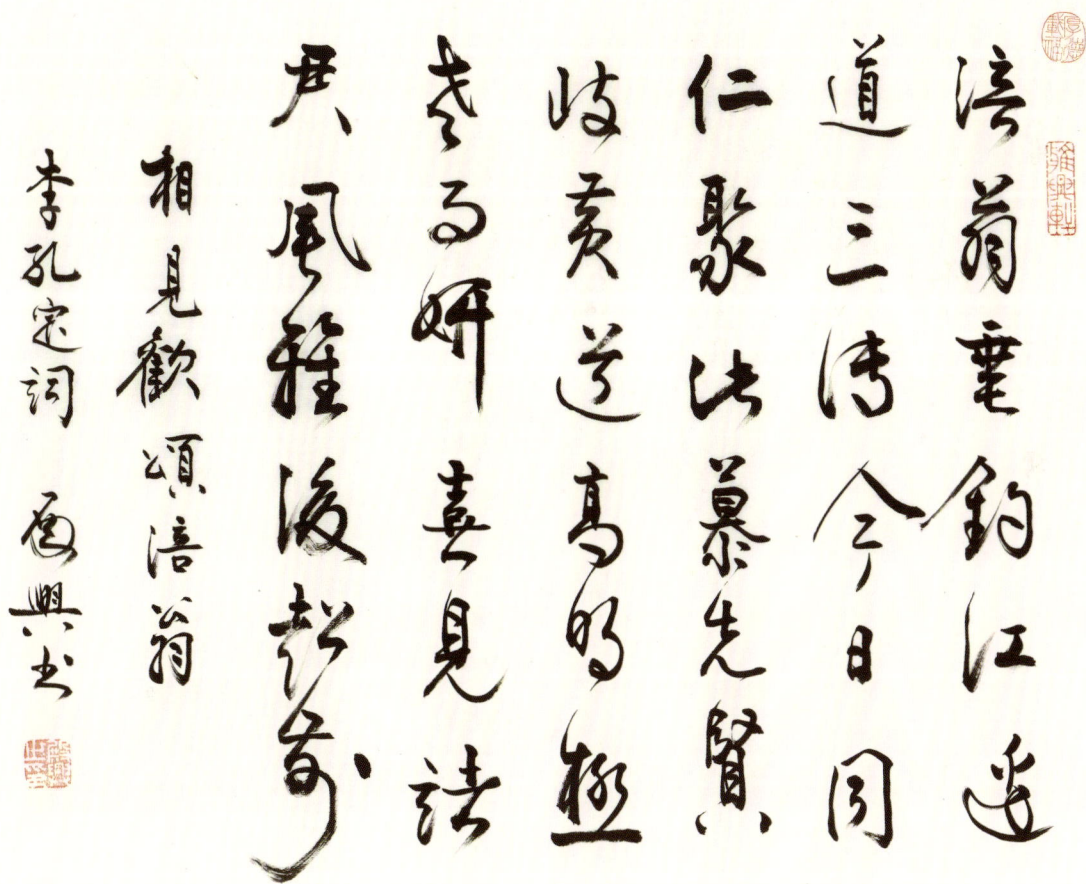

（李孔定撰词　杨殿兴书）

涪翁（对联）

渔翁隐姓埋名，甘凭医技惠民，针经传世。
涪水铭功载德，敬以贤堂列位，胜迹立碑。

（程立家）

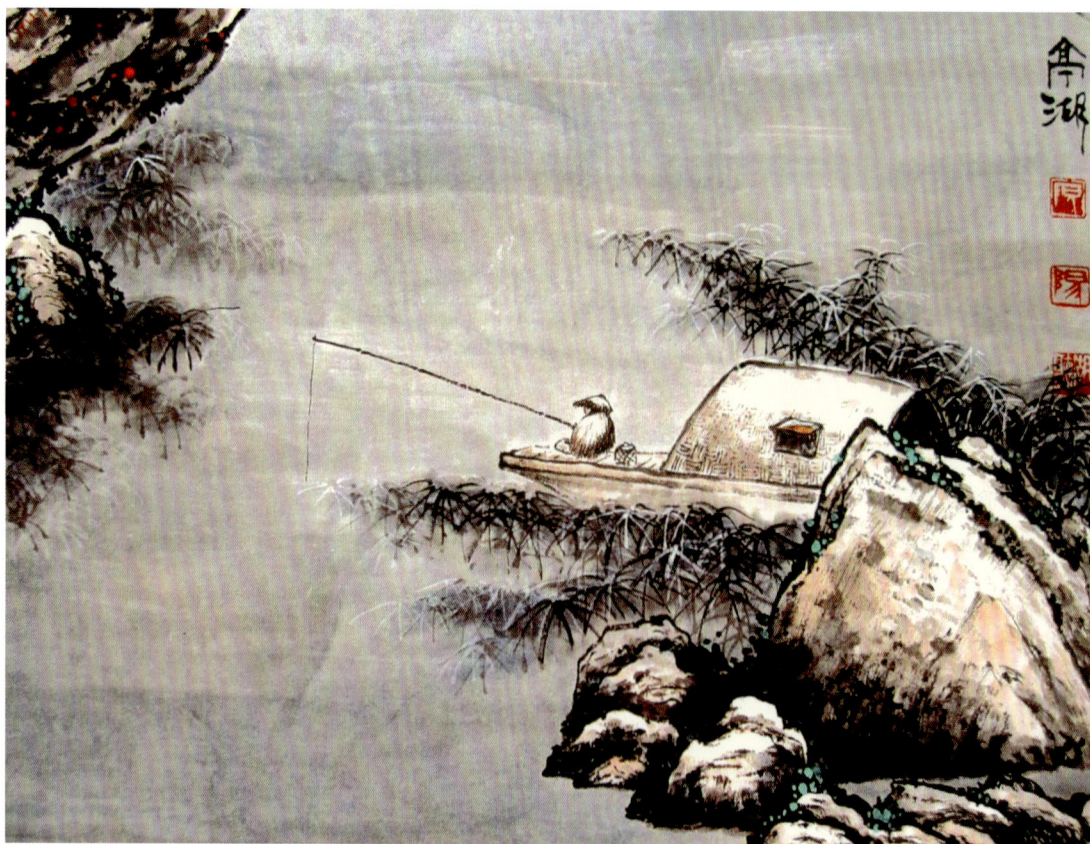

（涪翁垂钓江边　阳廷福作）

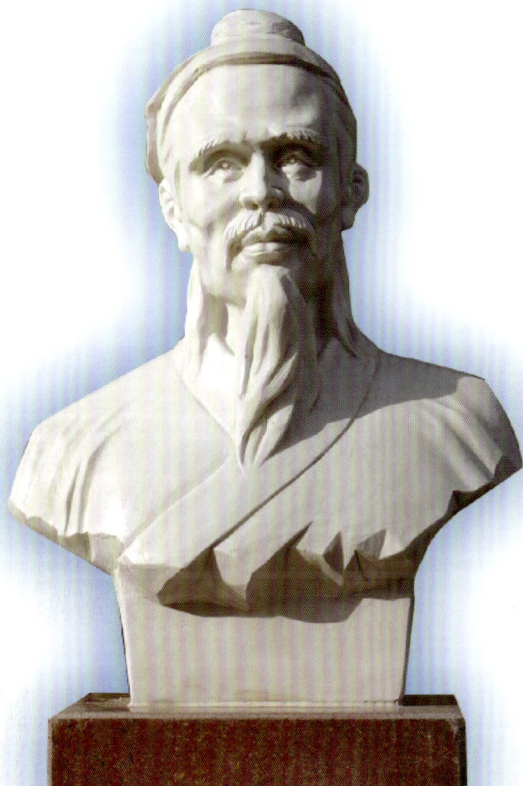

（涪翁雕像　成都中医药大学附属医院供稿）

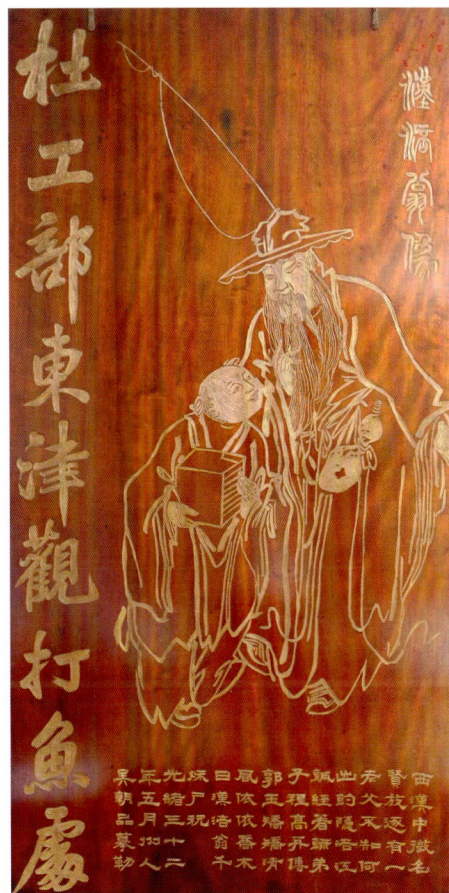

（涪翁板刻画　成都中医药大学博物馆供稿）

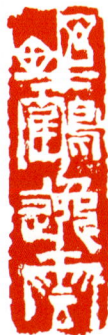

（野鹤逸云　阳廷福治印）

涪翁，其真实姓名及生卒年均不详。为躲避王莽之乱隐居于涪（今四川省绵阳市），常在涪水边钓鱼，所以人们称他为涪翁。涪翁精通医术，尤擅针灸。他热心为老百姓治病，不图报酬。涪翁将医术传给了程高，程高再传于郭玉，郭玉后来成为东汉时期的一代名医。著有《针经》和《诊脉法》，可惜均已失传。后人为了纪念涪翁，立其像碑，与李白、杜甫同祀，一直保持到清末。

读后汉书郭玉事（七绝）

富贵就医临四难，
易披羸服一针安。
刺神分寸存心手，
巧对诘言和帝欢。

（刘国晖）

（郭玉雕像　成都中医药大学附属医院供稿）　　　　　　　（太医丞印）

水调歌头·郭玉

　　拜读大医传，惊叹古今殊。大凡黎庶伤痛，独到灸针除。承继涪翁功业，踏遍益州山水，丝尽至桑榆。奋起镇妖杵，不计誉荣枯。

　　斩病魔，治君主，助农夫。不分富贵贫贱，同样尽劳劬。引领人间真爱，发掘岐黄异彩，高洁胜芙蕖。古蜀降天使，贡献载诗书。

（张发荣）

郭玉（对联）

少拜名师，身怀绝技，
脉可辨男征女象。

德辉青史，手运神针，
气能通膝道神门。

（程立家）

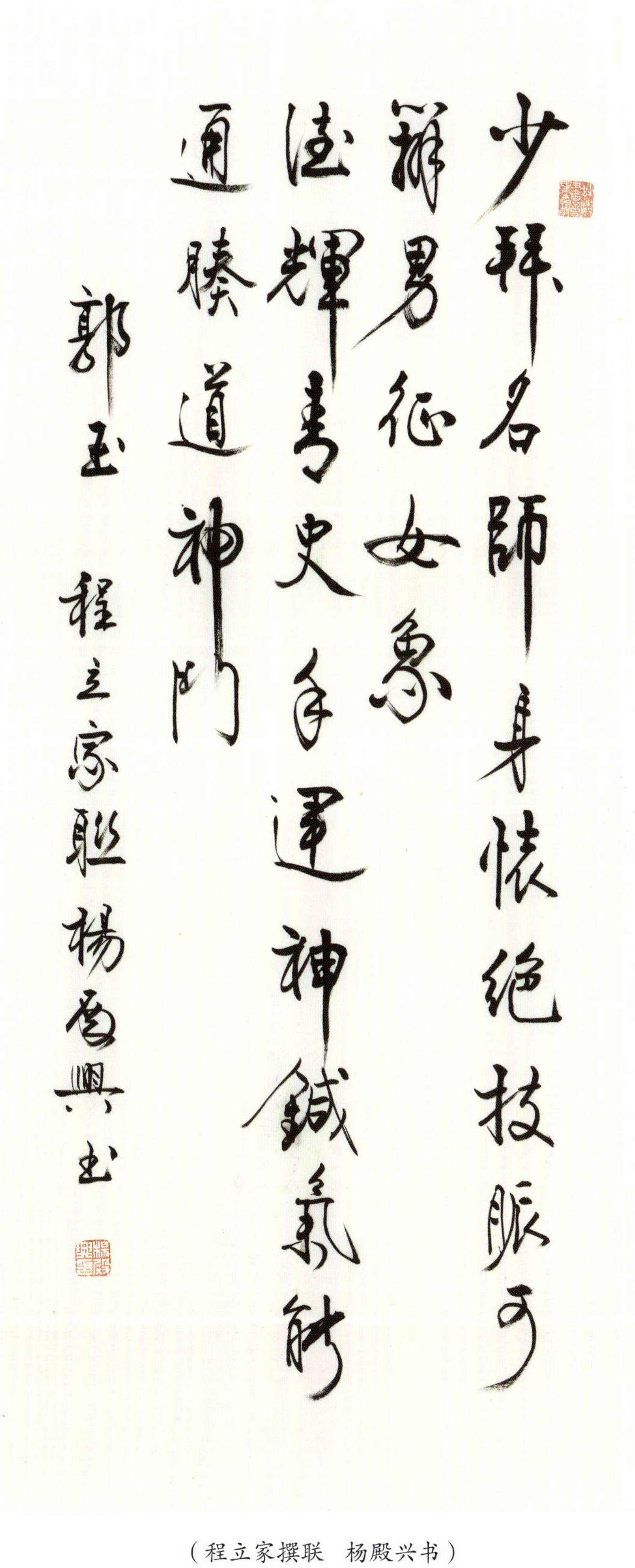

少拜名师身怀绝技脉可
辨男征女象
远辉青史手运神针气能
通膝道神门

郭玉　程立家联　杨殿兴书

（程立家撰联　杨殿兴书）

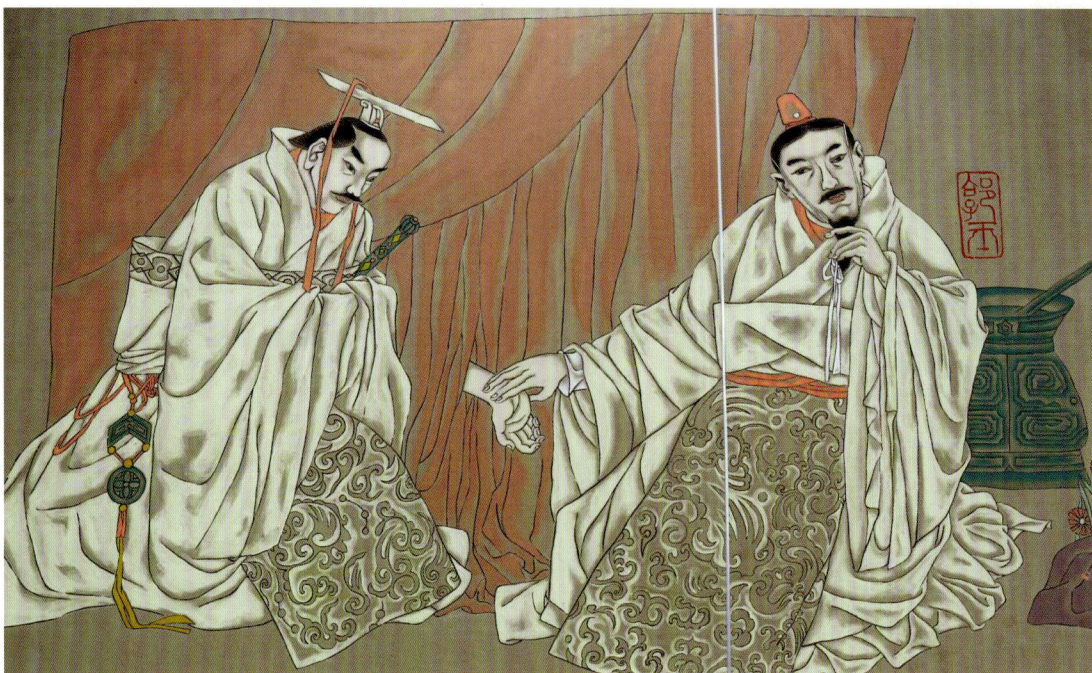

（郭玉诊脉图　成都中医药大学博物馆供稿）

　　郭玉，生卒年不详，东汉广汉雒（今四川广汉）人。年少时拜涪翁的弟子程高为师，医技日进。汉和帝时（89－105）成为太医丞，治病多有效应。汉各帝对郭玉的医术感到惊奇，为试验郭玉诊脉技术，让一手腕肌肤似女人的男子，与女子杂处帷帐中，令郭玉各诊一手，问郭玉此人所患何病，郭玉诊脉与望形色相兼，诊出其中有故，说："左阴右阳，脉有男女，状若异人，臣疑其故。"和帝为之赞叹不已。郭玉医术高明，医德高尚。为人诊病"仁爱不矜，虽贫贱厮养，必尽其心力"，但在为贵人治病时，往往疗效不很满意。和帝派一个贵人患者，换上贫寒人的衣服，并变换居处，请郭玉诊疗、郭玉一针而愈。和帝诏问郭玉，郭玉回答说："医之为言意也，腠理至微，随气用巧，针石之间，毫芒即乖，神存乎心手之际，可得解而不可碍言也"。反映了他在诊治疾病时全神贯注，为病人负责的精神。郭玉对答中分析了为贵人诊病的难处，他说："夫贵者处尊高以临臣，臣怀怖慑以承之，其为疗也，有四难焉：自用意而不任臣，一难也；将身不谨，二难也；骨节不强，三难也；好逸恶劳，四难也。针有分寸，时有破漏，重以恐惧之心，加以裁慎之志，臣意且犹不尽，何有于病哉？"郭玉的对答正确估计了存在于东汉王公贵族的生活和思想行为对疾病诊治的不良影响，同时也揭示了医生诊治不同社会地位患者所存在的心理障碍。他是继扁鹊之后又一个对医疗社会与心理有研究的医家。

咏华佗（七律）

走村串户庶民医，博览经书刚正仪。
拒疗曹颅疏贼相，救愈关臂近仁师。
药麻止痛开山祖，术治创伤引路旗。
傲视淫威抛热血，高山仰止大名垂。

（张发荣）

赞华佗（七绝）

五禽健体起沉疴，术妙青囊奇效多。
刮骨疗伤称独步，名驰三国赞华佗。

（李克光）

吊华佗（七律）

怅望苏桥情意哀，万般悲绪暗徘徊。
满怀空抱回春术，三国谁承济世才。
苛政沉冤胡可忍，青囊遗世惜成灰。
有权无道今朝罢，堪比华佗接踵来。

（张之文）

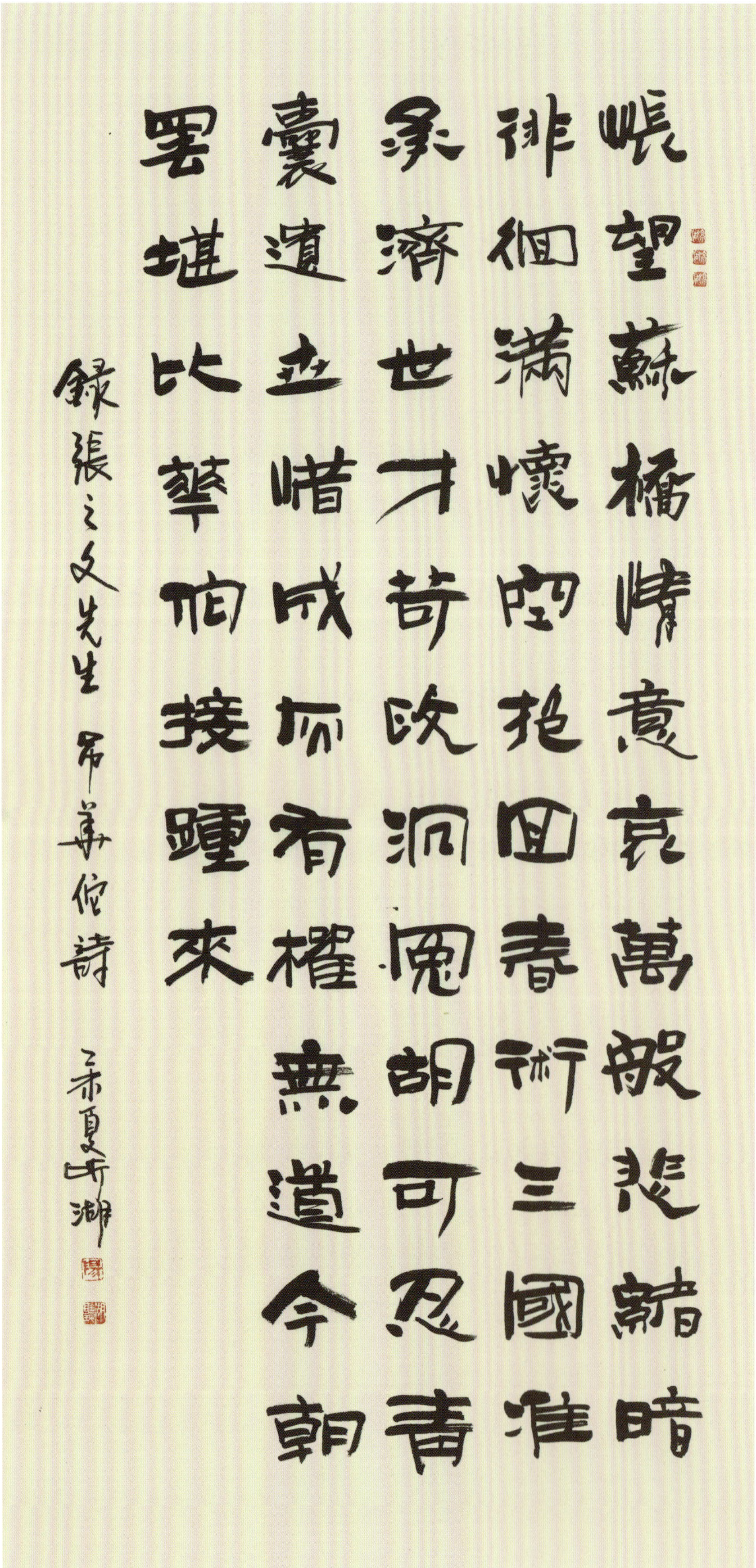

岷望蘇橘情意哀萬般悲黯暗
徘徊滿懷鬱抱回春術三國淮
兼濟世才苟欧洞鬼胡可忍青
橐遺並嗜成你有權無道今朝
罷堪比摯伷接踵來

錄張之文先生弔華佗詩

癸夏日於湖

咏华佗（七古）

华氏英名满杏林，医通内外道何深。

剖肠剜腹因麻沸，煮药疗疴有砭针。

造化全真师万物，呼吸导引效群禽。

昔人不解青囊意，悬念空留叹古今。

（周志彬）

读后汉书华佗事（七绝）

心识分铢厌称多，方精针简致身和。

神奇一失麻膏散，仁术千年失外科。

（刘国晖）

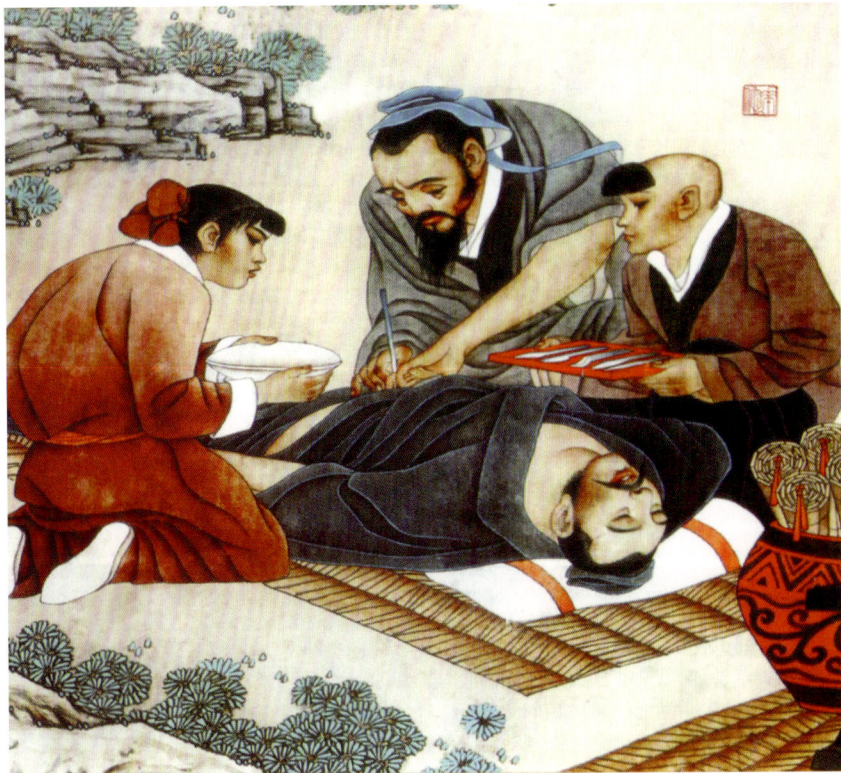

（华佗手术图　成都中医药大学博物馆供稿）

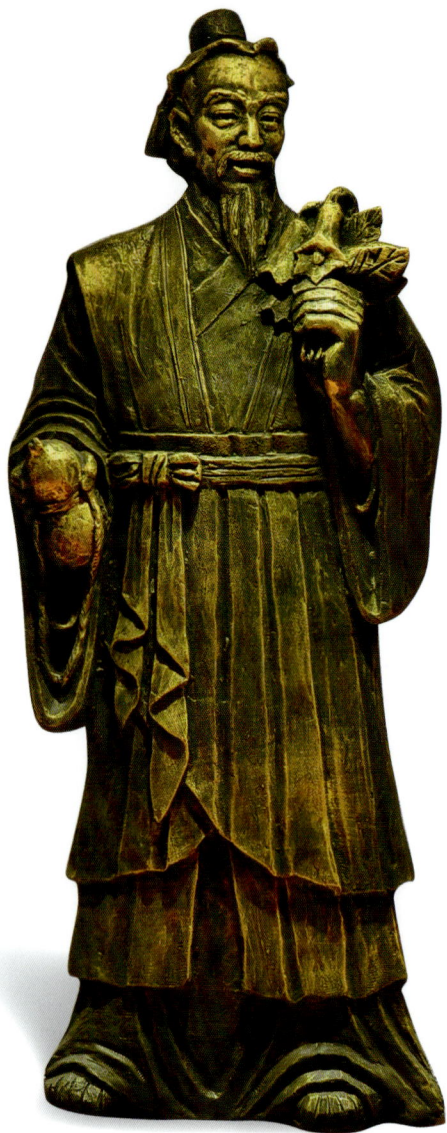

（华佗塑像 西南医科大学附属中医院博物馆供稿）

华佗（约 145 - 207），字元化，沛国谯县（今安徽省亳州市）人，东汉末年著名的医学家。少时曾在外游学，行医足迹遍及安徽、河南、山东、江苏等地，钻研医术而不求仕途。他医术全面，精通内、妇、儿、针灸各科，尤其擅长外科，精于手术。他发明了酒服麻沸散的全身麻醉术，并成功施行了外科手术。这是我国医药史上的首创，在世界麻醉学和外科手术史上也占有重要地位。三国时的关羽中了毒箭之后，就是华佗为其刮骨疗毒，保住了关公的胳膊，所以被后人称为"外科圣手"、"外科鼻祖"。他还发明了五禽戏，开创了我国保健体育的先河。

华佗晚年因遭曹操怀疑，被投入狱中。他将整理自己医疗经验写成的《青囊经》赠与狱卒，但狱卒的妻子担心惹祸而把书烧毁，没能流传下来。

华佗与董奉、张仲景并称为"建安三神医"。后人多用神医华佗称呼他，又以"华佗再世""元化重生"称誉有杰出医术的医师。

华佗（对联）

济世神医，圣手治沉疴，恨奸雄狠毒，囚贤夺命。
救生宝典，青囊存妙术，叹狱吏平庸，付炬成灰。

（程立家）

咏五禽戏（七古）

流水户枢含妙义，养生长记祖师箴。

五禽导引强身术，千载流传济世心。

虎猛摇头当大道，鹿惊回首入深林。

步行稳重熊推举，纵跃轻灵猿啸吟。

振翅高飞鸣白鹤，瞠眸独立唤归禽。

刚柔并济丹田固，动静相兼意念沉。

性命攸关修上士，延年百岁度金针。

（周志彬）

五禽戏组诗（五古）

总说

马蹄春风踏，长安花满楼。

若无康泰体，何处觅封侯！

天岂知盈缩，莫道不知愁。

华佗研五戏，能解养怡忧。

其一 虎戏

虎爪何威威，百兽终皈依。

气自丹田发，肝疏气顺颐。

眈眈如虎视，五指气势随。

力发活气血，目明心意归。

其二 鹿戏

轻盈山间鹿，尾促角细芟。
抵戏尾闾转，任督二脉阡。
奔飞草原上，弓身曼妙闲。
补肾强腰骨，自在开合间。

其三 熊戏

残阳林间照，有熊蹒跚行。
缓步心无扰，神安脑可清。
拙拙形不限，化水脾胃灵。
引挽腰体健，熊罴赐梦萦。

其四 猿戏

馥馥秋果园，飞焰欲横天。
威虎知难动，熊罴亦耻言。
灵猿轻提臂，畅血醒心田。
悟空摘仙果，腾空气自闲。

其五 鸟戏

落花惹飘絮，远水笼轻烟。
徐引寒霜翅，吐故纳新元。
远飞长风里，翱翔在天边。
野鹤闲云伴，尽享流年欢。

（尧幻丁）

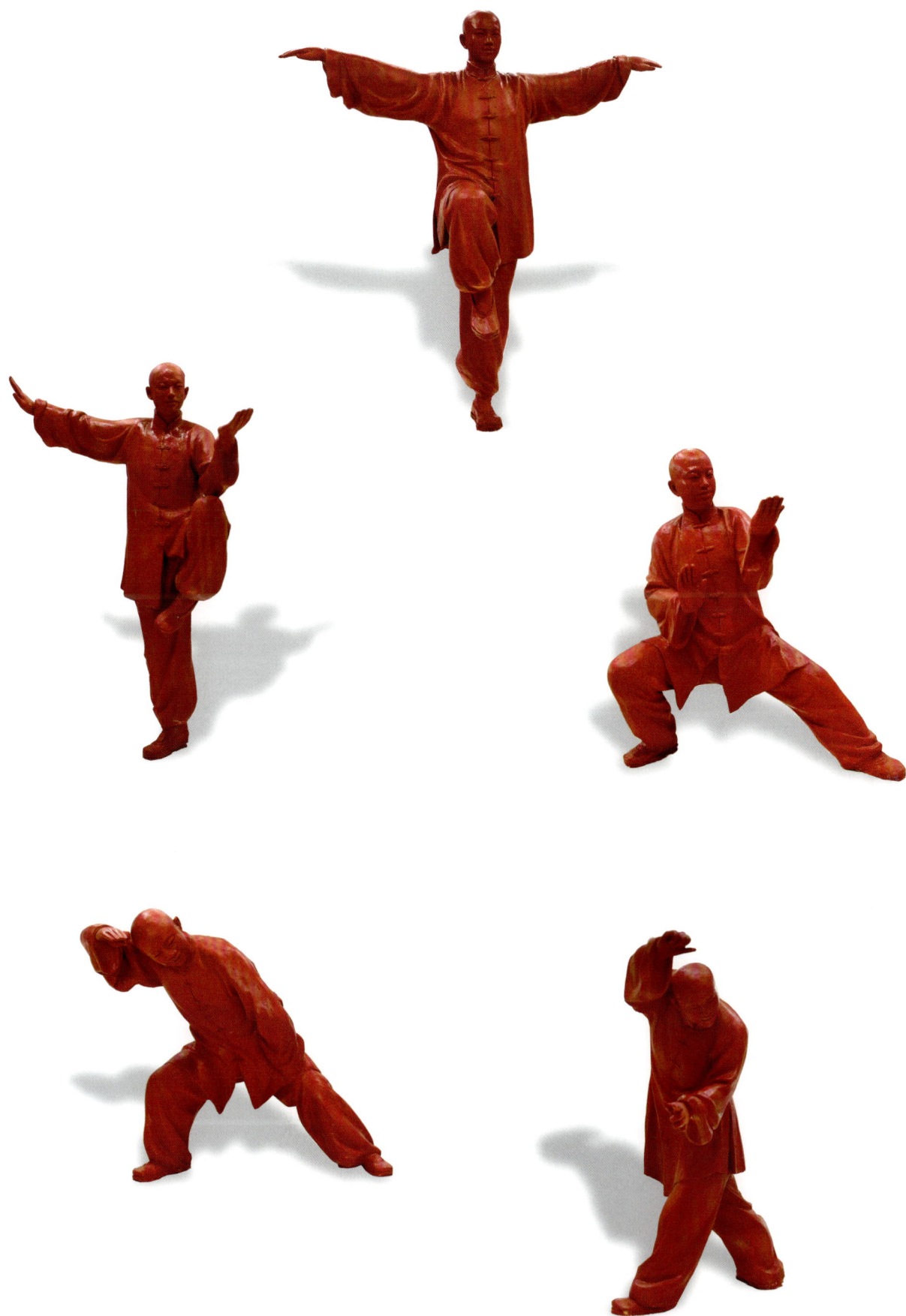

（五禽戏群雕　西南医科大学附属中医院博物馆供稿）

（尧幻丁撰诗　贺强书）

我国很早就有导引术，战国有《行气玉佩铭》就是专论导引的。马王堆三号汉墓出土的帛画《导引图》，描绘了40多种姿势，是我国现存最早的医疗体操图。五禽戏相传是由华佗参照古人导引术，模仿虎的扑动前肢、鹿的伸转头颈、熊的伏倒站起、猿的脚尖纵跳、鹤的展翅飞翔等姿态创编的一套防病、治病、延年益寿的医疗气功。它是一种"外动内静"、"动中求静"、"动静兼备"、有刚有柔、刚柔并济、练内练外、内外兼练的仿生功法。作为我国最早的具有完整功法的仿生医疗健身体操，五禽戏对后世的导引、八段锦，乃至气功、武术有一定影响，不仅得以流传和发展，而且成为历代宫廷重视的体育运动之一。

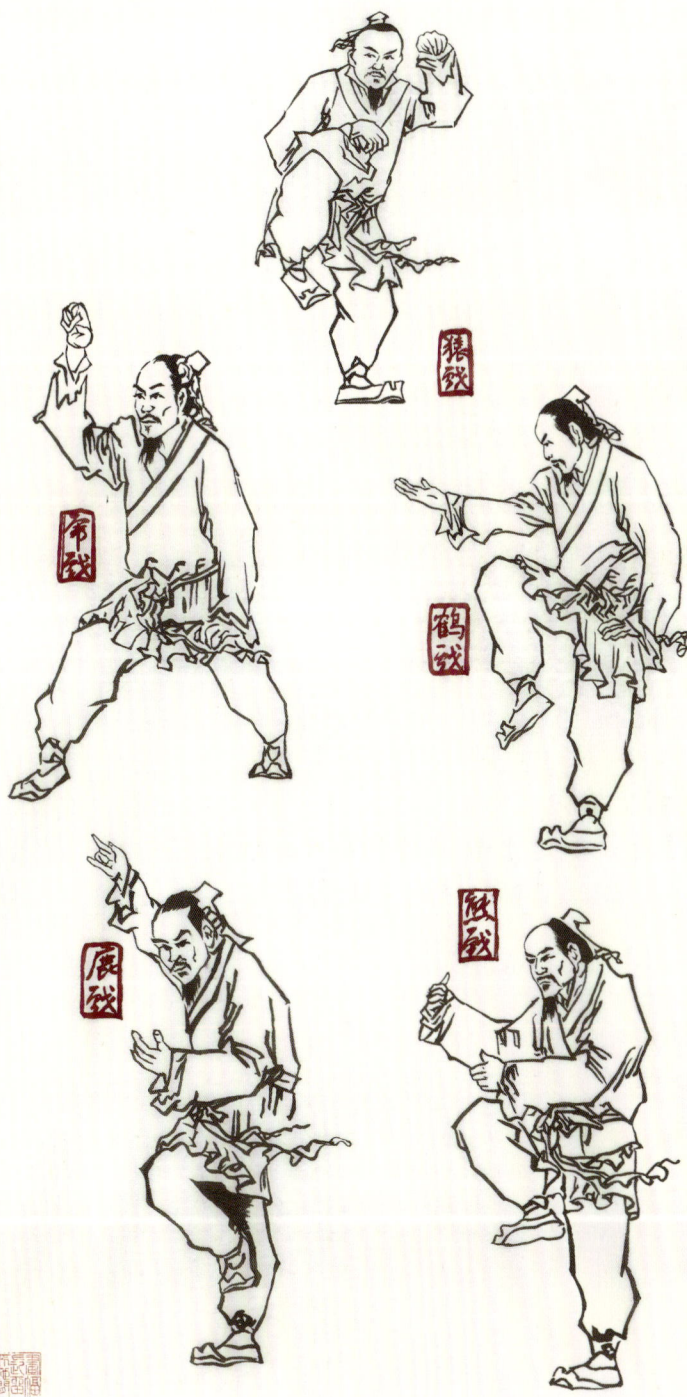

（华佗五禽戏　刘应和作）

为重新修缮南阳"医圣祠"题文（碑文）

仲景医中圣，伤寒发宏论。上以疗君亲，下以救万姓。

博采众方书，素难为龟镜。皇皇十六卷，言精而意蕴。

三阴与三阳，平脉以辨证。三百九七法，足以概诸病。

一百十二方，变化无穷尽。汉季兵燹多，文献遭蹂躏。

江南秘不传，思邈抱怨恨。幸有王叔和，魏晋太医令。

祖述大圣人，殷勤求古训。遗编赖以传，薪火续余烬。

远被扶桑国，多纪善考证。矢志崇古方，明辨而笃信。

庚申来南阳，宫墙仰万仞。乃见庙倾颓，满目荒凉甚。

可钦诸地委，大力为整顿。鸠工以修葺，祠宇复幽峻。

研究所建立，规划已订定。绝学赖以彰，循序而渐进。

古义与新知，无一非学问。继承斯发扬，攀登勤为径。

愿与诸君子，砥砺共驰骋。振兴中医学，且为万世庆。

（任应秋）

张仲景（对联）

虔习师传，力除民瘼，仁德心化一代良医，恩垂百姓。

勤求古训，博采众方，伤寒论成千秋宝典，誉载全球。

（程立家）

临江仙·赞张仲景《伤寒杂病论》

仲景佳篇规辨证，伤寒金匮同兼。诸般杂症两相参。
临床基础奠，疗治作标瞻。

煌论成编圭臬具，医坛百术皆含。风华奕奕不平凡。
为民除疾苦，化雨润闾阎。

（萧炬）

（萧炬撰词　杨殿兴书）

谒医圣祠（七绝）

仲景功高阐六经，
伤寒杂病理分明。
立方遣药倡随证，
从此医家有准绳。

（李克光）

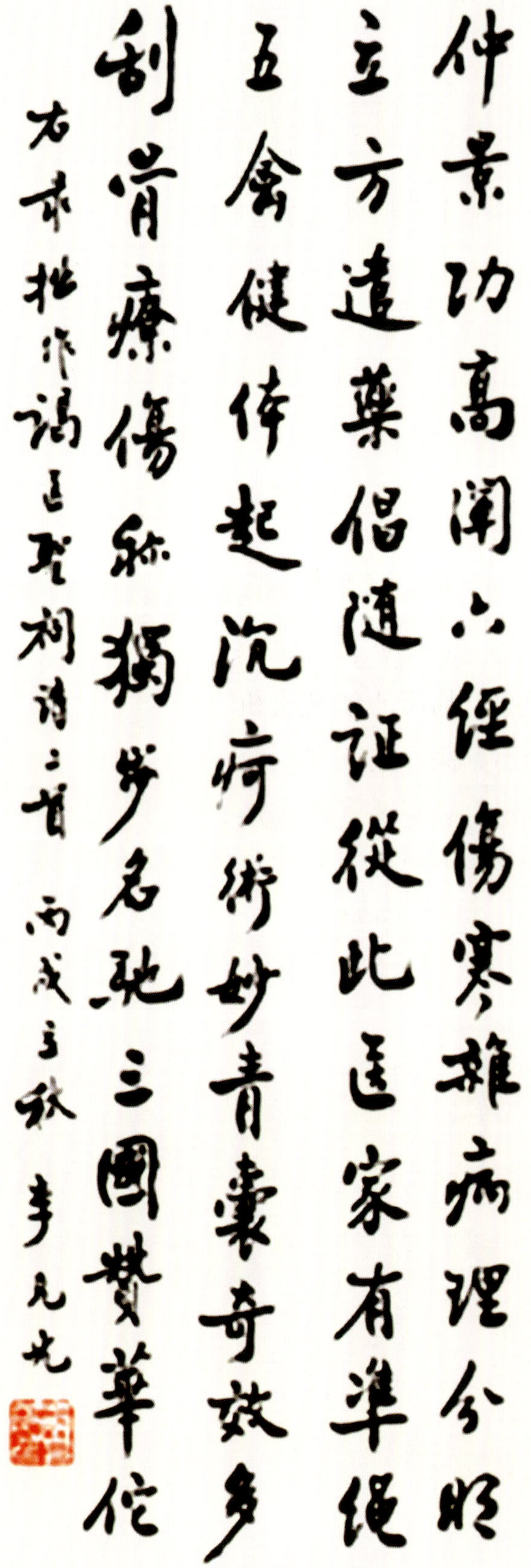

仲景功高阐六经伤寒杂病理分明
立方遣药倡随证从此医家有准绳
五脏健体起沉疴术妙青囊奇效多
刮骨疗伤称独步名驰三国赞华佗

右为拙作谒医圣祠诗二首　丙戌之秋　李克光

（李克光撰诗并书）

拜谒南阳医圣祠（七古）

中原文化负盛名，流芳千古南阳城。

物华天宝誉寰宇，人杰地灵久蜚声。

东汉王朝发祥地，圣人辈出多杰英。

瞻仰圣词宿愿久，胜日寻芳遂平生。

殿堂肃穆汉代风，东西长廊浩气宏。

西廊历代名医榜，梦魂交流情意浓。

东廊仲景功业碑，生平道路熠熠辉。

医儒兼备德玉洁，为官勤政后世师。

胸怀黎民疾病苦，情倾仁术挥帅旗。

发扬经典广博采，首创四诊立法规。

灵活用药方家祖，应验如神胜预期。

六经辨证成纲领，临床心法授玄机。

撰著大论传万代，医海茫茫导航仪。

尽瘁长眠莲台陵，静看薪火永传承。

裔胄崇敬医宗圣，世界伟人留英名。

后继学子凌云志，杏林春暖展鹏程。

（张发荣）

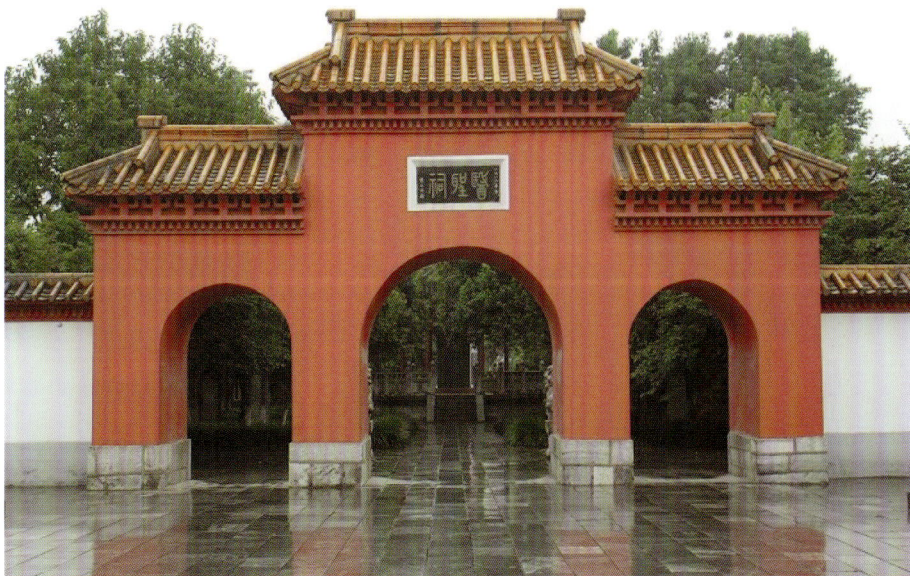

（南阳医圣祠）

咏仲景《伤寒杂病论》（七古）

医圣仲景出南阳，开创六经道法彰。
勤求博采著宏论，拯救苍生万古扬。
伤寒大论钤百病，认知八纲别阴阳。
理法方药一线贯，辨证论治玄机藏。
方证相应觅机巧，卓而不凡成典章。

（杨殿兴）

医圣张仲景（五绝）

幽微千变化，哲理实堪传。
济世伤寒论，活人增寿年。

（唐玉枢）

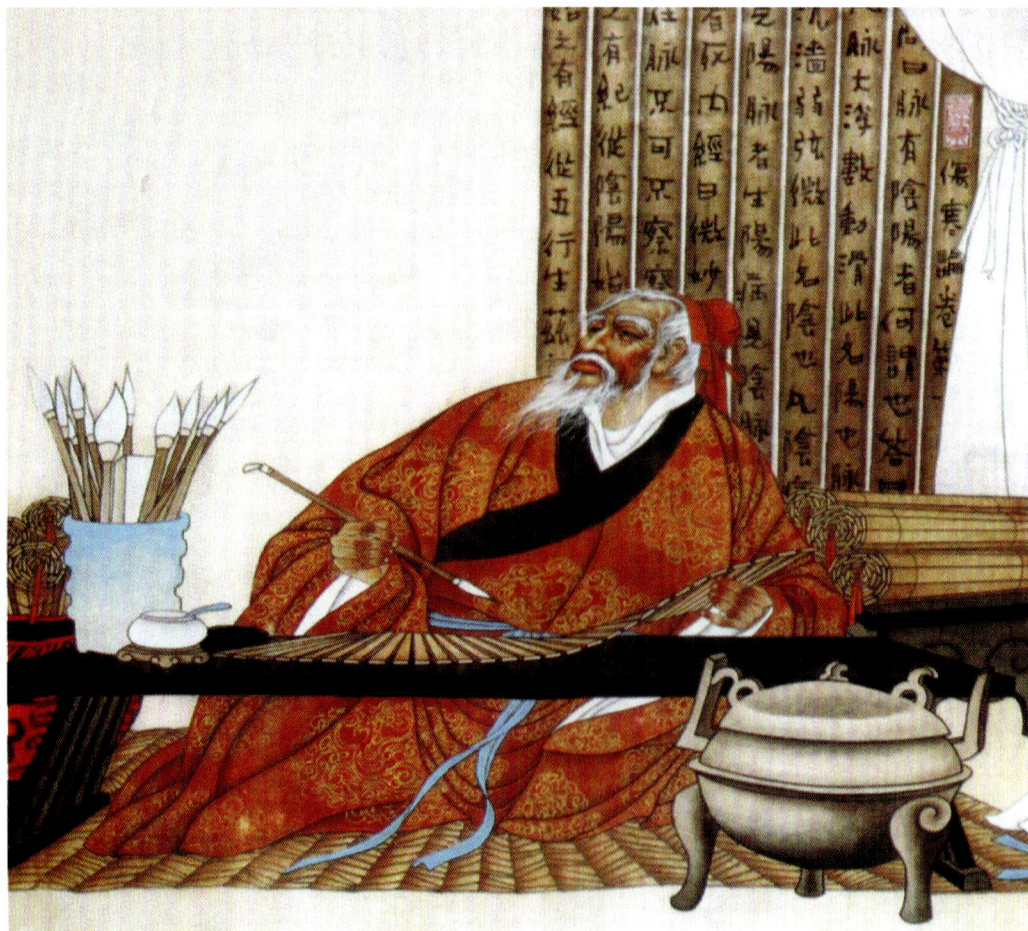

（医圣张仲景　成都中医药大学博物馆供稿）

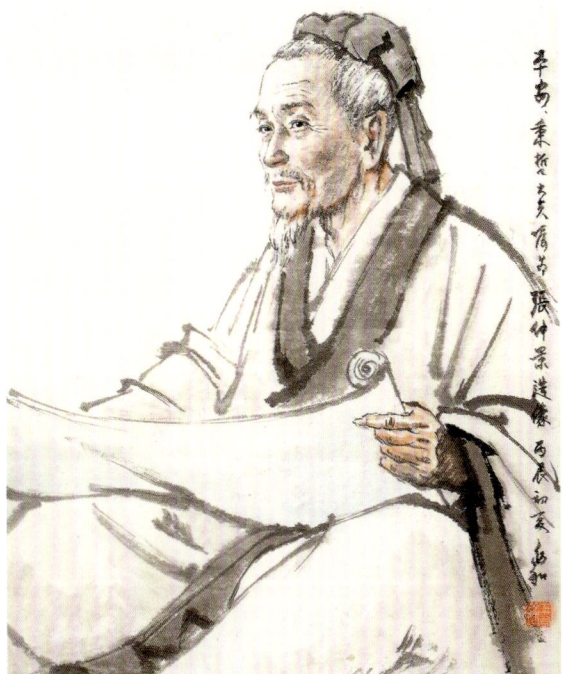

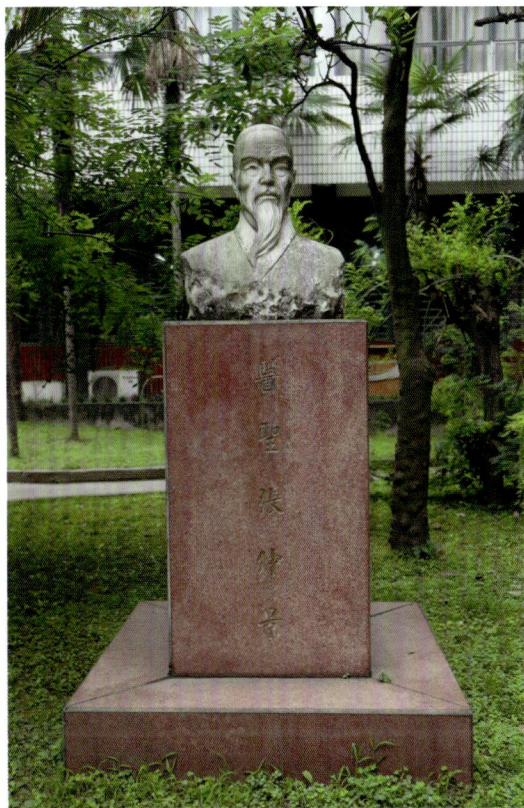

（张仲景画像　蒋兆和作）　　　　　（张仲景雕像　成都中医药大学供稿）

　　东汉末年，我国出现了一位伟大的临床医学家张仲景。**张仲景**（150－219），名机，南郡涅阳（今河南邓县，一说今南阳）人。由于生活在战乱频繁、疫病流行的时代，张仲景立志发愤钻研医学。他年轻时便跟从同郡张伯祖学医，数年后就青出于蓝而胜于蓝。张仲景"勤求古训，博采众方"，仔细研读《素问》《灵枢》《难经》《胎胪药录》等古代医书，结合他自己的临床经验，撰成医学巨著《伤寒杂病论》。

　　《伤寒杂病论》以六经论伤寒，以脏腑论杂病，包含了望、闻、问、切四诊，阴、阳、寒、热、表、里、虚、实八纲，以及汗、吐、下、和、温、清、补、消八法，确立了辨证论治的体系。《伤寒杂病论》还提出了较严谨的方剂组方原则，创制了多种剂型，记载大量有效的方剂，共收方269首，使用药物214种，基本上概括了临床各科的常用方剂，被誉为"方书之祖"。《伤寒杂病论》的诞生，使中医学的基础理论与临床实践紧密结合起来，标志着中医临床医学和方剂学发展到了较为成熟的阶段，具有划时代的意义，对后世影响极其深远。张仲景对中医学做出了不朽的贡献，被后人尊称为"医圣"。

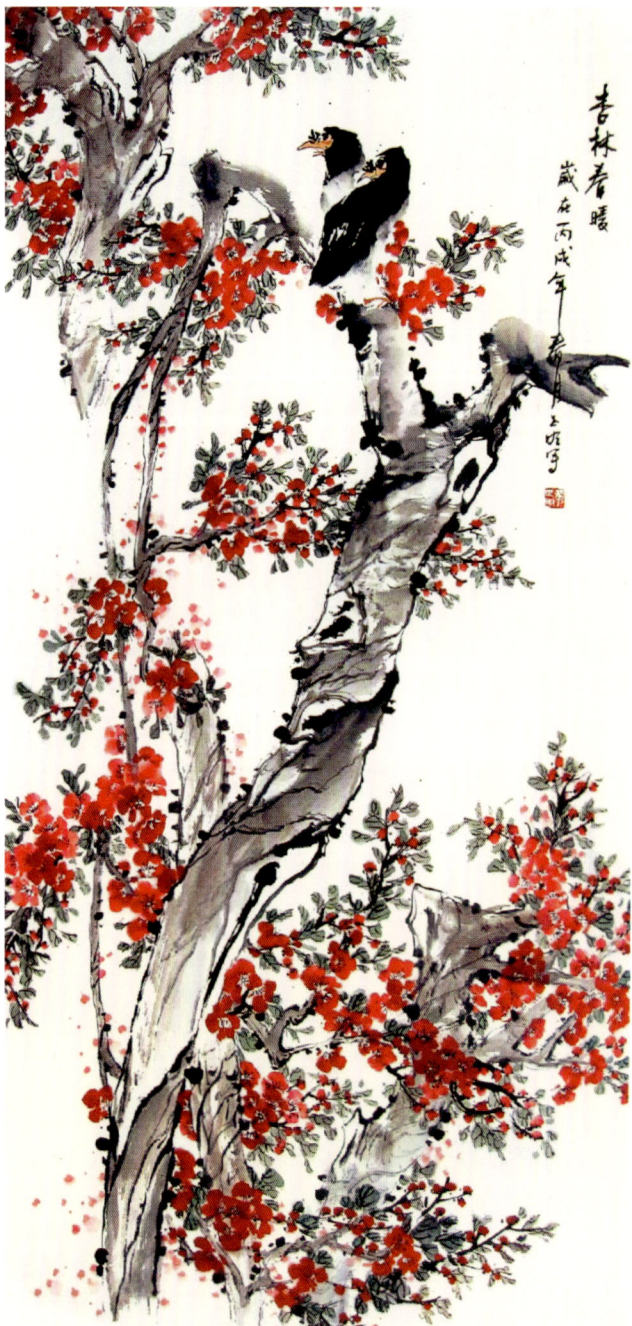

（杏林春暖　黄世明作）

风入松·董奉

杏林春暖话来由，董奉大名留。
扶伤治病轻财礼，乞栽杏，树满乡畴。
果换干粮慈济，仁心彪炳千秋。

建安医学浪涛牛，三圣誉神州。
身怀起死回生术，德高尚，绝代堪优。
繁衍传承林茂，杏花香遍全球。

（张发荣）

咏董奉（七律）

神医看病拒财礼，乞望插苗育杏林。
果熟为粮灾害济，药灵起死颂歌吟。
无疆大爱传千古，实意真情胜万金。
青史流芳佳话在，春催桃李振人心。

（张发荣）

董奉（对联）

悬壶济世，丹药效灵，起死回生有术，奇哉，似可通神镇鬼。
乐善好施，杏林春暖，怀仁积德无求，足矣，终能得道成仙。

（程立家）

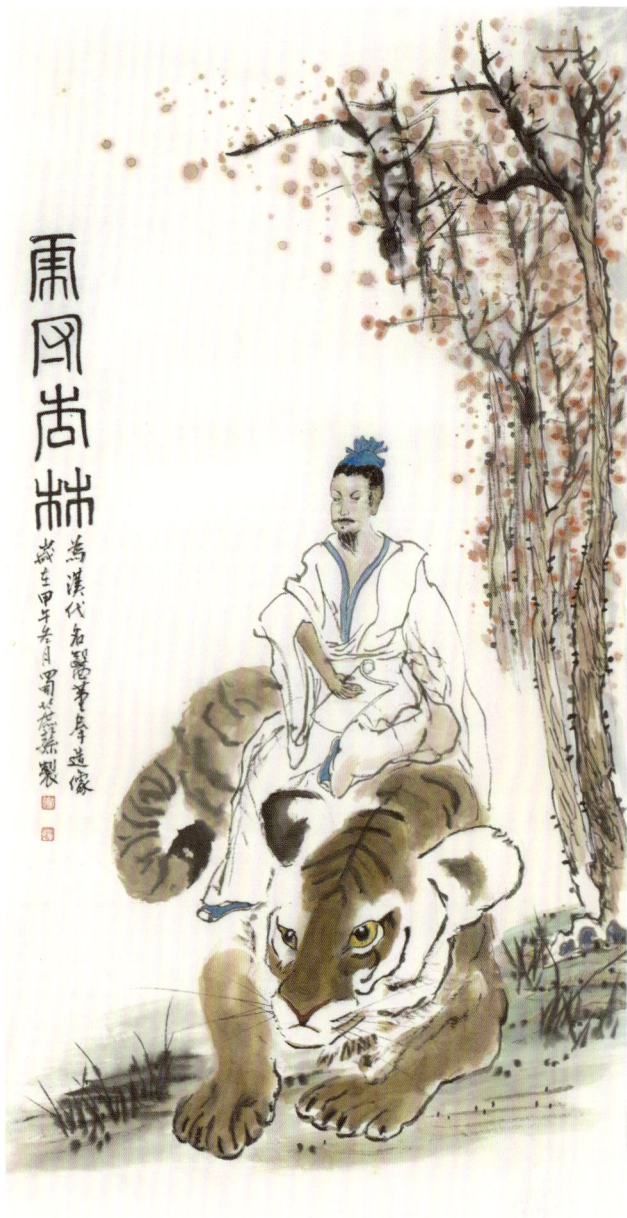

（虎守杏林　贾宗嵘作）

拜谒福州长乐市董奉旧居草堂
（七古）

凤山傲立沧海边，医圣文化两千年。
纪念神医降生地，凤山易名董奉山。
春回故居重修缮，琳琅满目气昂轩。
杏林望重题壁壮，百草药园杏尤妍。
园中董公塑像伟，慈祥慧眼望大千。
三圣碑亭依山建，小溪清流水潺潺。
雕塑圣人园桌会，研讨岐黄解疑难。
修园展馆作陪伴，后贤谦躬仰先贤。
大堂董老功业史，碧血丹心留人间。
悬壶济世拒财礼，但求种杏救饥寒。
厚德感动生灵虎，虎守杏林典故源。
大爱洒遍江南岸，庐山丰碑永流传。
留连仙境时有限，期盼余韵梦魂牵。
长乐小镇加餐饭，店家热情笑开颜。
众口同赞医圣德，荫润乡亲幸福泉。

（张发荣）

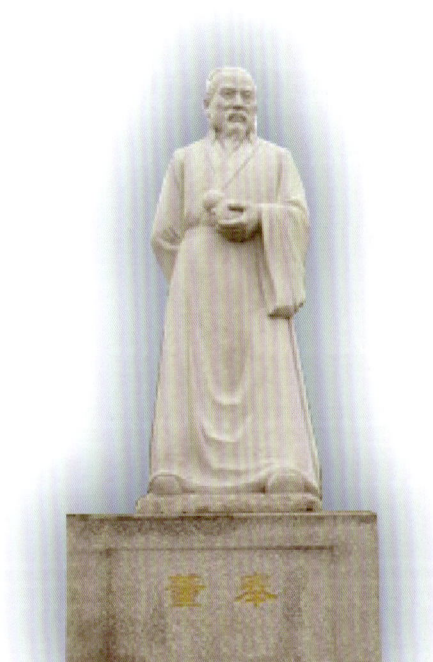

（董奉塑像）

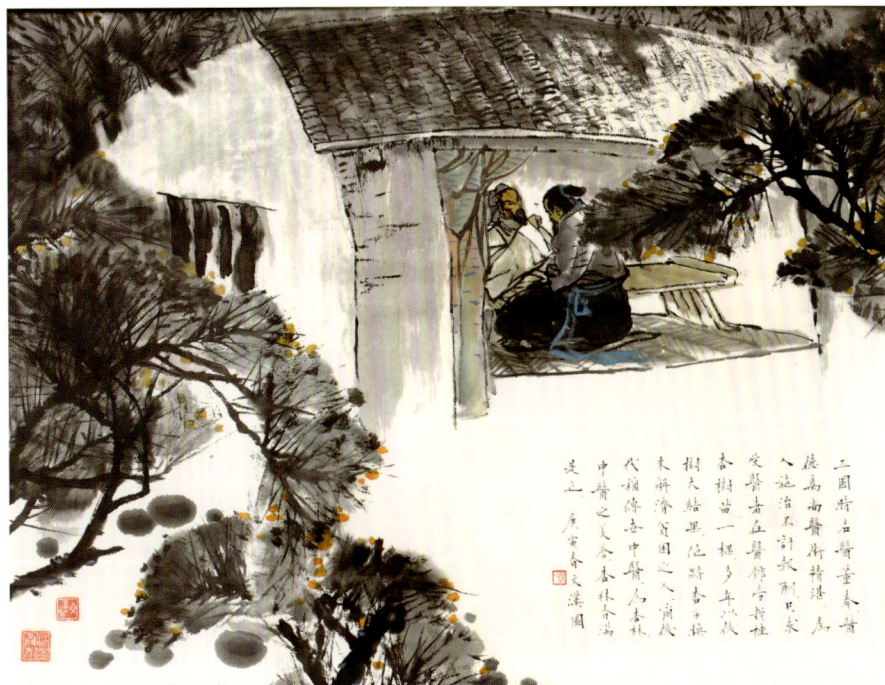

（董奉种杏图 陈洪庶作）

　　董奉（220－228），字君异，号拔墘，东汉候官县（今福建长乐县）人。少年学医，信奉道教。年青时，曾任候官县小吏，不久归隐，在其家村后山中，一面练功，一面行医。董奉医术高明，治病不取钱物，只要重病愈者在山中栽杏5株，轻病愈者栽杏1株。数年之后，有杏万株，郁然成林。春天杏子熟时，董奉便在树下建一草仓储杏。需要杏子的人，可用谷子自行交换。再将所得之谷赈济贫民，供给行旅。董奉高明的医术和不求名利、乐善好施的高尚医德被人们传为佳话，千秋流传。人们把他同当时华佗、张仲景并称为"建安三神医"。后世以"杏林春暖"，"誉满杏林"称誉医术高尚的医家，唤中医为"杏林"。

第四章 全面发展

（两晋—五代，265—960）

从两晋到五代，既有战争不断、分裂动荡的南北朝和五代，也有全国统一、政权集中、社会相对稳定的隋唐两朝。特别是唐朝，更是我国君主专制社会高度繁荣的历史时期。

这一时期，科技文化有了很大的进步，尤其是造纸术的普及和雕版印刷术的发明更是直接促进了文化的总结与传播。医学方面，也进入一个系统整理医药学理论的时期。《脉经》《针灸甲乙经》对秦汉以来的脉学、针灸学文献作了分类整理编纂。陶弘景的《本草经集注》则对药物学作了承前启后的总结补充工作。杨上善、王冰对《素问》和《内经》的注释以及病源证候学专著《诸病源候论》的问世都对后世产生了深远影响。这一时期，出现了继承、汇集和编著方书的风气，产生了近二百种方书。葛洪的《肘后救急方》、陈延之的《小品方》、龚庆宣的《刘涓子鬼遗方》等，代表了当时临证医学的发展水平和方剂学形成初期的概貌。唐朝时还创立了世界上最早的国家医学专科学校——太医署，编撰颁行了世界上第一部国家药典——《新修本草》。

随着丝绸之路的开辟和东亚、东南亚海路的利用，中外医学交流日趋频繁。促进了中医的对外传播，同时也推动了中医学的发展。

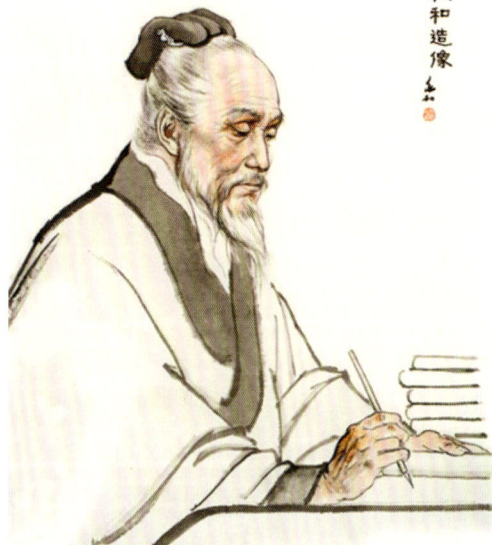

王叔和与《脉经》

（王叔和画像 蒋兆和作）

咏王叔和（七律）

魏宫书馆典藏多，天助遨游济世河。
遍览岐黄稀世籍，谱成杏苑脉经歌。
拾遗补就伤寒论，推动形成热病科。
仲景名标医圣榜，王君功绩首扬波。

（张发荣）

（张发荣撰诗　谢克庆书）

咏王叔和（五古）

生平享天兆，趣广多通晓。

偶遇杏林人，时移熏染了。

广览众先贤，师承各家妙。

苦研历代医，究寻百病貌。

挂职佐曹操，随军战刘表。

博取众家长，独树一方道。

整编理伤寒，脉经最深造。

呕心三十年，著传宏篇稿。

（黄河银）

（黄河银撰诗 杨殿兴书）

咏《脉经》（五古）

博古慰贤明，精心著脉经。

归象二十四，状名犹标兵。

天地人九候，寸关尺三丁。

风华醉十卷，汇含百篇英。

（黄河银）

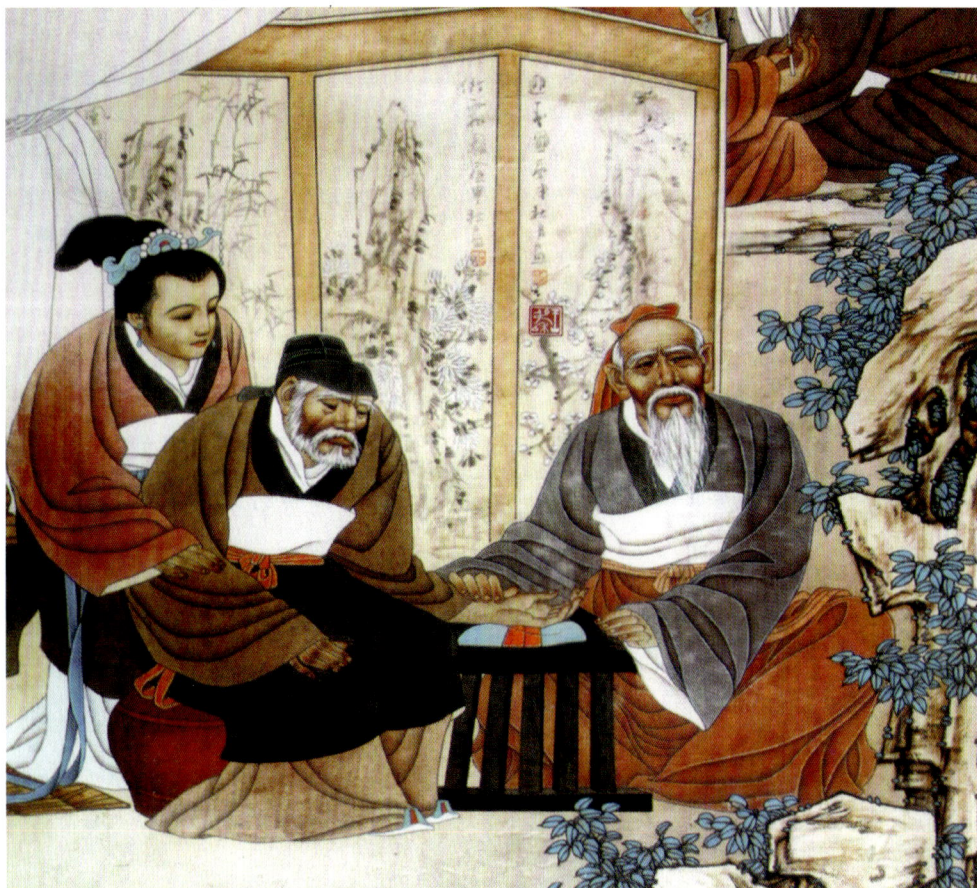

（王叔和诊脉图　成都中医药大学博物馆供稿）

王叔和（对联）

勤求古训，尊古并非泥古，师古标新树楷模，功垂医史。

博采经方，读经得以创经，著经论脉成圭臬，誉满杏林。

（程立家）

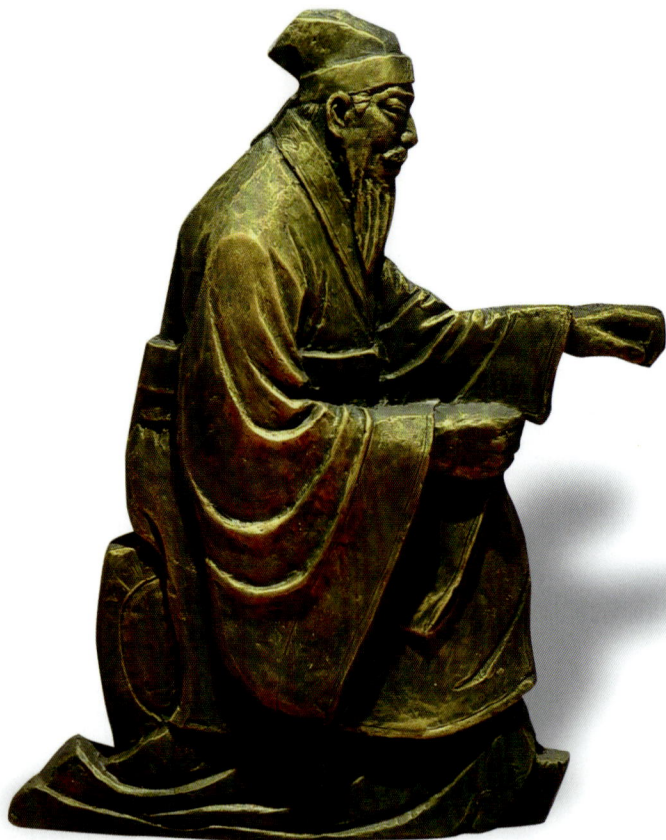

（王叔和雕像　西南医科大学附属中医院博物馆供稿）

　　王叔和（201－280），名熙，西晋高平（今山西省高平市）人，魏晋之际的著名医学家、医书编纂家。王叔和博通经方，深究病源，虚怀若谷，医术精妙，名噪一时。32岁那年被选为魏国少府的太医令。

　　因战事频繁，时局动荡，张仲景几十年前才撰写完成的《伤寒论》也散落佚失或残缺不全了。作为太医令的王叔和深知这部医学著作的伟大价值，于是他到各地寻找该书的原本，终于得到了全本的《伤寒杂病论》，并加以整理和修复，将其保留了下来，就是我们今天见到的《伤寒论》。

　　王叔和还根据扁鹊、仓公、张仲景、华佗等古代医家有关脉学论述，并加上自己的临床体会和见解，撰写出了第一部脉学专著《脉经》。《脉经》总结发展了西晋以前的脉学经验，将脉的生理、病理变化类列为脉象24种，确立了三部九候、寸口脉等，使脉学正式成为中医诊断疾病的一门科学。

咏皇甫谧（七律）

大器晚成惊世人，屡辞皇诏做平民。
发扬文史多高见，撰写诗书数匠心。
甲乙针经心血铸，功名医学古今闻。
身残岂囿志千里，稀世奇才睿智神。

（张发荣）

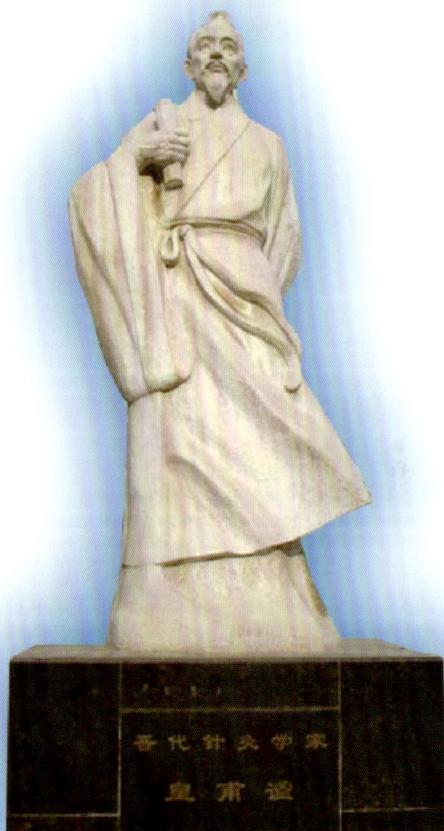

（皇甫谧雕像）

临江仙·赞《针灸甲乙经》

西晋名医皇甫谧，先贤著述齐拎。明堂素问与针经。钩沉兼发展，腧穴共相承。

自古临床尊必读，流芳远越沧瀛。行针灸艾显峥嵘。其功称独特，华夏一明星。

（萧炬）

皇甫谧（对联）

修身笃学为民，书淫善汇综，珠玑字谋篇述道，荣辉史册。

立志专医不仕，鼻祖传针灸，甲乙经明义萃精，功泽杏林。

（程立家）

皇甫谧（215－282），字士安，自号玄晏先生，安定朝那人（今甘肃灵台县）人。皇甫谧自幼贪玩不思上进，后在叔母的劝导下改弦易辙，发愤读书，著有《帝王世纪》《高士传》《逸士传》《玄晏春秋》等史学名篇。42岁时因患风痹而开始悉心攻读医书。为学好医学，多次拒诏不仕，还向皇帝借书一车，被世人称为"书淫"。通过对《素问》《针经》《明堂孔穴针灸治要》三部医书的综合比较，并结合自己的临床经验，编撰成《黄帝三部针灸甲乙经》，简称《针灸甲乙经》，是现存最早的针灸学专著。

《针灸甲乙经》对后世影响很大，既保存了大量的古代医学文献，使晋以前业已佚失的针灸文献亦多赖此书而存其精要，又为后世针灸学的发展建立了规范。其后宋、明、清的重要针灸著作无不参考此书，在日本、朝鲜均被列为学习中医学的必修教材。

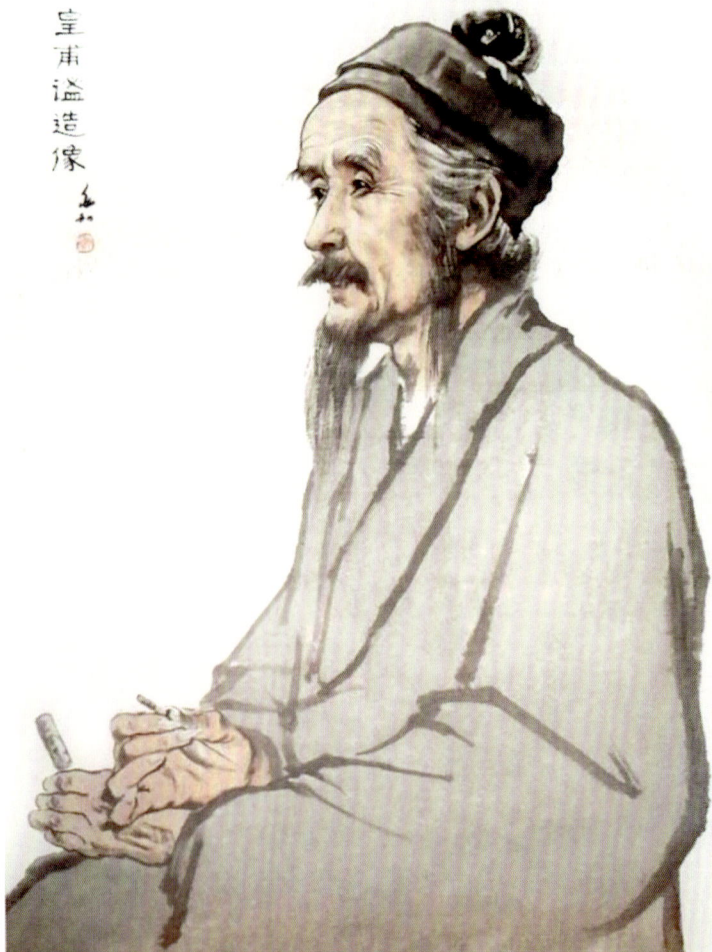

（皇甫谧画像 蒋兆和作）

咏葛洪（七律）

天才勤奋放光芒，
抱朴宏篇四海扬。
拓展仙丹精炼术，
制成顽疾扫除方。
情倾杏苑救生集，
意醉道家延寿章。
传染病源先导者，
惊人成就启洪荒。

（张发荣）

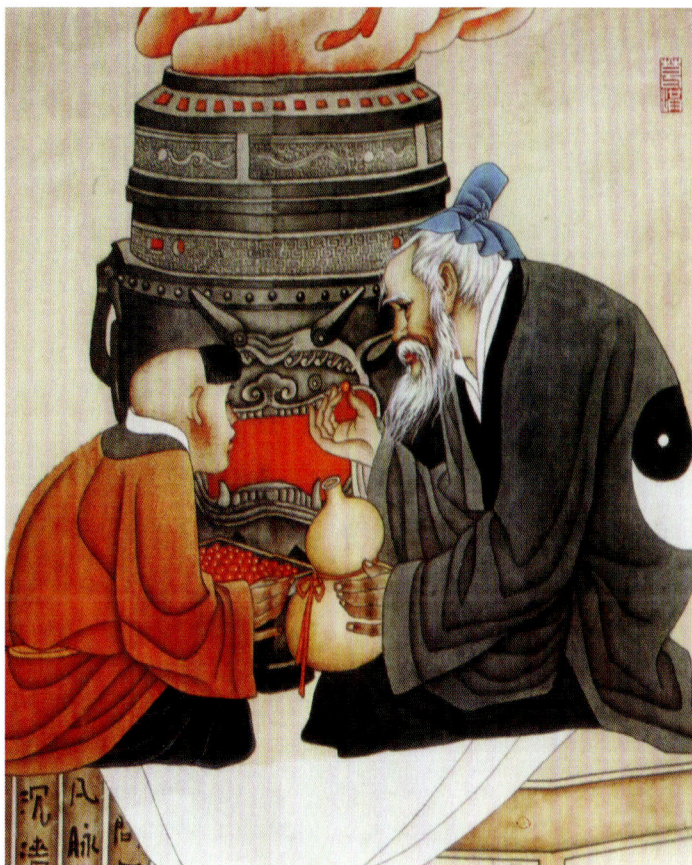

（葛洪炼丹图　成都中医药大学博物馆供稿）

葛洪（对联）

道术深玄，小小神丹，让诗仙抱愧。
医方简妙，区区蒿草，助诺奖生辉。

（程立家）

　　葛洪（约283－343），字稚川，别号抱朴子，丹阳句容（今江苏句容县）人。葛洪是晋代著名的医药学家、道家和博物学家，在中国哲学史、医药学史以及科学史上都有很高地位。他13岁丧父，家境贫寒，性清寡欲，不好荣利，穷览典籍，研习丹术，尤好神仙导养之法。葛洪深受道教影响，又以儒学知名。他一生的主要活动是从事炼丹和医学，既是一位儒道合一的宗教理论家，又是一位从事炼丹和医疗活动的医学家。著有《肘后救卒方》3卷，记录临床常见病、急病及其治疗等，以应临床急救检索之需，所以此书堪称中医第一部临床急救手册。

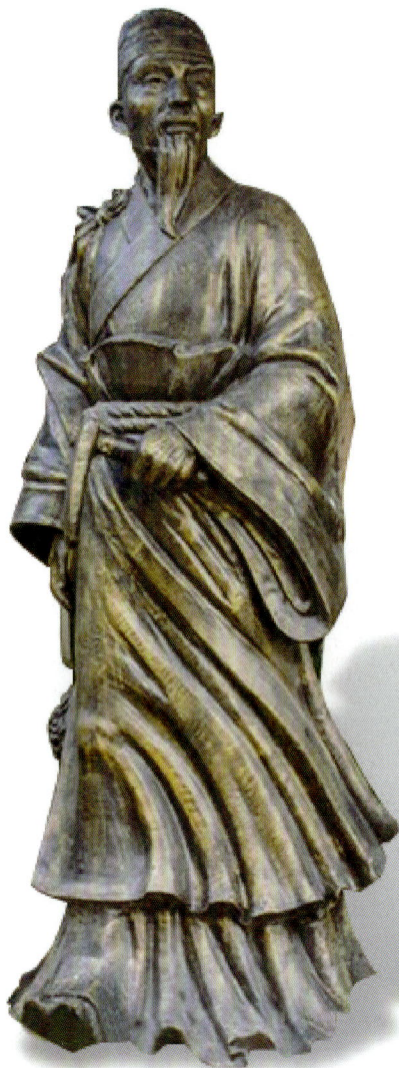

咏陶弘景（七律）

无疆大爱效神农，博学多才朝政通。
世外奇人文哲士，山中宰相杏林翁。
本经集注医宗宝，药苑添栽福寿松。
文化传承功德著，千秋万代受尊崇。

（张发荣）

（陶弘景塑像）

（道法自然　阳廷福治印）

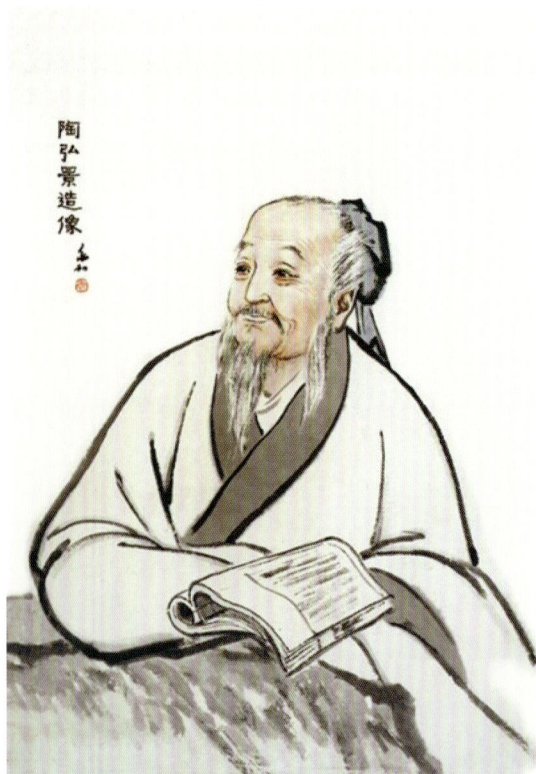

（陶弘景画像　蒋兆和作）

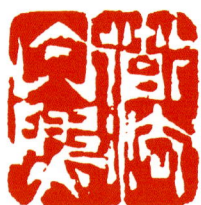

陶弘景（对联）

文韬武略，归隐弃官，悉军情，谙国务，实乃山中宰相。

道厚医精，著书传世，修本草，论养生，堪称天下奇才。

（程立家）

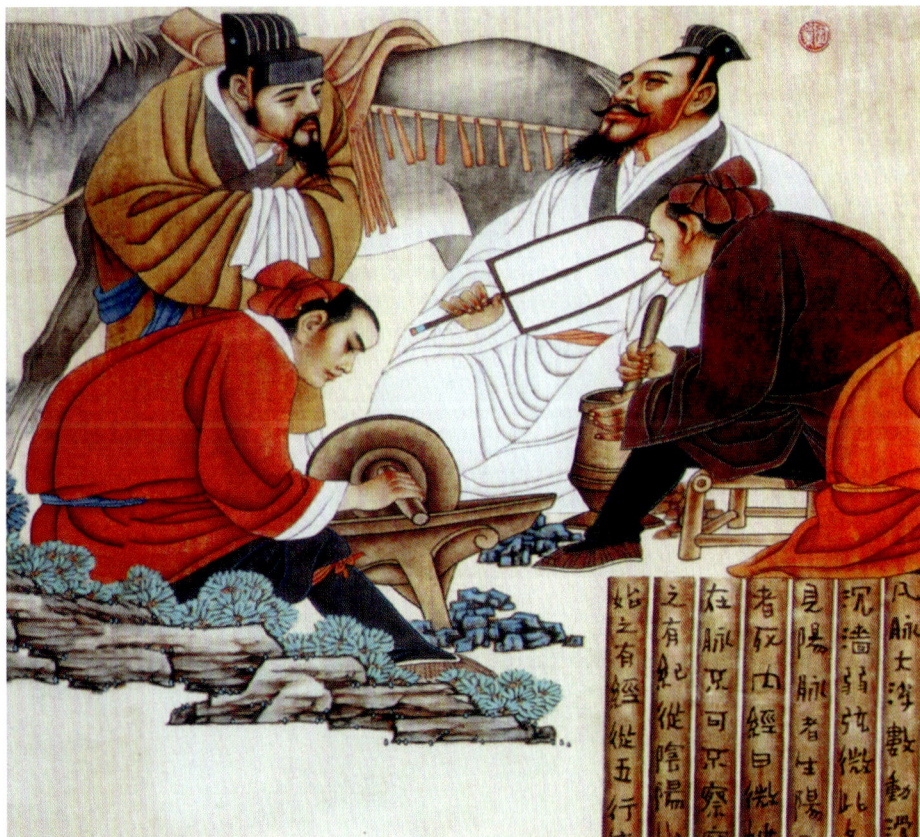

（陶弘景授教图 成都中医药大学博物馆供稿）

陶弘景（456－536），字通明，南朝梁国人，著名医学家、哲学家、文学家。他自幼聪慧，约十岁时即读葛洪《神仙传》，深受影响，三十六岁辞官隐居句容茅山，并遍历名山，访求仙药。他深得梁武帝萧衍的信任，虽隐居山中，但梁武帝每有国家大事都首先向他咨询，当时被人们称为"山中宰相"。

就医学而言，陶弘景是我国本草学发展史上贡献最大的早期人物之一。在他生活的年代，本草著作有10余家之多，但无统一标准，特别是古本草由于年代久远，内容散乱，草石不分，虫兽无辨，临床运用颇为不便。他担负起"苞综诸经，研括烦省"的重任，将当时所有的本草著作分别整理，加上个人的心得体会，著成《本草经集注》，共收药物730种。该书使我国本草学成为一门包罗万象的博物学，是本草学发展史上的一块里程碑。

咏龚庆宣（七律）

魏晋人多尚老庄，凭空传下鬼遗方。
师称黄父渺无迹，书赖宣公志有藏。
从此恩波扫疮毒，至今惠泽到戎行。
华佗虽谓长奇技，到底无书只自伤。

（王敦）

龚庆宣（对联）

治疮去毒，疗伤止痛，鬼遗方自有灵方妙术。
综古融今，析义解疑，龚编著永留宏著芳名。

（程立家）

魏晋以后，服石之风渐盛，痈疽的发病率大增，客观上要求提高对痈疽病的认识和改进治疗，《刘涓子鬼遗方》正是在这个时期出现的。《刘涓子鬼遗方》由南齐医家龚庆宣（479－502）整理，据说是晋末的刘涓子在丹阳郊外巧遇"黄父鬼"时所遗留的一部外科方面的专著，又称《神仙遗论》。由于魏晋南北朝为中国南北分裂时期，战乱频多，故书中还涉及金疮、内伤、瘀血、外伤治疗，包括止痛止血，取出箭镞等等。本书是我国现存较早的外科专书，较全面地总结了晋以前的外科学成就，具有重要的历史价值。

咏《雷公炮炙论》（七律）

医到南朝著述频，雷公炮炙惜淹沦。

劣优入眼同冰炭，假赝于今判伪真。

品种收藏合诗数，验方配伍尽奇珍。

劫灰过后伤亡佚，怅望千秋意未申。

（王敦）

（王敦撰诗　熊小明书）

雷敩（对联）

雷公鼎鼎一名，誉为制剂开山祖；
炮炙洋洋三卷，实乃药家指路书。

（程立家）

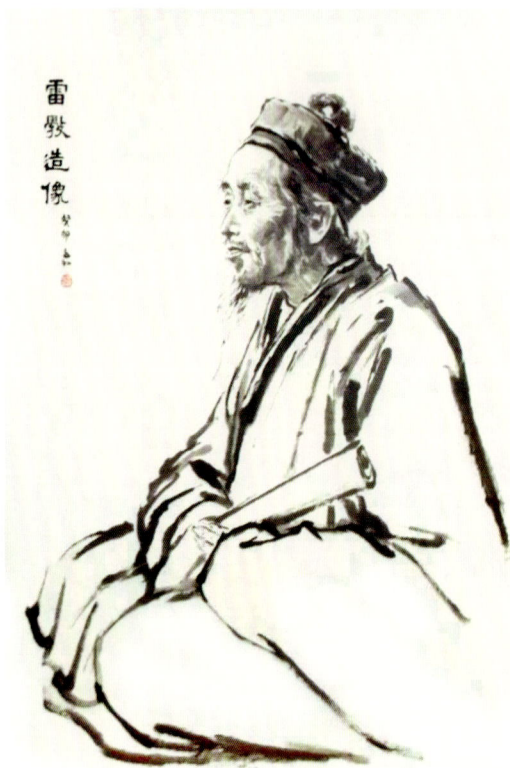

（雷敩画像　蒋兆和作）

雷敩，南北朝刘宋时人，生平里居未详，其名最早见于《隋书·经籍志》。雷氏对药物炮制多有研究，撰《雷公炮炙论》三卷，是中国第一部炮制专著。原书已佚，其中大量内容被收入《证类本草》，今有多种辑佚本刊世。书中称制药为修事、修治、修合等，记述净选、粉碎、切制、干燥、水制、火制、加辅料制等法，对净选药材的特殊要求亦有详细论述，如当归分头、身、尾；远志、麦冬去心等，其中有些方法至今仍被制药业所采用。此书对后世影响极大，历代制剂学专著常以"雷公"二字冠于书名之首，反映出人们对雷氏制药法的重视与尊奉。

赞太医署（七律）

奉置医斋广育人，尊师重教意理真。

仁皇准奏开医署，上手筹谋诲学臣。

教授分科针药辟，修研总试晋辞频。

黉门训导行嚆矢，历代绵延局院遵。

（杨殿兴）

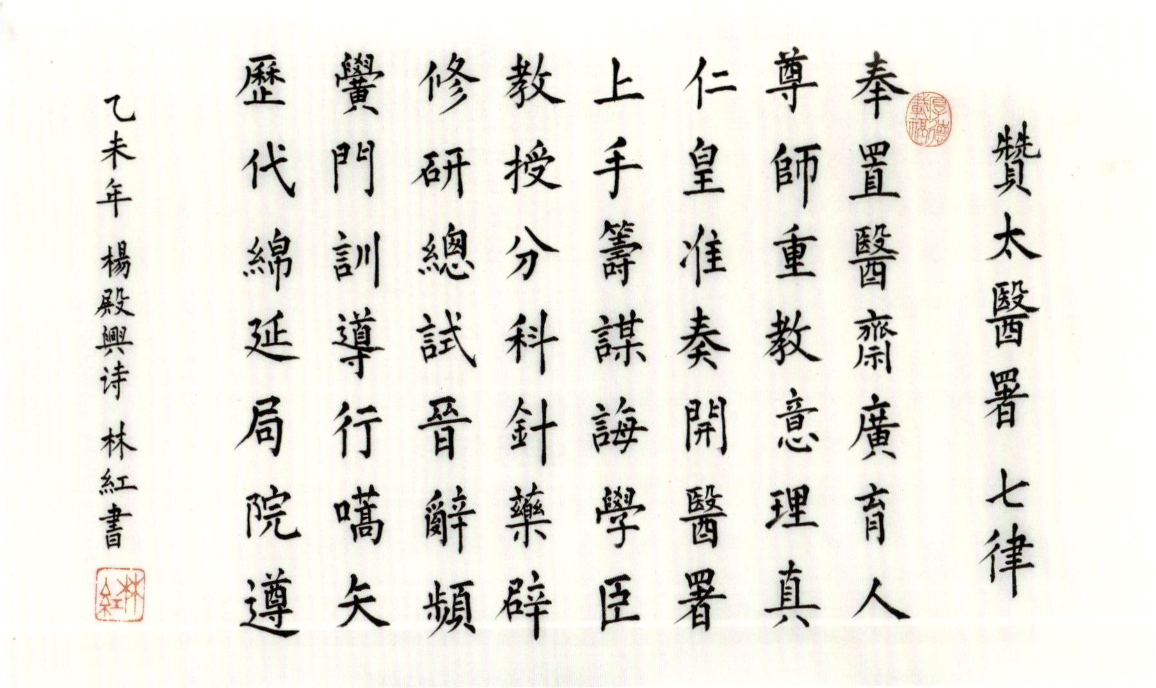

（杨殿兴撰诗 林红书）

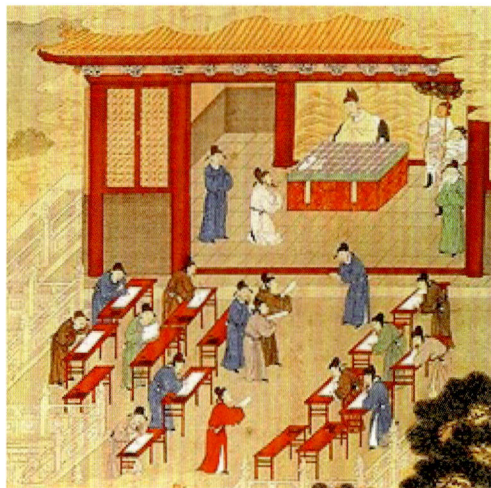

（唐太医署授教图）

中国最早设立中医教育机构约在公元5世纪。据《唐六典》记载，"宋元嘉二十年，太医令秦承祖奏置医学，以广教授"。太医令秦承祖，南北朝时刘宋医家，精通针灸及医药，医术高明，被誉为"上手"，在朝廷中享有威望。秦承祖于元嘉二十年（443）奏置医学，以广教授，可能是中国最早提出创办医学教育和从事医学教学实践的人。太医署是隋唐时代的一种医疗保健机构，这个机构内分设医学各科，除作为医疗保健外，也兼管医学教育。宋代把这种机构改称"太医局"，明、清则改为"太医院"。

隋代正式设立太医署，作为医学教育机构，下设医、咒禁及按摩三科。唐代，宫廷的医学组织已比较完善，公元624年成立的太医署设有医、药两个部分，并附设药园。医学部分又分为四科，即医科、针科、按摩及咒禁，而以医科的规模为最大。太医署有严格的考核制度，各科教授的博士每月要进行有关的月考，太医令在每季会对太医署内的学生进行季考，太常寺则会在年终进行总试。考试成绩优秀的学生可以得到晋升，有机会成为医师，甚至进入宫中做御医。一旦学业不精，随时都可能被淘汰。学生的学习年限3～7年不等。唐代的太医署是当时世界上最早、规模最大、组织最完备的医学校。宋代改太医署为太医局，负责医学教育，从翰林院挑选教师。除太医局外，各府、州、县也设立了相应的医学校。元代设太医院，负责宫廷的医疗保健，另设医学提举司，掌管医学教育的行政事务。明清时代仍设太医院，培养医学学生。

巢元方

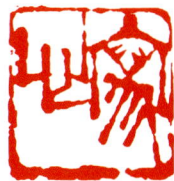

（写心　阳廷福治印）

咏巢元方（七律）

杰出医官博学郎，主编巨著展辉煌。

条分染疾成因说，昭示强身健体章。

倡导按摩通络法，宣扬切割治痿方。

宏篇千古杏坛仰，救死仁心世代扬。

（张发荣）

巢元方（对联）

太医官志远艺高，殚精竭虑，索古融今，考误析疑，尽显真知灼见，功垂青史。

源候论义明文畅，究理溯因，钩玄探隐，分门别类，兼收实例异征，德泽杏林。

（程立家）

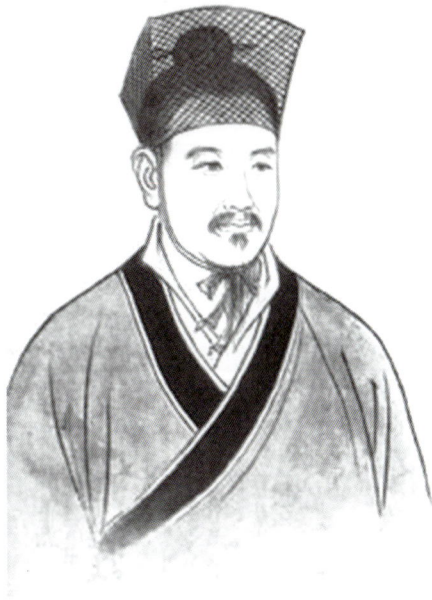

（巢元方画像）

巢元方（550－630），隋代著名医学家，曾任隋太医令。巢元方医术高明，精通医理，对疾病病因、病源和证候的研究尤为精深，临床经验也很丰富。610年奉诏主持编撰《诸病源候论》50卷。全书系统地论述了内、外、妇、儿、五官、口齿、骨伤等多科疾病的病因与证候，对一些传染病、寄生虫病、导引按摩、外科手术等，也有不少精辟论述。书中关于肠吻合术、人工流产、拔牙等手术的记载，都是世界外科史的首创，充分反映了当时的外科手术已经达到一定的水平。此书分类及所论病源，较《内经》更有条理而切实用，是中国第一部中医病因证候学专著，也是第一部由朝廷组织集体编撰的医学理论著作，在中国医学史上占有重要地位，对后世影响十分深远。

咏孙思邈（七律）

盛唐史上医宗杰，老幼皆知冠杏林。
碧血凝成方万首，寒灯伴写卷千金。
屡辞皇诏高官俸，不变民需赤子心。
济世药王人敬仰，至今犹得普天钦。

（张发荣）

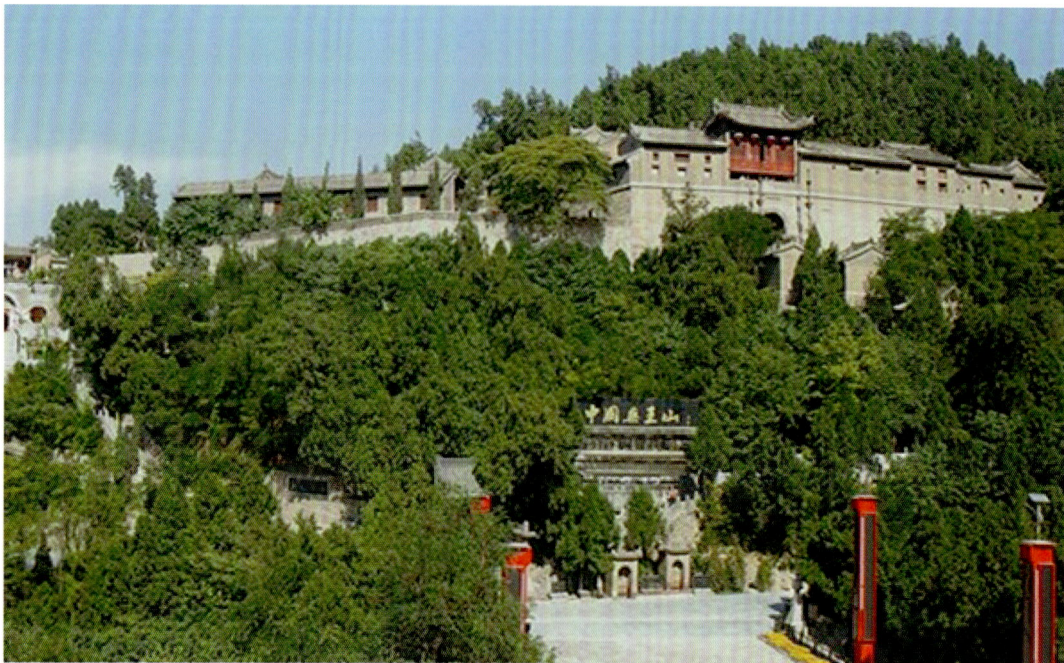

（陕西药王山）

孙思邈（对联）

妙手回春，悬丝诊脉，开棺救命，千金方济世无垠，医典名扬中外；
仁心播爱，倡廉轻利，尚隐拒官，百岁寿养生有道，药王德泽古今。

（程立家）

拜谒陕西耀县药王庙（五古）

医家大名扬，屈指数药王。

老幼皆知晓，五洲供殿堂。

何以誉寰宇？真金放光芒。

医风称圣洁，仁德被城乡。

中华克拉底，大爱永流芳。

不分贵与贱，诊治俱周祥。

拒绝高官俸，爱民献热肠。

巨著倾心血，汗牛充栋梁。

人命比金贵，奉献回生方。

千金分科细，内儿启新章。

宏篇传四海，光焰破迷茫。

尤重心灵美，也喜焕容光。

美容开新境，方论浩泱泱。

养生通释道，修炼有纲常。

健身十三法，不息体自强。

苍天张慧眼，仁者五福昌。

善终百二十，英名万年长。

（张发荣）

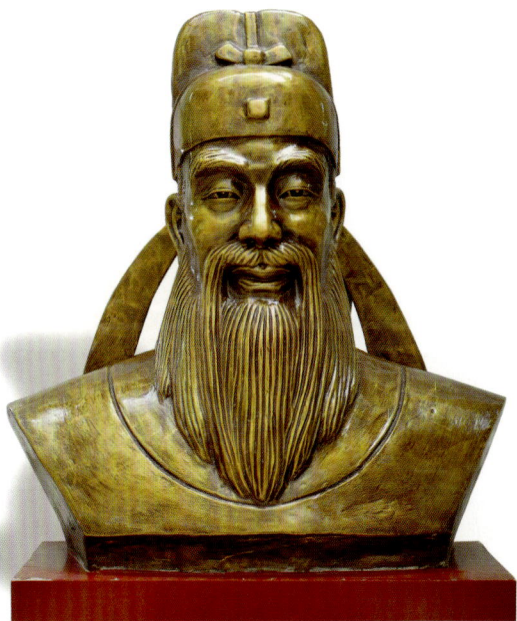

（孙思邈塑像　西南医科大学附属中医院供稿）

咏孙思邈大医精诚（七律）

药王仁德誉深深，立论精诚字字金。
博极药源除苦难，尽忠黎庶降甘霖。
情真好比克拉底，性善犹如观世音。
圣哲高风医业耀，激扬大爱暖人心。

（张发荣）

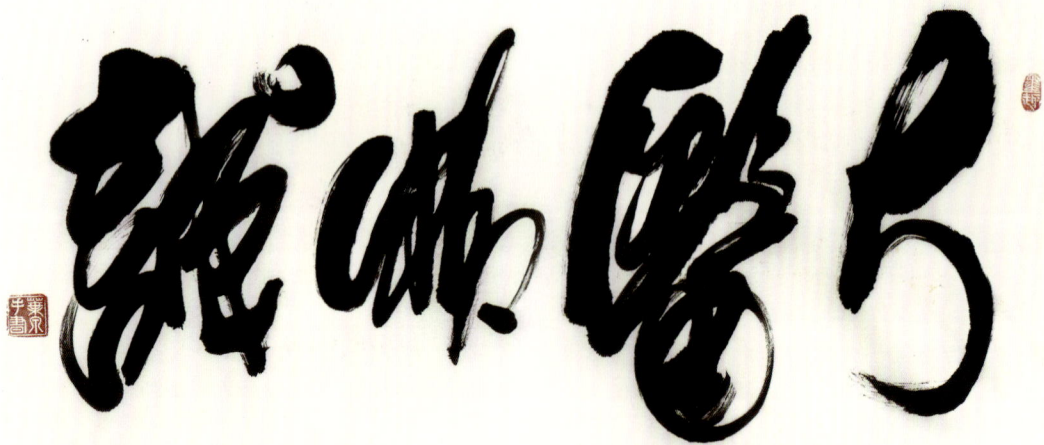

（大医精诚　叶泉书）

水调歌头·虎守杏林

　　董奉杏林典，思邈尽传承。行医谢绝财礼，喜看杏花荣。不管妍媸贵贱，一视同仁不倦，济世献忠贞。大爱扩疆界，拯救众生灵。

　　虎命危，思悔改，盼新生。药王关顾怜恤，施救送光明。报答恩人听命，乐做乘骑驰骋，守护好园丁。猛兽能从善，感化是真情。

（张发荣）

临江仙·赞孙思邈
《备急千金要方》

孙氏药王攒妙术，集成方剂汪洋。听医问药数千方。预防兼保养，食疗并临床。

内外诸般皆具备，中医宝典煌煌。千宗精要入缥缃。一囊珠翠集，万代永辉光。

（萧炬）

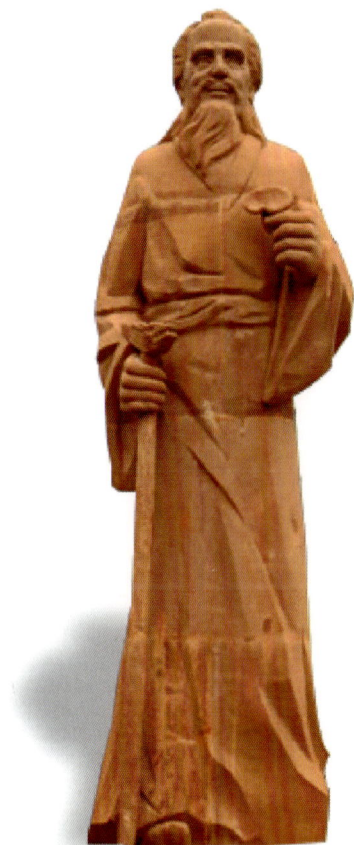

（孙思邈雕像　成都中医药大学附属医院供稿）

咏《千金要方》《千金翼方》（七律）

处处神州拜药王，大医祠庙遍封疆。
千金难买相如赋，一卷堪苏众类殇。
经典博通通内典，官场不隐隐林场。
百年茶寿三朝度，万代师魂正发扬。

（王敦）

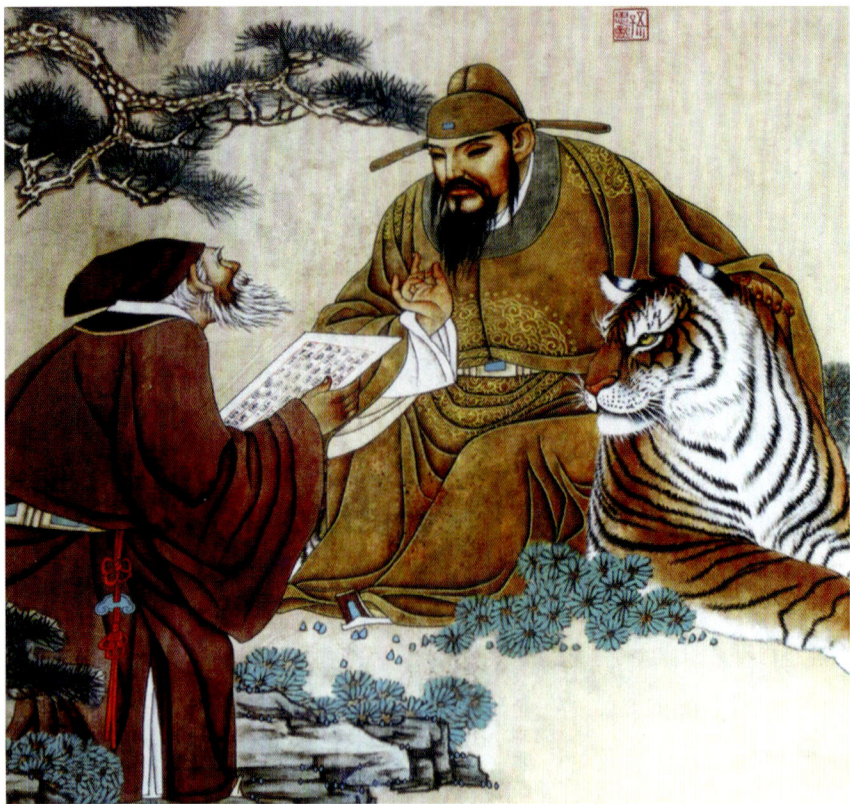

（孙思邈搜集医方图　成都中医药大学博物馆供稿）

　　孙思邈（581-682），京兆华原（今陕西耀县）人，初唐著名医学家和药学家。18岁起立志学医，隐居山林，遍访药方，修道炼气。集毕生之力，著成《备急千金要方》《千金翼方》，是中医史上最早的临床百科全书，有很高的医学成就。

　　孙思邈强调医德修养，他认为："人命至重，有贵千金，一方济之，德逾于此。"在其《大医精诚》中，较全面地阐述了医德规范中的"精"与"诚"，对后世医者的行为规范具有指导意义。他又重视养生、养老，提倡应用科学养生方法以延年益寿，为中医养生学的发展作出了重要贡献。

　　孙思邈一生淡泊名利，医德高尚，医术精湛，是中华医学发展先河中一颗璀璨夺目的明珠，在中外医学史上留下不可磨灭的功勋，被后世尊称为"药王"。现今我国各地都设有祠堂纪念。

一剪梅·文成公主西藏和亲与医药

国色天香影绝佳，御苑金枝，雪域朝霞。丹心飞架友谊桥，幽梦长安，甜梦无涯。

天祚佳人配藏花，传播文明，温暖千家。汉医藏药共传承，兴旺边陲，繁衍中华。

（张发荣）

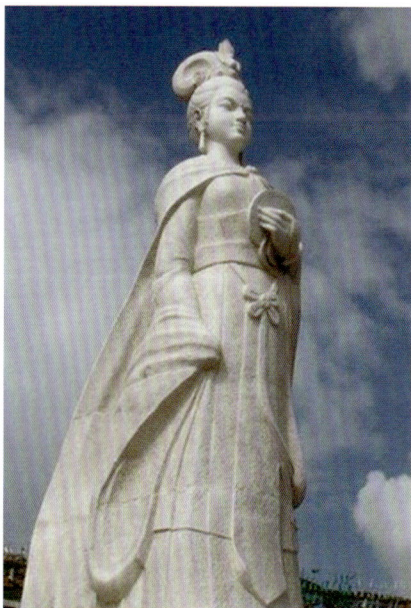

（文成公主塑像）

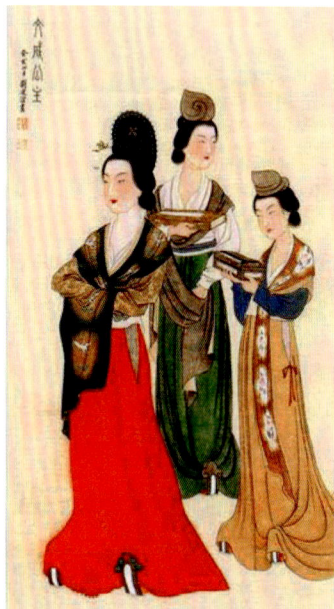

（文成公主入藏图）

松赞干布是藏族历史上的英雄，他统一藏区，成为藏族的赞普（"君长"之意），建立了吐蕃王朝。公元638年，松州之战唐军击败吐蕃军。松赞干布决心跟唐朝建立友谊，于是遣人谢罪，并向唐王室求婚，唐太宗允将宗室女文成公主嫁给松赞干布。

641年，文成公主在唐送亲使和吐蕃迎亲专使的伴随下，出长安前往吐蕃。松赞干布在柏海（今青海玛多县）亲自迎接，谒见道宗，行子婿之礼。之后，携文成公主同返逻些（今拉萨）。文成公主在吐蕃生活了近40年，一直备受尊崇。

汉藏联姻促进了民族团结，特别是对藏族经济、文化等方面的发展，起了积极的作用。当时汉族的纺织、建筑、造纸、酿酒、制陶等先进生产技术，以及儒家书籍、历法、医药等都陆续传入了藏族地区。同时，汉族也吸收了不少藏族的文化。

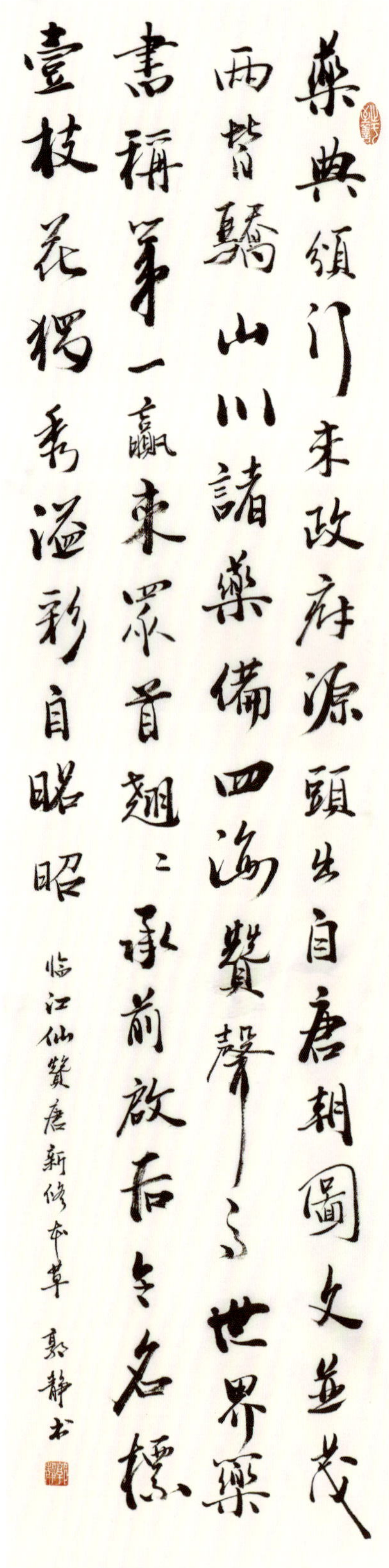

临江仙·赞唐《新修本草》

药典颁行来政府，源头出自唐朝。图文并茂两皆骄。山川诸药备，四海赞声高。

世界药书称第一，赢来众首翘翘。承前启后令名标。一枝花独秀，溢彩自昭昭。

（萧炬）

药典颁行来政府源头出自唐朝图文并茂两皆骄山川诸药备四海赞声高世界药书称第一赢来众首翘二承前启后令名标一枝花独秀溢彩自昭昭

临江仙赞唐新修本草 郭静书

（萧炬撰词 郭静书）

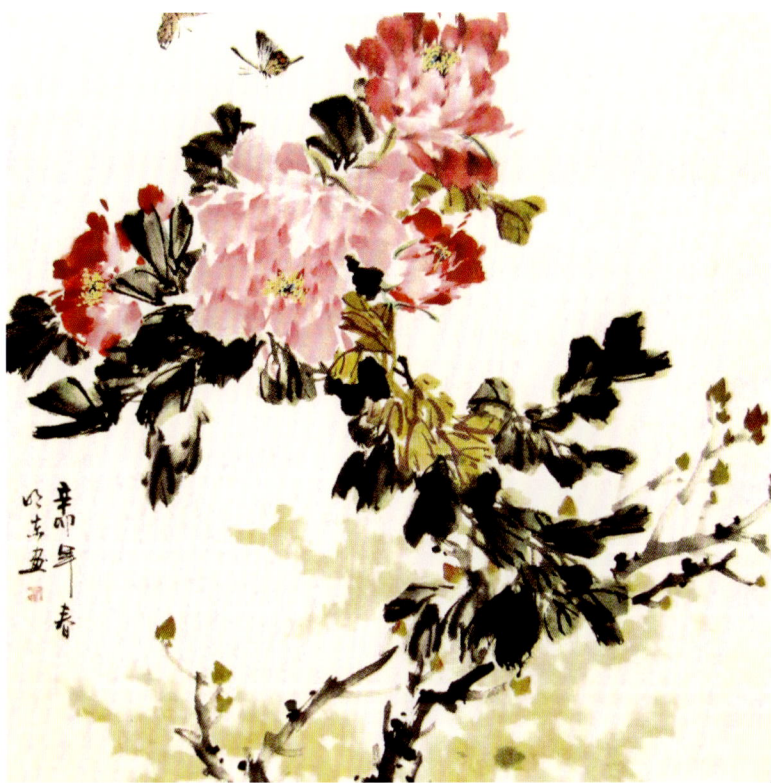

（一枝花独秀，溢彩自昭昭　房东明作）

咏《新修本草》（七律）

神农本草足千秋，修正从新圣主筹。
盛世兴文钟教化，国医通政预绸缪。
名山事业三年竞，禹甸沉疴一旦休。
胡药异香共收入，长安市上蔚风流。

（王敦）

　　《新修本草》又称《唐本草》。657 年，长史苏敬奏请唐高宗后，由朝廷下令，组织
人员在陶弘景《本草经集注》的基础上，增加全国所产药材品种，绘制彩色图谱，历时两
年而成。该书共 54 卷，包括本草、药图、图经三部分，载药 850 种，在形式上成为正统
本草的楷模。这是中国古代由政府颁行的第一部药典，也是世界上最早的国家药典。它比
欧洲纽伦堡政府公元 1542 年颁行的《纽伦堡药典》早 883 年，在国外也有较大影响。

　　此书一度亡佚。1889 年，清朝驻日武官发现了唐玄宗时期传入日本后留下的旧钞残卷，
才得以重新刊行。

咏王焘（七律）

相门学子志医诚，奋斗终身步不停。
心血灌浇文馆库，才情谱写外台经。
生逢乱世多灾病，屡遇沉疴起死生。
遴选良方七千首，宏篇巨著永垂青。

（张发荣）

王焘（对联）

相门骄子，公主孝儿，深念母康，常思民瘼，弘文馆二十来年，满腔热血凝医典；

禹甸奇珍，外台秘要，广研古籍，博采杂家，传世方六千多首，一座丰碑立杏林。

（程立家）

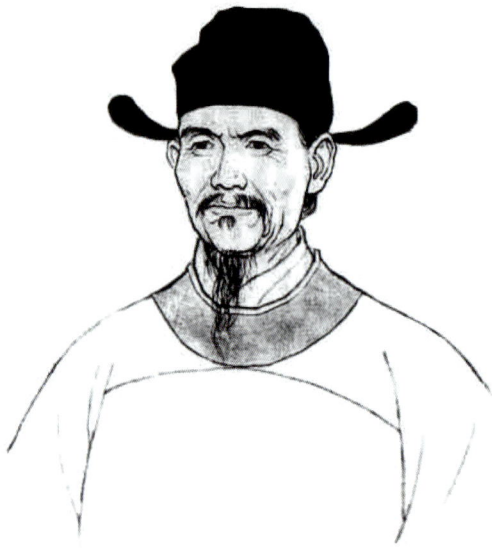

（王焘画像）

王焘（670－755），唐代郿县（今陕西眉县）人，初唐宰相王珪之曾孙。王焘从小体弱多病，母亲身体也不好。他十分孝顺，不解衣带地照顾母亲，还阅读了大量医书，寻找灵方妙药，也渐渐地对医学产生了兴趣。王焘曾经担任徐州司马和邺郡太守，但是他为了有机会阅读医学书籍而到了当时的皇家图书馆——弘文馆任职。自此，他便如饥似渴地在那里阅读晋、唐以来的医学书籍。王焘在弘文馆的20年间，在系统阅读大量医书的同时，他还认真地做了详尽摘录，夜以继日，年复一年，积累了大量的医学资料，编著成《外台秘要》，全面整理和部分保存了从古代到唐初的医学典籍，总结和反映了我国医学多方面的创造性成就。

咏王冰注《黄帝内经素问》
（七律）

摄身养性究心机，佛学于时已式微。
编次岐黄千世仰，注成素问万家依。
启玄秘本彰天下，冰释群疑璨众徽。
共历开元安史乱，生逢诗圣不同归。

（王敦）

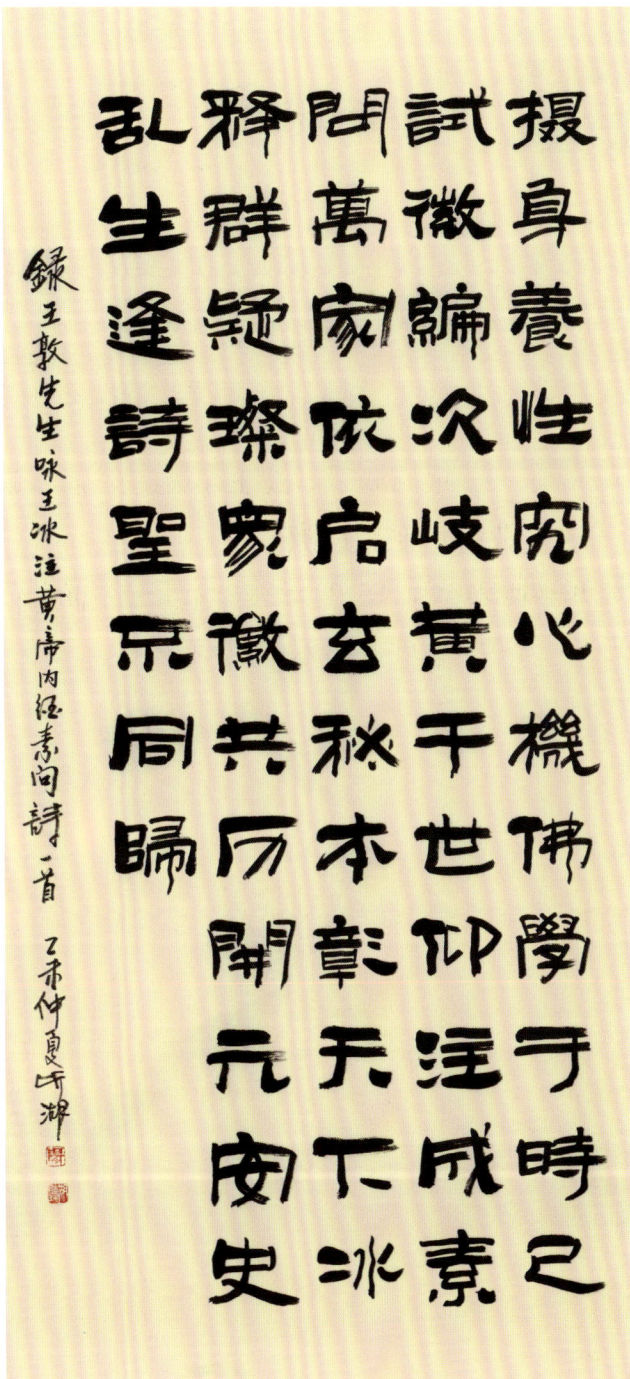

（王敦撰诗　阳廷福书）

王冰（对联）

讲摄生，研易学，问师求道，运气究医，雄才劲展垂青史。
编素问，释内经，析奥探微，古今集萃，宝典长辉裕后昆。

（程立家）

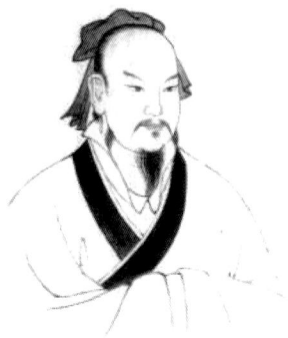

（王冰画像）

《黄帝内经》成书以后，历经千年兵乱之祸，至唐代中叶，已经散乱不全。其间辗转传抄，不免讹误缺漏，其原貌无法窥及。通过后人不断增加、删改，内容逐渐丰富，同时，逐渐演变为两部，分别冠名为《素问》与《灵枢》。现在我们看到的《素问》，是经王冰整理以后的面貌。

王冰（约 710 - 804），履贯欠详，号启玄子，曾任唐代太仆令。他笃好养生之术，留心医学，潜心研究《素问》达 12 年之久。经过分门别类、迁移补缺、阐明奥义、删繁存要以及前后调整篇卷等整理研究工作，著成《黄帝内经素问》24 卷 81 篇，为整理保存古医籍作出了突出贡献。

![鉴真东渡标志]

鉴真东渡

满江红·鉴真东渡

　　独对汪洋，冬风冽，日沉月上。谁与说，目荒年迈，更悲友丧。十载漂沦何惜命，六回东渡豪情壮。破浪行，沧海一扁舟，扶桑望。

　　弘佛法，书榜样。传医道，封和尚。播和平友德，日中同仰。几度梦萦，琼卉灿，归真却伴樱花葬。今如昔，趺坐久凝听，钟声荡。

（胡波）

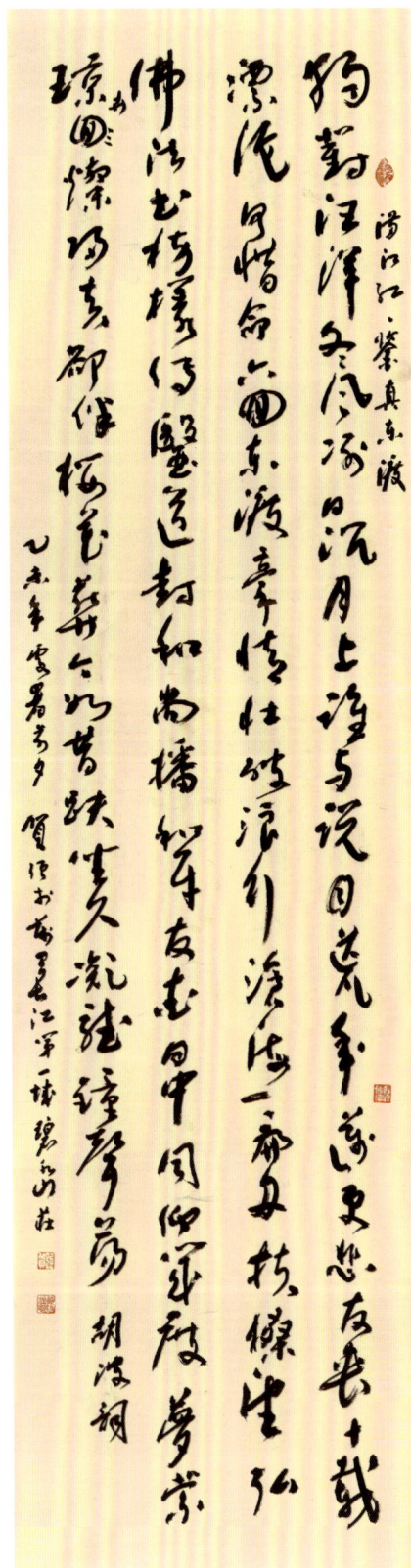

（胡波撰词　贺强书）

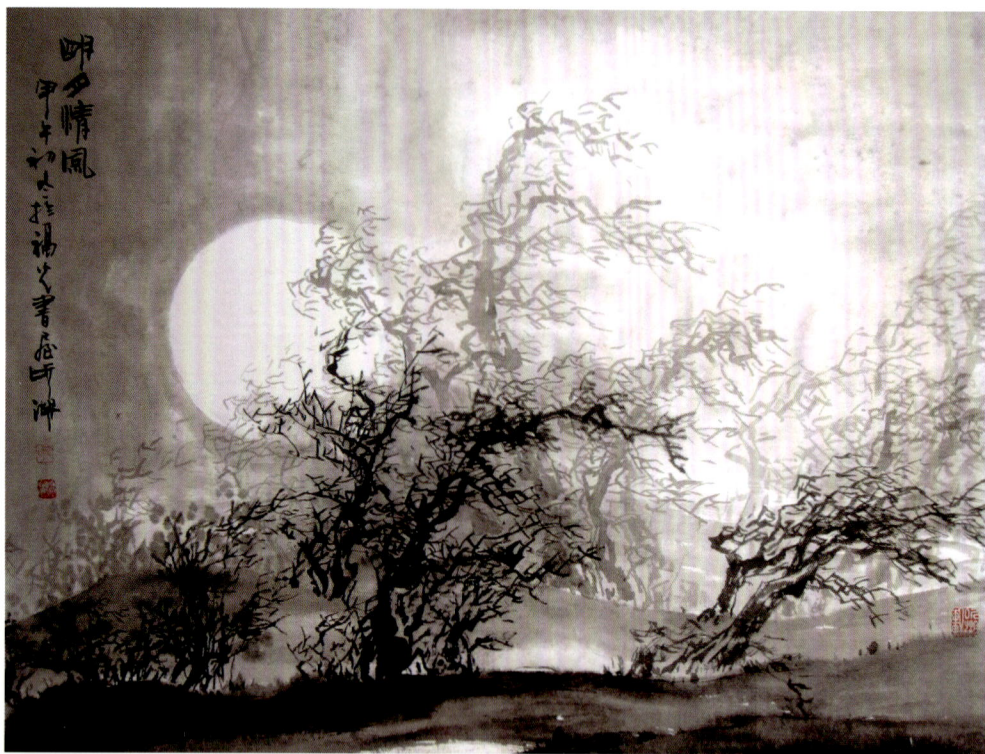

（冬风冽，日沉月上　阳廷福作）

鉴真（对联）

冒死赴东瀛，宏才辉异土，大僧都弘佛授徒，传道释经，德播神州文化。

虔心行善举，绝技震皇庭，中草药救危解困，疗伤治病，恩垂日本黎民。

（程立家）

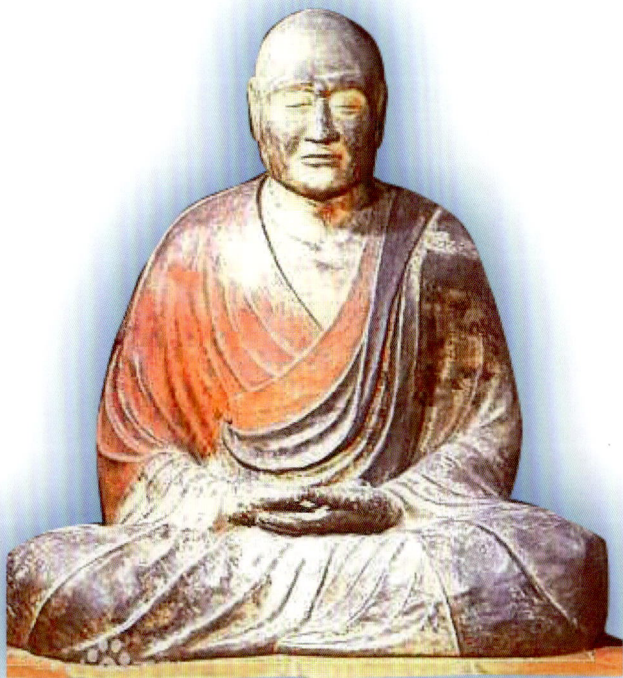

（鉴真和尚塑像）

　　唐朝是中国最强盛的时代之一，文化、科技极其繁荣，同时又开放，宽宏，博大，声威远播四海。通过对外交流，中医药吸收了外国的很多药物，也将中医药传播海外。隋唐之际，日本就不断派遣隋使、遣唐史到中国学习中国文化，中国也有不少高人远赴海外传播中国文化。其中最具代表性者当属鉴真和尚。

　　鉴真（688－763），广陵阳江（今江苏扬州）人。唐朝高僧，律宗南山宗传人，日本佛教律宗开山祖师，著名医学家。742年，鉴真受日本佛教界和政府之邀前往日本弘扬佛法。他率众六次东渡，克服艰难险阻，虽双目失明亦笃志不移，终于到达日本。除弘扬佛法外，他还大力传播张仲景的《伤寒杂病论》，留有《鉴上人秘方》一卷，被誉为"日本汉方医药之祖"。由于他的突出贡献，被天皇授予"大僧都""大和尚"等封号。

咏昝殷（七古）

贞元蜀地有良医，药理精通疗效奇。
产宝验方传后世，妇科专著美名驰。

（邬元曦）

（邬元曦撰诗　熊大经书）

昝殷（对联）

谁言昝姓稀，产宝名篇辉史册。
众说食疗好，强身要诀谱新章。

（程立家）

昝殷（797－859），唐代蜀地成都（今四川成都）人。昝氏精医理，擅长产科，通晓药物学。唐大中年间他将前人有关经、带、胎、产及产后诸症的经验效方及自己临证验方共378首，编成《经效产宝》一书，共3卷，是我国现存最早的妇科专著。此外，昝氏对摄生、食疗也颇有研究。他的食疗医方多具取材容易、价廉效验之特点，著有《道养方》《食医心鉴》各三卷，今亦存。

（昝殷雕像　成都中医药大学附属医院供稿）

"李波斯"与《海药本草》（五律）

杏苑花魂沁，舶来草药芳。
甘松龙脑片，乳没降真香。
祖籍波斯国，诚心药肆商。
精勤编海药，俊逸秀才郎。

（杨殿兴）

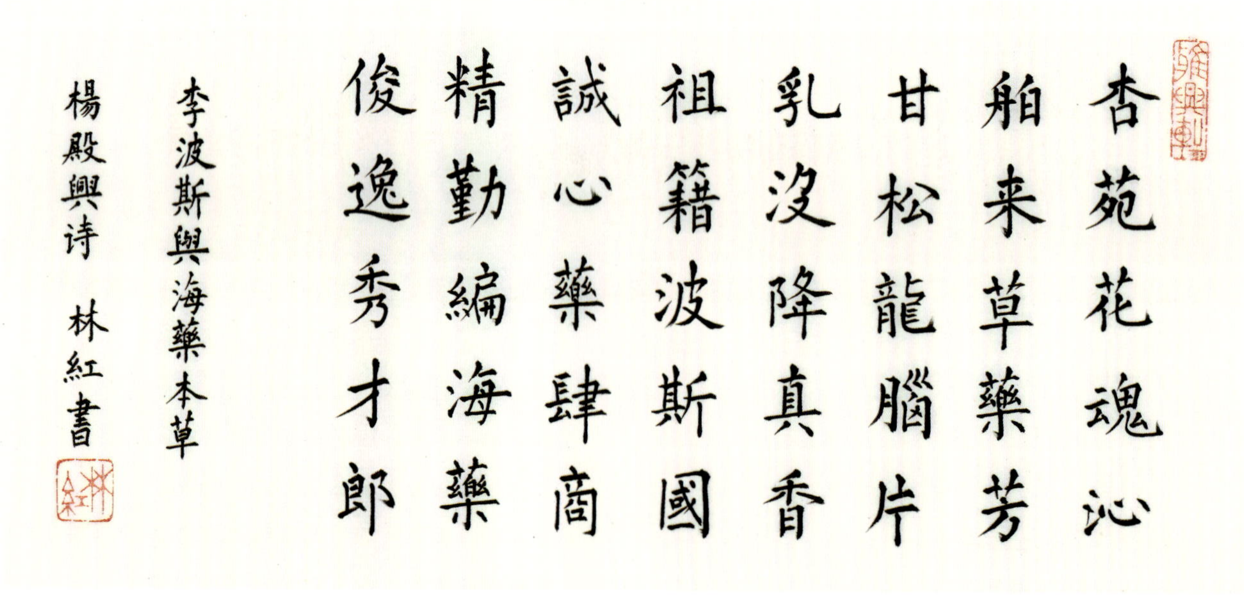

（杨殿兴撰诗 林红书）

李珣（对联）

祖出波斯，营海药，编本草，补遗释义，考误析疑，华夏回医辉异彩。
词芳舜甸，拟柔姿，述幽情，吊古伤今，抒怀咏物，花间婉约沐清风。

（程立家）

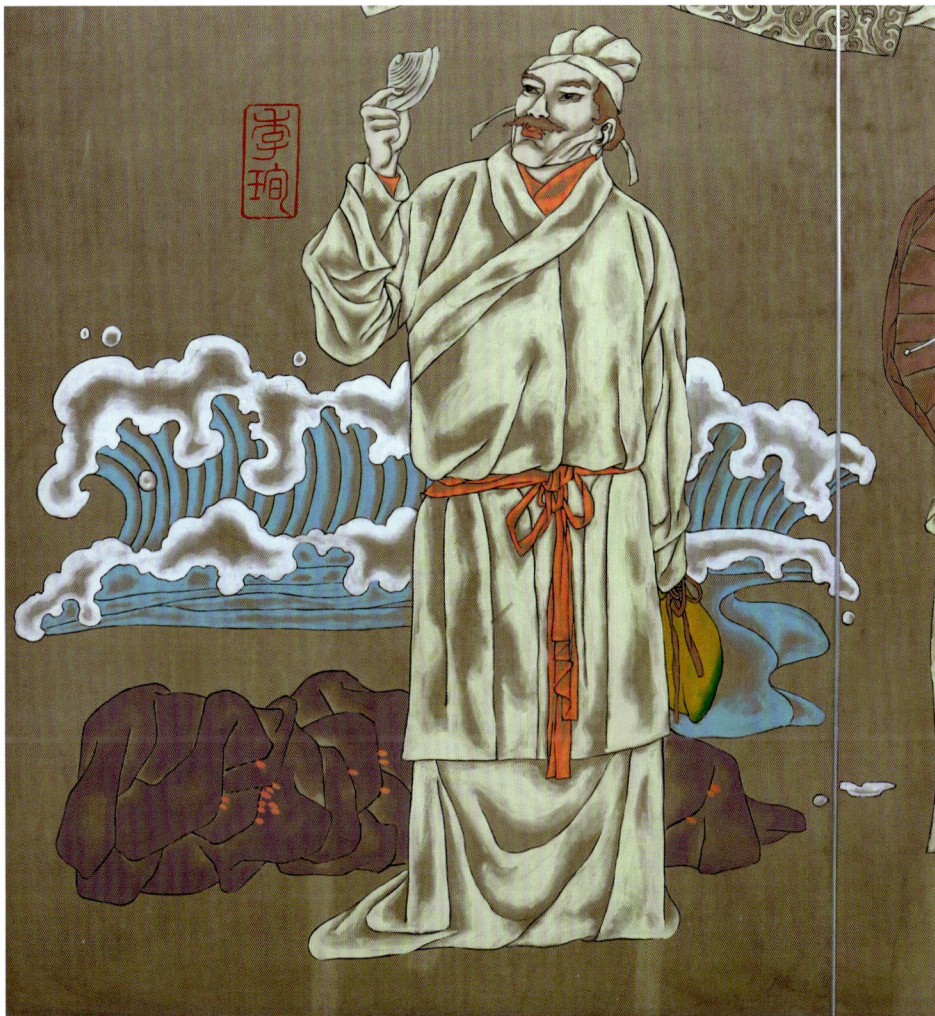

（李珣辨药图　成都中医药大学博物馆供稿）

　　李珣（855？－930？），字德润，唐末五代时文学家、本草学家，祖籍波斯，因此也称李波斯，回族，五代梓州（今四川三台）人。其家以经营香药为主业，其先人唐初从波斯（今伊朗）来到长安，随国姓改姓李，并以经营"香药"（外来药）为主业而定居，后其父随唐僖宗避乱入蜀。

　　《海药本草》是李珣在公元九世纪末、十世纪初所撰写的。香药主要为通过海舶，自国外输入的药品，所以又称海药。隋唐五代时期，四川出产药材产量约占全国的1/6，同时其他地方的药材也大量贩入四川，甚至波斯等国的外国药材也进入了四川。李珣因家以经营香药为业，因此对于海药的性质与功用了解比较深刻，故而撰著了《海药本草》。书中对药名释义、药物出处、产地、形态、品质优劣、真伪鉴别、采收、炮制、性味、主治、附方、用法、禁忌等都有记载。书中尚有一个明显特点是对香药的记载多达50余种，如有青木香、零陵香、甘松香、茅香、瓶香、丁香、乳头香、安息香、甲香、迷迭香、荜澄茄、红豆蔻、没药……等。《海药本草》原书共6卷，至南宋末年已经亡佚，没有刻本流传。但其所叙述的药物散见于《证类本草》和《本草纲目》等书中。现代著名医史学家范行准先生曾自上述书中进行辑录，辑得《海药本草》一本。共辑药物 124 种，包括玉石部 8 种、草部 38 种、木部 48 种、兽部 3 种、虫鱼部 16 种、果部 9 种、米谷部 1 种、器用部 1 种。李珣和他的著作《海药本草》丰富了中国药物学，是回族医学的重要基础与典籍。

李珣除了是本草学家外，更有影响力的是他在诗词方面的造诣，他是"花间派"重要词人之一，著有词《琼瑶集》，今已佚。但在《花间集》中存词 37 首，《樽前集》中存词 17 首。

附：李珣词

南乡子

携笼去，采菱归，碧波风起雨霏霏。
趁岸小船齐棹急，罗衣湿，出向桃榔树下立。
烟漠漠，雨凄凄，岸花零落鹧鸪啼。
远客扁舟临野渡，思乡处，潮退水平春色暮。
兰桡举，水文开，竞携藤笼采莲来。
回塘深处遥相见，邀同宴，渌酒一卮红上面。
归路近，扣舷歌，采真珠处水风多。
曲岸小桥山月过，烟深锁，豆蔻花垂千万朵。
乘彩舫，过莲塘，棹歌惊起睡鸳鸯。
带香游女偎伴笑，争窈窕，竞折团荷遮晚照。
云带雨，浪迎风，钓翁回棹碧湾中。
春酒香熟鲈鱼美，谁同醉？缆却扁舟篷底睡。
山果熟，水花香，家家风景有池塘。
木兰舟上珠帘卷，歌声远，椰子酒倾鹦鹉盏。
新月上，远烟开，惯随潮水采珠来。
棹穿花过归溪口，酤春酒，小艇缆牵垂岸柳。

（花涧集　阳廷福治印）

杂歌谣辞·渔父歌

水接衡门十里馀，信船归去卧看书。
轻爵禄，慕玄虚，莫道渔人只为鱼。
避世垂纶不记年，官高争得似君闲。
倾白酒，对青山，笑指柴门待月还。
棹警鸥飞水溅袍，影侵潭面柳垂绦。
终日醉，绝尘劳，曾见钱塘八月涛。

第五章 百家争鸣

（宋—元，960—1368）

宋金元时期，随着社会经济和科学技术的发展，印刷业的发达，医药学取得了显著进步。设立医学教育机构，成立国家药局，药物学、方剂学也取得了突出成就。

宋代的文官统治，重视文士的培养和选拔，知识分子的社会地位得以提高，也促进了科学文化的发展。一部分文士涉足医学后，使医学队伍结构发生变化，对医药理论的发展和临床经验的总结提高起到了重要作用。文人知医蔚然成风，所以从宋代起，便有"儒医"之称。

著名的金元四大家刘完素、张从正、李杲和朱震亨以其创新的精神，提出各具特色的学术主张，极大地推动了医学理论的发展，开创了中医学术的交流与争鸣，为后世医家做出了榜样。

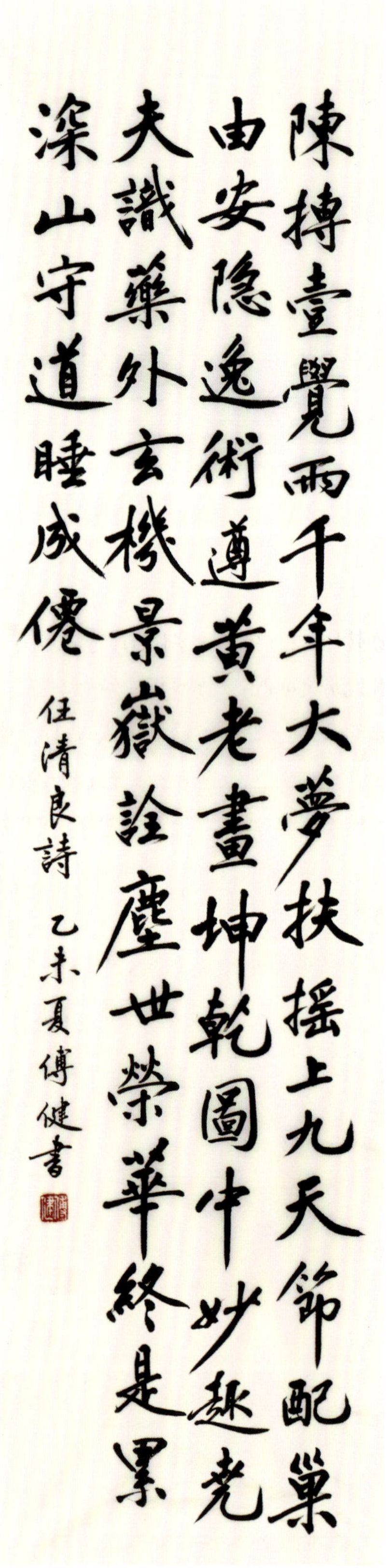

陈抟壹覺两千年大夢扶摇上九天節配巢
由安隱逸術遵黄老畫坤乾圖中妙趣尭
夫識藥外玄機景嶽詮塵世榮華終是累
深山守道睡成僊

任清良詩 乙未夏傅健書

咏陈抟（七律）

陈抟一觉两千年，大梦扶摇上九天。
节配巢由安隐逸，术遵黄老画坤乾。
图中妙趣尧夫识，药外玄机景岳诠。
尘世荣华终是累，深山守道睡成仙。

（任清良）

（任清良撰诗　傅健书）

陈抟（对联）

垂绦草履，跋岭涉江，拒仕途利诱，性同猿鹤，
心若土灰，长做睡仙，寿逾百年成上哲。
博学多才，创图立论，诠易象玄机，号赐希夷，
道遵黄老，偶施妙手，棋赢三局得华山。

（程立家）

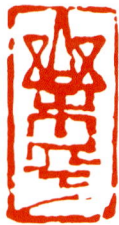

（乐乎　阳廷福治印）

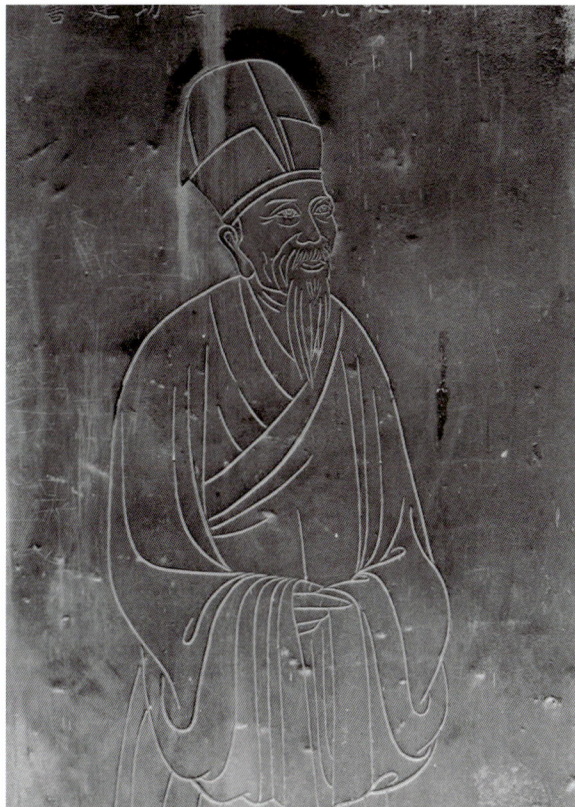

（陈抟画像）

陈抟（872－989），字图南，号扶摇子，北宋著名的思想家、哲学家、内丹学家，世称陈抟老祖。少时落第，隐居深山，钻研易学，画先天图、易龙图，著《自赞铭》《易龙图》《指玄篇》《高阳集》等。宋太宗评价："抱道山中，洗心物外，养太素浩然之气，应上界少微之星，节配巢由（巢父和许由的并称，相传二人皆为尧时的隐士），道遵黄老（黄指道教始祖黄帝；老指道教创始人老子）。"其易学思想对后世哲学家邵雍、周敦颐等影响极大，对医学特别是医易理论也产生重要影响。传其"每寝处，多百余日不起。"故后世尊为"睡仙"。

关于陈抟的籍贯有多种说法。一说为亳州真源（今河南鹿邑）人，一说为普州崇龛（今四川安岳）人。在安岳县现有保存完整的明代陈抟墓中，有陈抟的《自赞铭》，这是全国独有的实物。

附：陈抟诗五首

喜睡歌

我生性拙惟喜睡，呼吸之外无一累。

宇宙茫茫总是空，人生大抵皆如醉，

劳劳碌碌为谁忙，不若高堂一夕寐。

争名争利满长安，到头劳攘有何味？

世人不识梦醒关，黄粱觉时真是愧。

君不见，陈抟探得此中诀，鼎炉药物枕上备。

又不见，痴人说梦更认真，所以一生长愦愦。

睡中真乐我独领，日上三竿犹未醒。

睡歌

臣爱睡，臣爱睡，不卧毡，不盖被。

片石枕头，蓑衣覆地。南北任眠，东西随睡。

轰雷掣电泰山摧，万丈海水空里坠，骊龙叫喊鬼神惊，臣当恁时正酣睡。

闲想张良，闷思范蠡，说甚曹操，休言刘备。两三个君子，只争些小闲气。

争似臣，向清风，岭头白云堆里，展放眉头，解开肚皮，打一觉睡！

更管甚，玉兔东升，红轮西坠。

糊涂歌

糊里糊涂度年岁，糊涂醒来糊涂睡。

糊涂不觉又天明，复向糊涂埋心肺。

明明白白又糊涂，糊涂饮酒糊涂醉。

世人难得不糊涂，独我糊涂有真味。

华山游

华阴高处是吾宫，出即凌空跨晓风。

台殿不将金锁闭，来时自有白云封。

归隐

十年踪迹走红尘，回首青山入梦频。

紫绶纵荣争及睡，朱门虽富不如贫。

愁看剑戟扶危主，闷听笙歌聒醉人。

携取旧书归旧隐，野花啼鸟一般春。

后蜀主孟昶与《蜀本草》（七律）

天然药谷属西川，叠翠幽霭百草鲜。

蜀帝亲民修药籍，韩臣请命率群贤。

增加特产图文茂，绘就川珍道地编。

后主仁行慈万众，神农本草获新篇。

（杨殿兴）

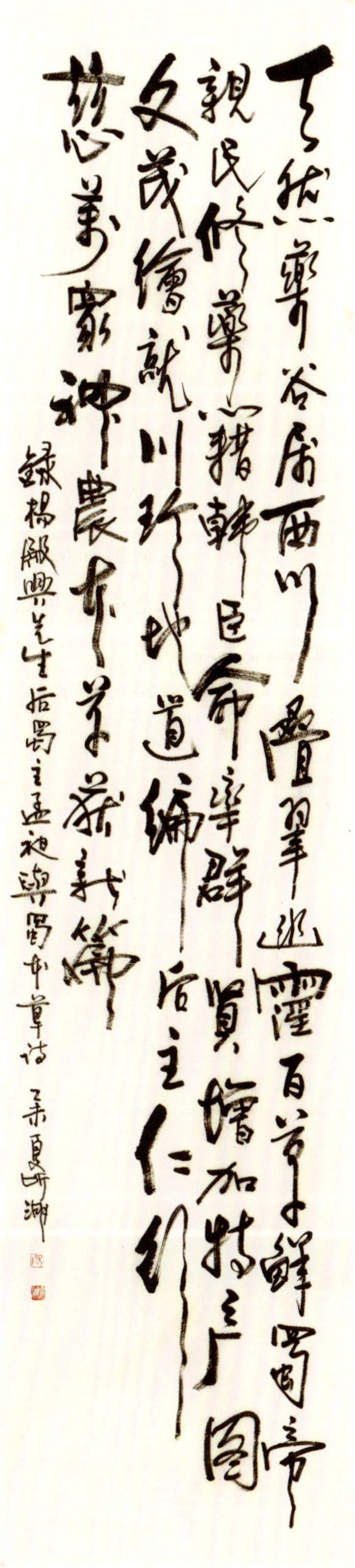

天然药谷属西川，叠翠幽霭百草鲜，蜀帝亲民修药籍，韩臣请命率群贤，增加特产图文茂，绘就川珍道地编，后主仁行慈万众，神农本草获新篇。录杨殿兴先生后蜀之主孟昶与蜀中草诗 辛夷畊湖

（杨殿兴撰诗 阳廷福书）

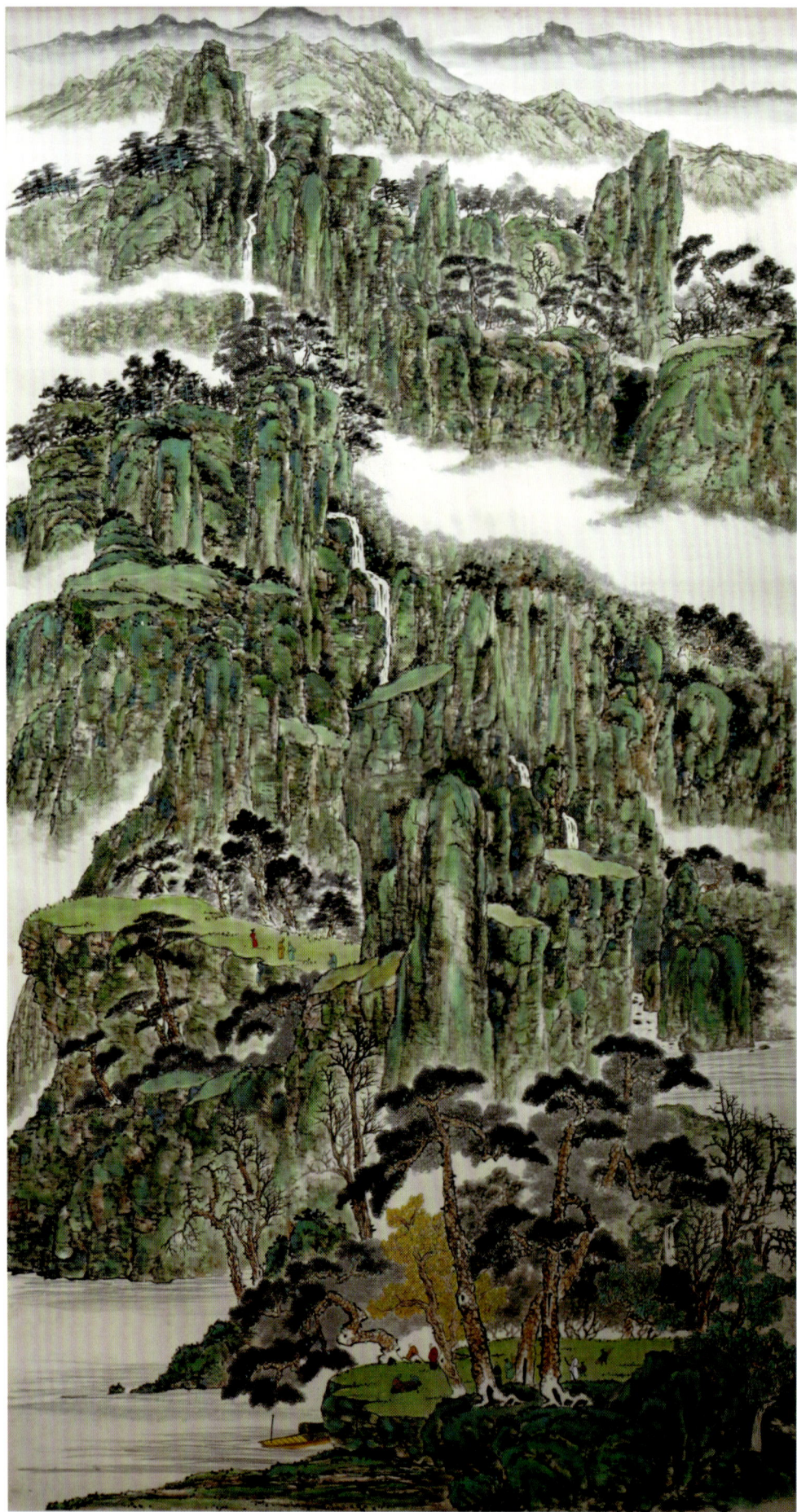

（天然药谷属西川，叠翠幽霪百草鲜　贾宗嵘作）

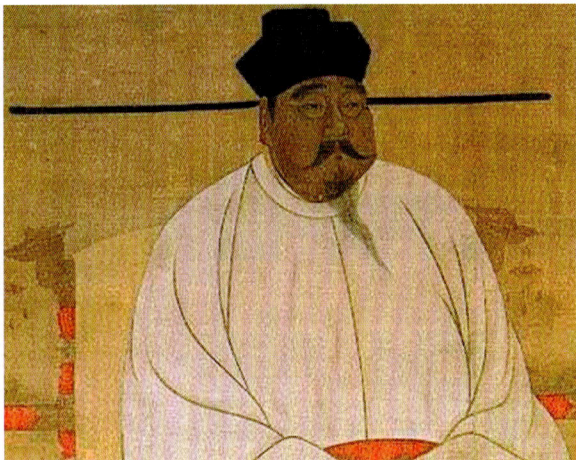

（孟昶画像）

《蜀本草》是后蜀主孟昶在位时（934－965），命翰林学士韩保升等奉诏主修的《本草》。韩保升五代后蜀（今四川）人，约生活于公元十世纪，生平籍贯史书无载。韩氏与诸医详察药品形态，精究药物功效，以《新修本草》为蓝本，参考了多种本草文献，进行参校、增补、注释、修订工作，编成《蜀本草》，共20卷，附有《图经》，由孟昶作序，刊行于世。本书基本内容是在《新修本草》的基础上重新增补扩大而成。韩氏精于医药，正如《古今医统大全·历世圣贤名医姓氏》云："韩保升精医，详察药品，释本草甚功。所以深知药性，施药辄神效。"故后人编本草时常引用本书的内容。《蜀本草》内容较苏敬的《新修本草》更为详尽。惜原书已亡佚，其文多为宋唐慎微的《证类本草》及李时珍的《本草纲目》所采录，在历史上有一定影响。

附：孟昶诗联各一首

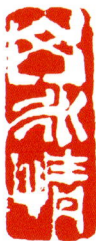

（山水情　阳廷福治印）

令箴

朕念亦子，盱食宵衣。言之令长，抚养惠绥。
政存三祀，道在七丝，驱鸡为理，留犊为规。
宽猛得所，风俗可移。无令侵削，无使疮痍。
下民易虐，上天难欺。赋与是切，军国是资。
朕之赏罚，固不逾时。尔俸尔禄，民膏民脂。
为民父母，莫不仁慈。勉尔为戒，体朕深思。

对联

新年纳余庆，嘉节号长春。

注：中国人新春贴对联，始于孟昶。此联是中国历史上第一幅春联。

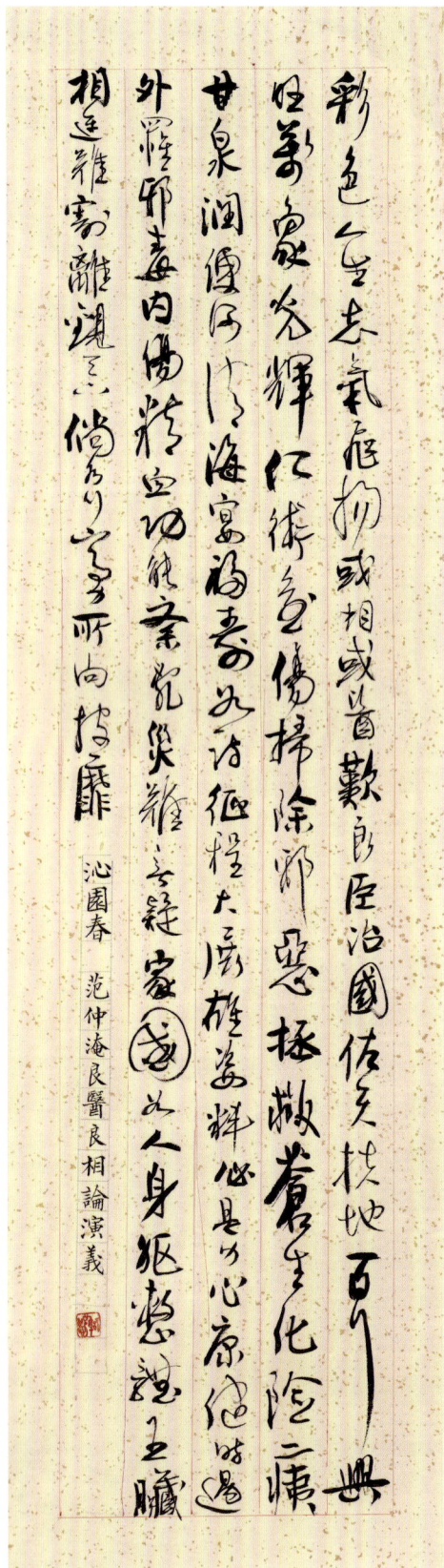

沁园春·范仲淹良医良相论

　　彩色人生，志气飞扬，或相或医。叹良臣治国，佐天扶地，百行兴旺，万象光辉。仁术愈伤，扫除邪恶，拯救苍生化险痍。甘泉润，便河清海宴，福寿如诗。

　　征程大展雄姿，料必是身心康健时。遇外罹邪毒，内伤精血，功能紊乱，灾难无疑。家国如人，身躯整体，五脏相连难割离。观天下，倘各行齐力，所向披靡。

（张发荣）

（张发荣撰词　谢克庆书）

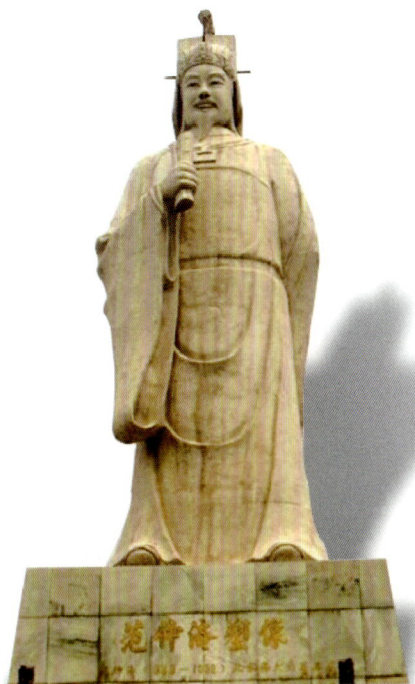

(范仲淹塑像)

咏范仲淹良相良医论（七绝）

半世浮沉论做人，
效蚕默默付终身。
曰医曰相何为贵，
全在吐丝为庶民。

（张英强）

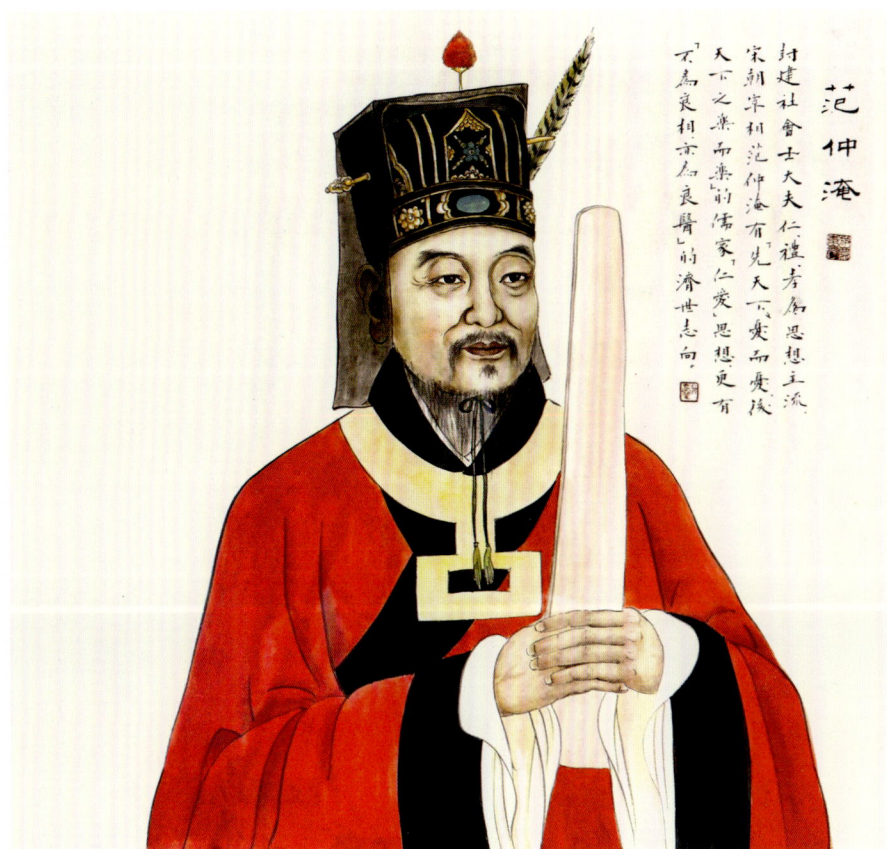

（范仲淹画像　西南医科大学附属中医院博物馆供稿）

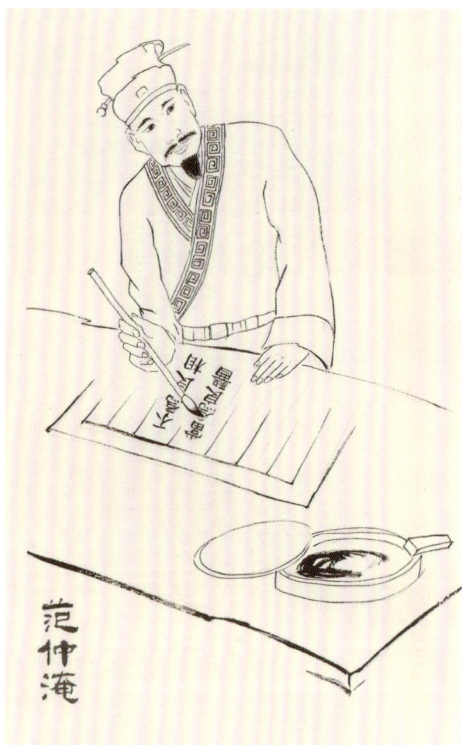

（范仲淹不为良相当为良医图 刘应和作）

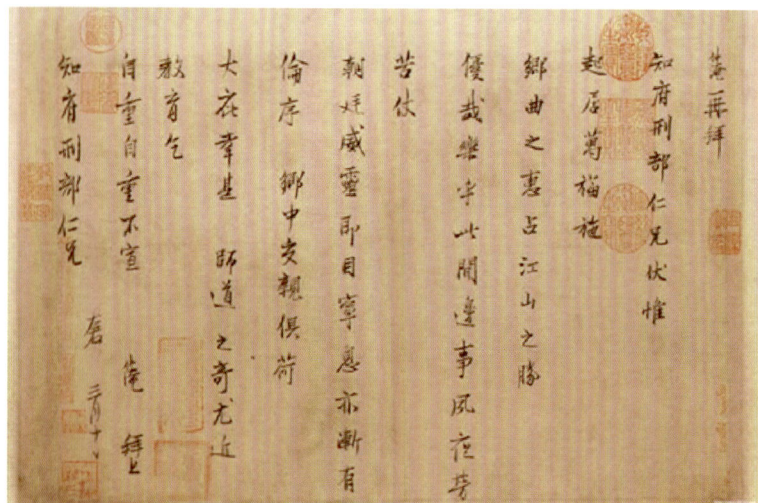

宋代推行文官统治，重视文士的培养和选拔，知识分子的社会地位得到提高，促进了科学文化的发展。其中一部分文士进入医学队伍后，使医学队伍的结构发生变化，对医药理论的发展或临床经验的总结都起到了积极作用，医生的社会地位也得到了提高。著名文学家、政治家范仲淹说："不为良相，便为良医"，就是对当时士人知医成为风尚的真实写照。自范仲淹以后，良医被尊为儒医，医术亦被称为仁术，精于此道而终成一代名医者，从此灿若繁星。

中华民族能够繁衍至今，儒家传统影响至深，而医生的功德亦不可估量。一批批儒医以推己及人、舍己救人的理念和胸怀，把儒家的仁爱思想推到了极致。而儒与医的完美结合，最终造就了我国博大精深的中医文化宝库。

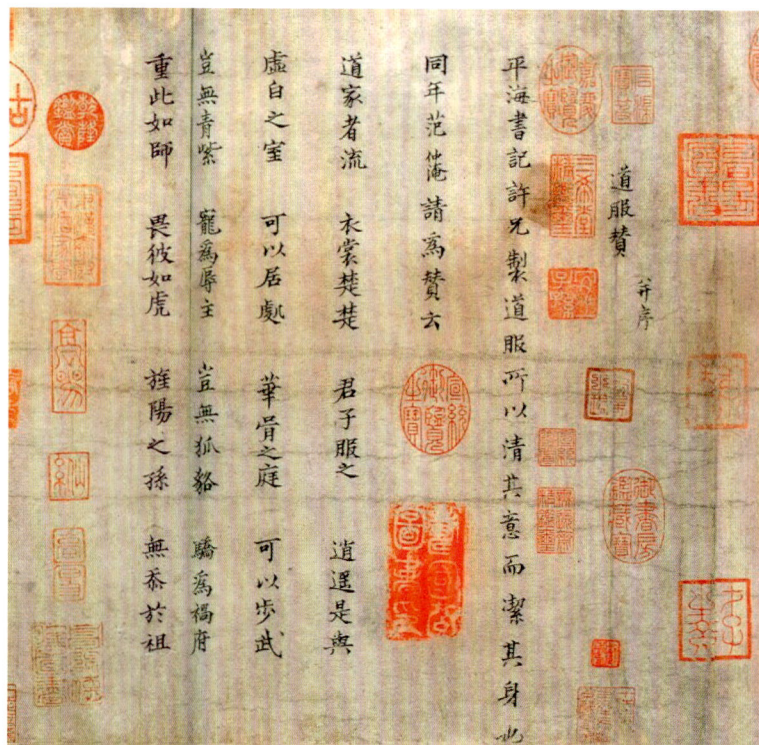

（范仲淹书法）

附：范仲淹诗词四首

渔家傲·秋思

塞下秋来风景异，衡阳雁去无留意。四面边声连角起，千嶂里，长烟落日孤城闭。

浊酒一杯家万里，燕然未勒归无计。羌管悠悠霜满地，人不寐，将军白发征夫泪。

苏幕遮·怀旧

碧云天，黄叶地。秋色连波，波上寒烟翠。
山映斜阳天接水。芳草无情，更在斜阳外。
黯乡魂，追旅思。夜夜除非，好梦留人睡。
明月楼高休独倚。酒入愁肠，化作相思泪。

江上渔者

江上往来人，但爱鲈鱼美。
君看一叶舟，出没风波里。

剔银灯·与欧阳公席上分题

昨夜因看蜀志，笑曹操孙权刘备。用尽机关，徒劳心力，只得三分天地。屈指细寻思，争如共、刘伶一醉。

人世都无百岁。少痴騃、老成尪悴。只有中间，些子少年，忍把浮名牵系。一品与千金，问白发、如何回避。

渔家傲·王惟一《铜人腧穴针灸图经》

系统传承勘误谬，铜人问世丰碑就。形象逼真金石镂。
图文茂，光辉灿烂流芳久。

腧穴针经添锦绣，飘香医海花渊薮。济世活人功不朽。
心法授，道通长寿成枢纽。

（张发荣）

王惟一（对联）

针灸铜人，肩负育人重任，以身助教，顶天立地。
图经石刻，阐明腧穴坐标，惟德竭心，烁古耀今。

（程立家）

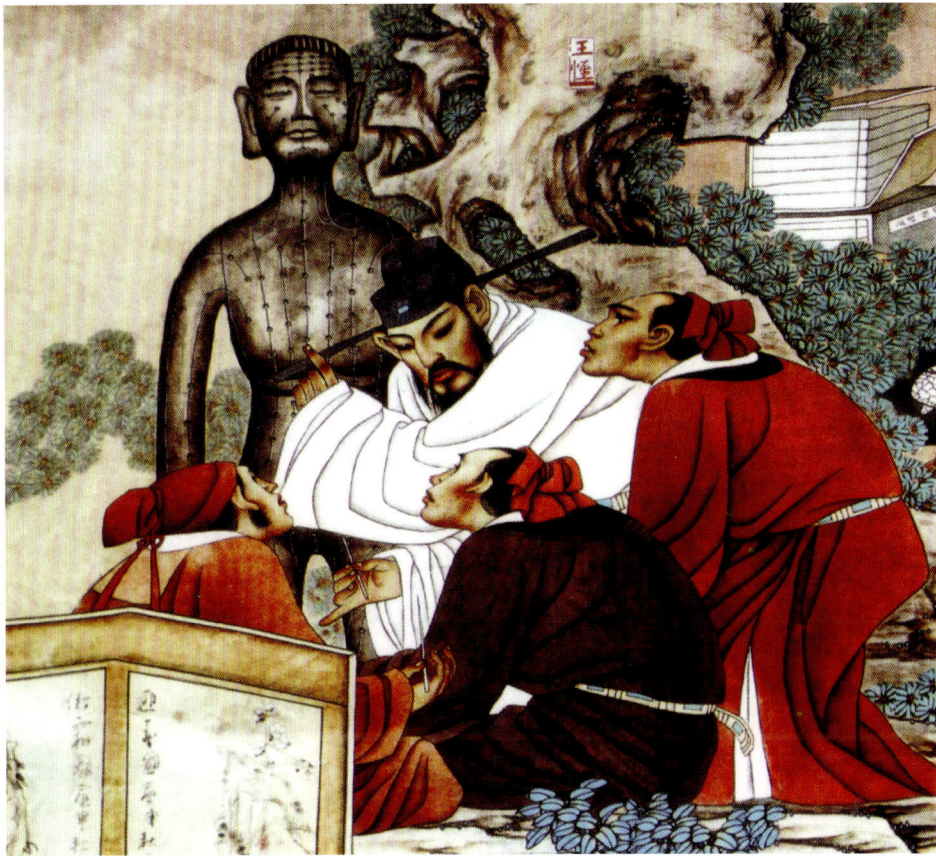

（王惟一诊病图　成都中医药大学博物馆供稿）

　　宋天圣五年(1027)，宋仁宗降旨，令翰林医官王惟一铸造"铜人"两座，并编著《铜人腧穴针灸图经》。铸成后，一座置于医官院，一座置于大相国寺仁济殿。又将《图经》刻于石碑，公开陈列以广流传。这样就使历代经穴混乱不一的现象得以统一。宋以后针灸学的经络穴位，都是以此《图经》为根据。

　　铜人是当时考试针灸医生用的。其方法是：用水银灌入铜人穴位，外面涂黄蜡。应试的医生按穴试针，刺中穴位者则水银流出，稍微偏差就刺不中。这种方法对后世穴位的统一与固定起了很大作用。后几经战乱和朝代更迭，铜人颠沛流离，一座下落不明，一座被日本人掠去，存放在日本东京帝室博物馆，即现在的东京博物馆中。至清乾隆年间又铸铜人多具，凡是参加编纂的医官，都各赐铜人一尊，部分保留至今。铜人是针灸学上的伟大发明，也是中医学遗产中珍贵的文物之一。

咏钱乙（七律）

流芳千古儿科圣，成就非凡冠古今。

把握病情侦脏腑，细分体质辨阳阴。

付之医学救生术，献与儿童慈爱心。

不朽方书传后世，幼苗成长沐甘霖。

（张发荣）

咏《小儿药证直诀》（柏梁体）

幼者横夭苦不堪。老者哭子悲可怜。

阎氏哀之夜难眠。广集钱方数十年。

仲阳真诀汇成篇。小儿未壮亦未全。

脏腑柔弱易虚寒。肝风有余泻青丸。

心惊泻心导赤研。脾困益黄白术煎。

肺喘泻白阿胶安。肾虚无实地黄丸。

生克补泻药剂专。五脏辨证树标杆。

脾胃论成易水源。太医丞方后世传。

千古一册解儿难。

（胡波）

钱乙（对联）

矢志从医，善辟新途，拯婴救妇，析实虚寒热，妙手回春，誉幼儿科鼻祖。
潜心治学，精研古训，据典考经，行加减化裁，名方传世，尊滋阴派先驱。

（程立家）

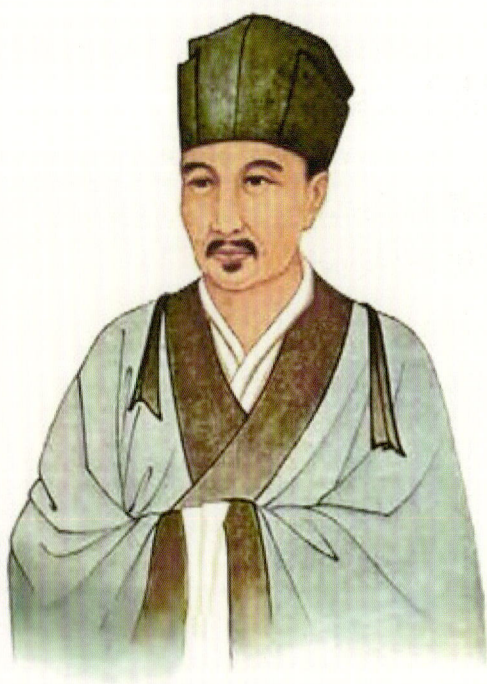

（钱乙画像）

钱乙（1032－1117），字仲阳，宋东平郓州（今山东郓城县）人，宋代著名中儿科学家。钱乙将小儿的病理特点概括为"脏腑柔弱，易虚易实，易寒易热"。此外，他在《内经》《金匮要略》《中藏经》《千金方》的基础上，率先将五脏辨证方法运用于小儿，为儿科临床治疗提出了辨证方法。钱乙去世后，其弟子阎季忠著《小儿药证直诀》，此书的出现，标志着儿科学已自成体系。钱乙也因为对中医儿科学体系的形成作出突出贡献，因而被誉为"儿科之圣"。

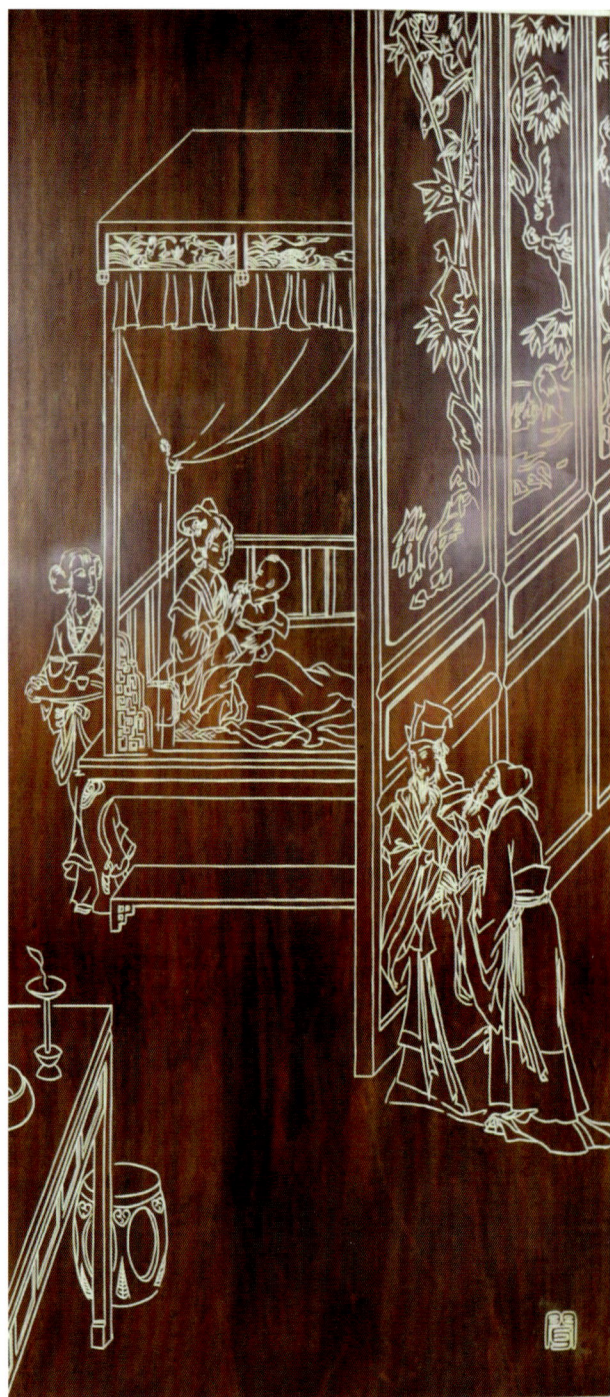

（板刻画 妙手春回儿降世，诚心意致
母安康 成都中医药大学博物馆供稿）

妇产名医杨康候（七律）

雨露丰滋树木芳，千金幼子乃中梁。
仁医国术慈婴妇，十产名篇论护防。
妙手春回儿降世，诚心意致母安康。
繁花似锦升平貌，护佑根苗万世昌。

（杨殿兴）

杨子健（对联）

护命通神，阴阳参透三元理。
转胎助产，世界领先五百年。

（程立家）

（程立家撰联　杨殿兴书）

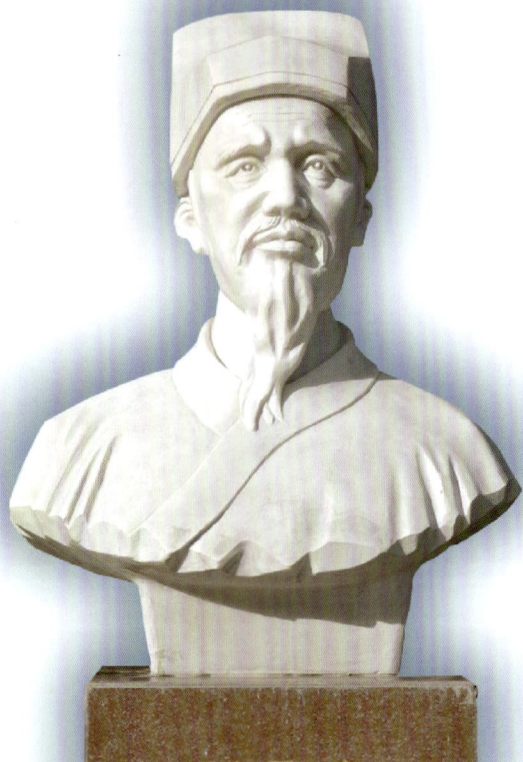

（杨子健雕像　成都中医药大学附属医院供稿）

杨子健，生卒年不详，字康侯，号退修，北宋时青神县（今四川眉山市青神县）人，著名妇产科专家。杨子健在医学上精熟《内经》《难经》，并旁及诸家，著有《难经续演》《护命方》和《通神论》等医著。北宋文豪黄庭坚游历青神中岩寺时，曾结识杨子健，相交甚密，并悉读杨医学著作，备加赞赏，并为其《通神论》作序。

杨子健尤精妇产科，在其临床实践中，因感其世收生者少精良妙手，而致痛伤难产，产妇无辜殒命，胎儿横遭夭折，乃于其临床经验基础上，参阅前人有关妇产科学说，编著了《十产论》。《十产论》成书于北宋元府年间（1098－1100），是中国古代妇产科医学上的重要文献，除叙明正产外，还较详细地论述了各种难产（异常分娩）的病因、症状和助产方法，也是我国现存最早的专论难产的著作。十产：一曰正产，二曰催产，三曰伤产，四曰冻产，五曰热产，六曰横产，七曰倒产，八曰偏产，九曰碍产，十曰盘肠产。世界医学史上异常胎位转位术，一般认为是16世纪法国医生阿姆布露斯·巴累（1517－1590）所创。但从《十产论》所载的转胎手法来看，我国在这方面的成就则要领先欧洲近500年。因此，可以说，《十产论》记载的"转胎手法"是异常胎位转位术世界上的最早记载。

医门进士史堪（七律）

眉州望地出名门，进士郎中郡守身。

不慕鲲鹏高展翅，倾心草药暗凝芬。

名闻紫菀宣通秘，世誉叔微功绩均。

史载之方传后世，医林百福并佳臻。

（杨殿兴）

（杨殿兴诗并书）

史堪（对联）

进士立医门，惹眼乌纱斗病魔，别开生面。
妙方留史册，化痰紫菀疏肛堵，大显奇功。

（程立家）

　　史堪，字载之，以字行，生平不详，四川眉州（今四川眉山）人。约生活于宋神宗、徽宗年间，为政和（1111－1117）间进士，官至郡守。因用一味紫菀治愈权臣蔡京的便秘症而名闻一时，被誉为和名医许叔微医术伯仲，是宋代士人而医的代表人物之一。其著作《史载之方》，为宋代名家方书之一。该书治病立法，强调"保真祛邪"，重视运气学说，处方用药多有创见，对脉诊也有诸多发挥。《史载之方》共2卷，分31门，兼收医论、医方。医论有四时正脉、运气主病、脉要精微、为医总论、伤寒论等，医方分列大府泄、大府秘、身热、头痛以及治涎、治痫等，方前有论，以症系方。所论疾病涉及内、外、妇、儿各科，载方共90余首。各病论其因证脉治，皆阅历有得之言，于临床多有启发。

《苏沈良方》

风入松·《苏沈良方》

二公博学国忠良，殊誉五洲扬。浮沉不变凌云志，为黎庶，虎步龙骧。成就千秋观止，高风亮节流芳。

仁慈大爱意情长，防病效三皇。搜罗采录名医术，功勋伟，集著良方。济世回生灵验，杏林建树辉煌。

（张发荣）

風入松蘇沈良方 二公博學不變

國忠良殊譽五洲揚浮沉不變

凌雲志為黎庶虎步龍驤成就

千秋觀止高風亮節流芳仁慈

大愛意情長防病效三皇搜羅

採録名醫術功勳偉集著良方

濟世回生靈驗杏林建樹輝煌

張發榮先生句 乙未夏月 成都中醫藥大學 魏明成書

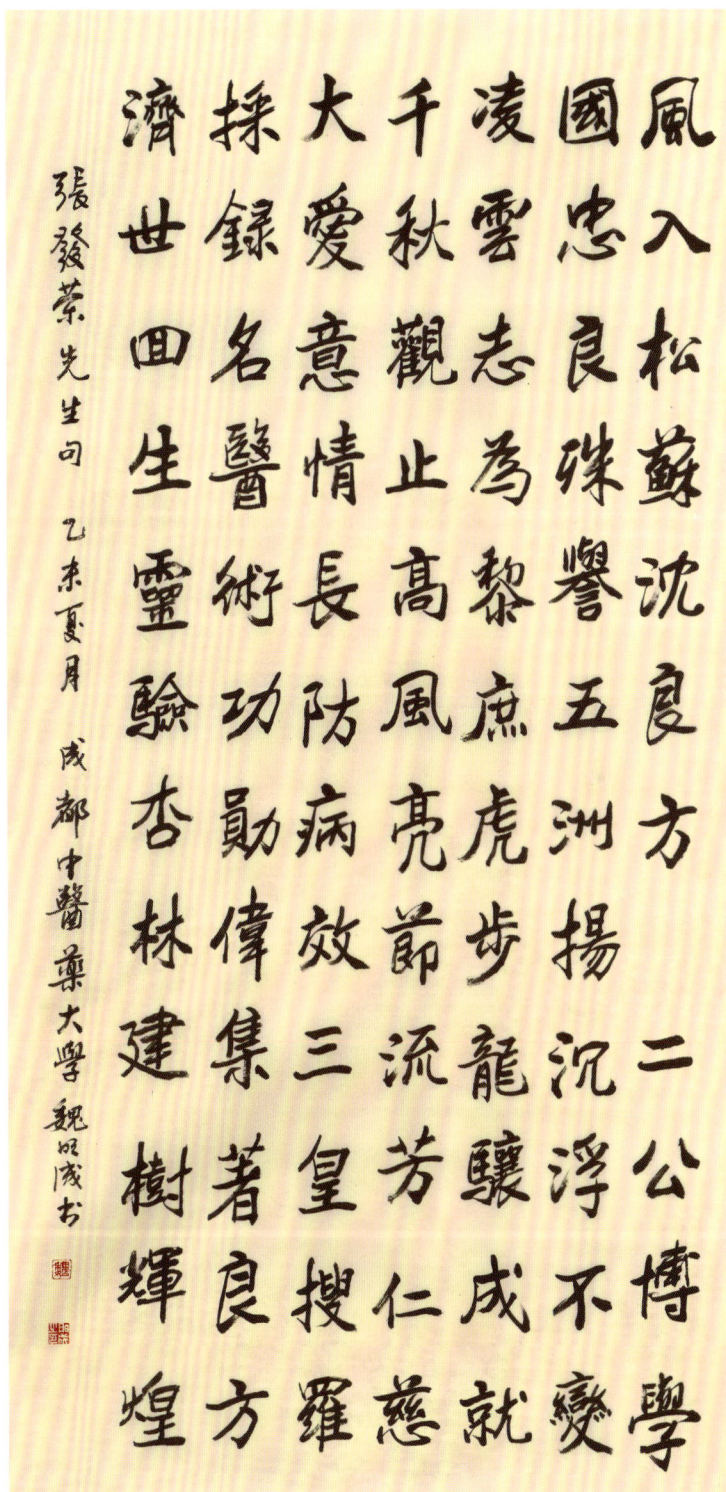

（张发荣撰词　魏明成书）

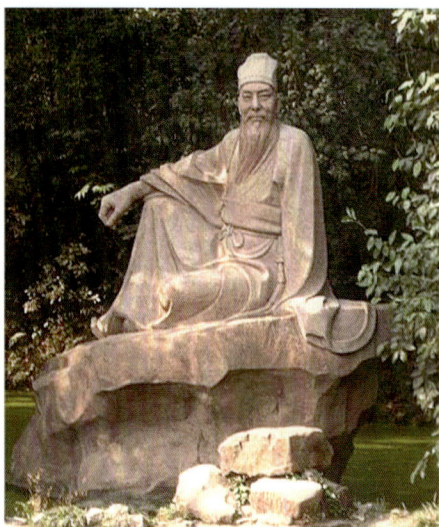

（苏东坡雕像）

《苏沈良方》，又名《苏沈内翰良方》，原书 15 卷。是根据沈括的《良方》10 卷与苏轼的《苏学士方》整理编撰而成。以近似医学随笔的体裁，广泛论述医学各方面问题，内容丰富，至今仍有重要参考价值。

苏轼（1037－1101），号东坡居士，是北宋文学家、政治家。沈括（1031－1099），号梦溪丈人，是北宋科学家、政治家，还编撰了著名的《梦溪笔谈》。他们都对医学有浓厚的兴趣，并且有一定的成就。这也反映了当时文人雅士竞相习医的风气。

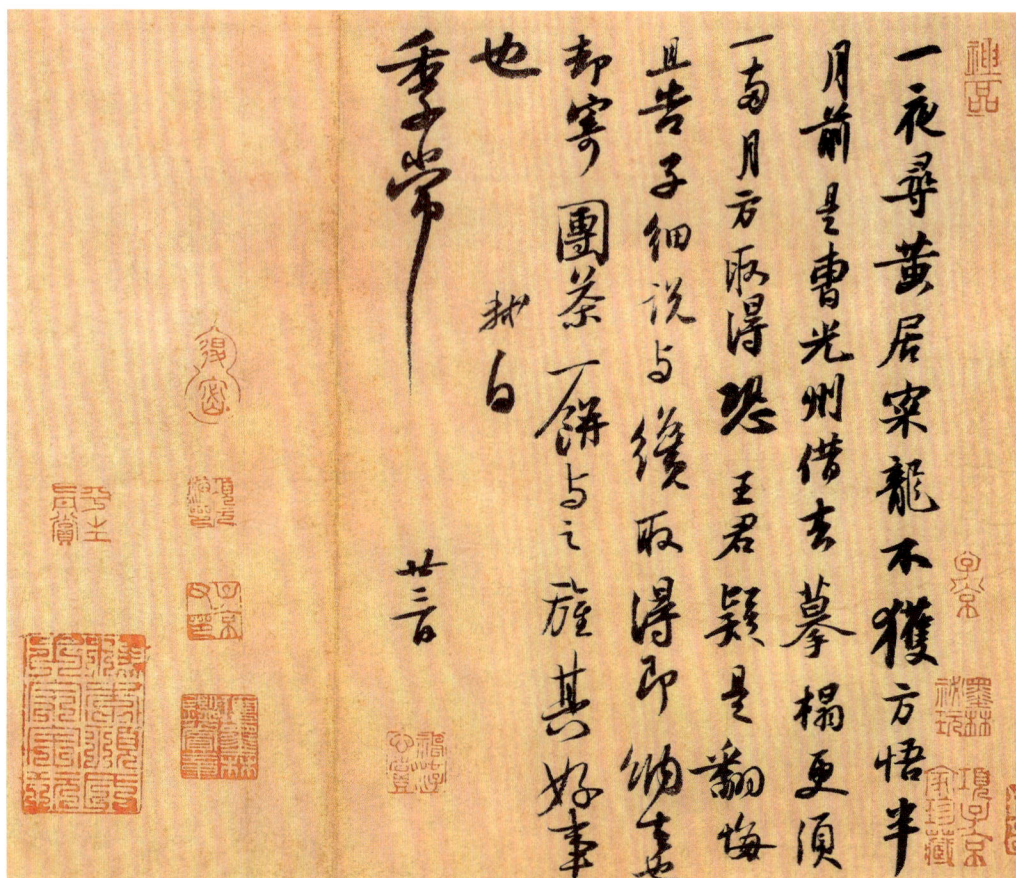

（苏东坡书法）

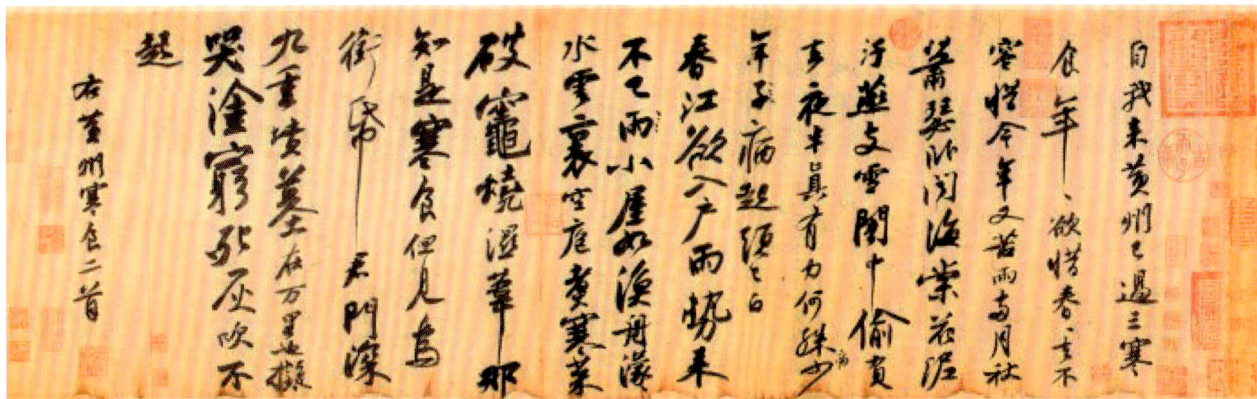

（苏东坡书法）

附：苏东坡咏中药养生诗三首

红豆

绿畦过骤雨，细束小红霓。

锦带千条结，银刀一寸齐。

贫家随饭熟，饷客借糕题。

五色南山青，几成桃李溪。

黄芪粥

孤灯照影日漫漫，拈得花枝不忍看。

白发敲簪羞彩胜，黄芪煮粥荐春盘。

东方烹狗阳初动，南阳争牛到作团。

老子从来兴不浅，向隅谁有满堂欢。

薏苡仁

不谓蓬狄姿，中有药与粮。

春为芡珠园，炊作菰米香。

咏唐慎微（七律）

西蜀名医功德巍，仁慈博学世间稀。
救人不计酬金薄，回报但求方药肥。
博引佛经除病法，旁征道藏健身机。
集成本草图文茂，杏苑花丛增彩辉。

（张发荣）

（张发荣撰诗 谭书顺书）

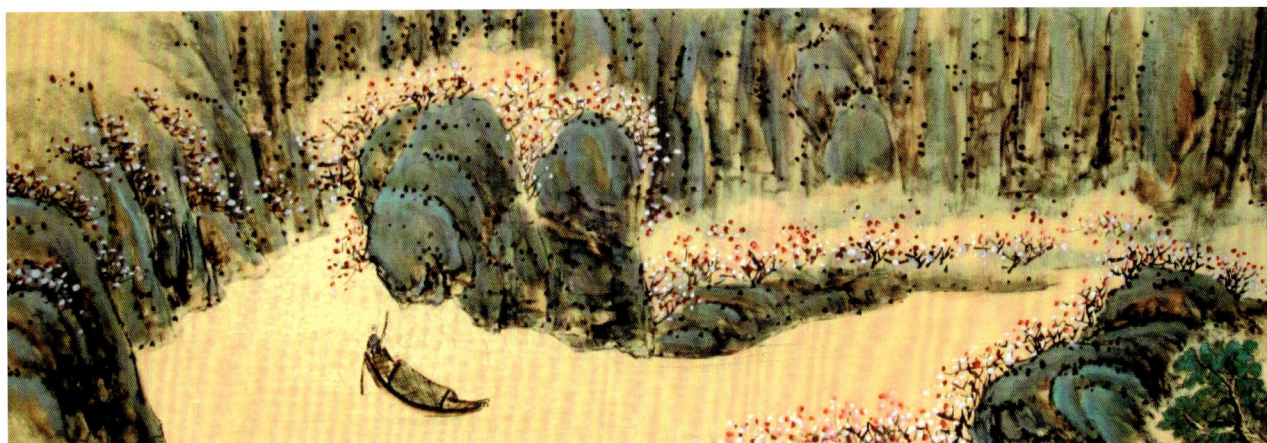

（杏苑花丛增彩辉　贾宗嵘作）

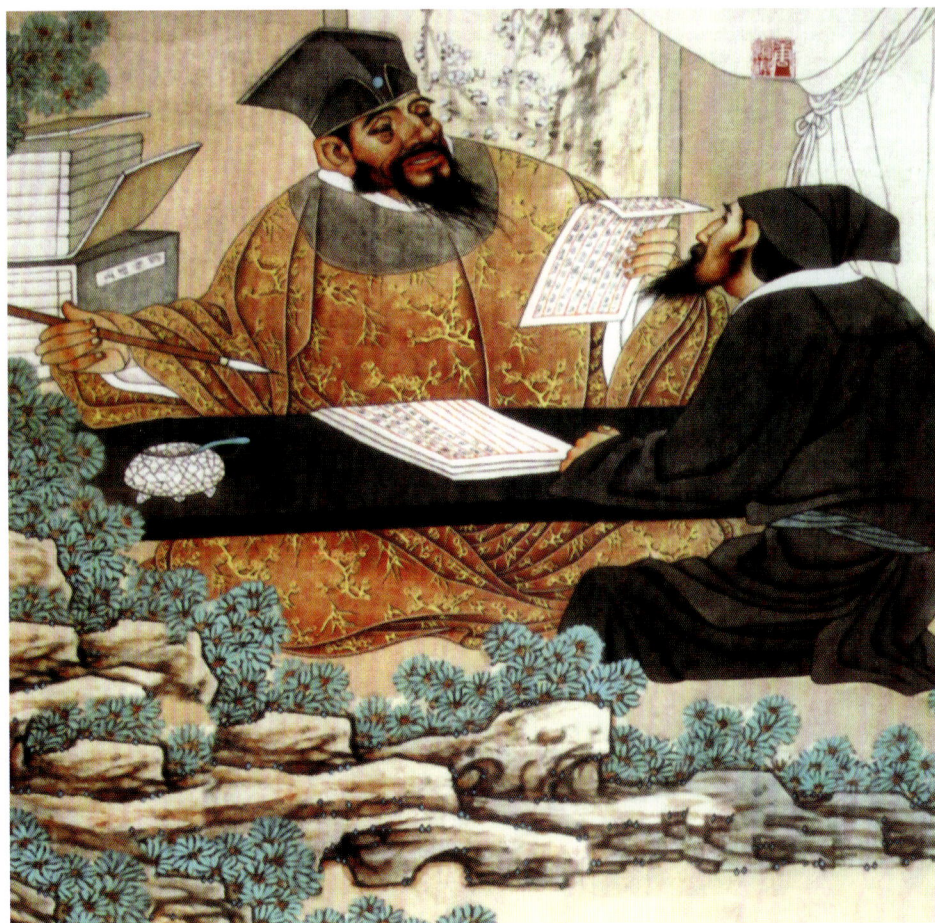

（唐慎微著书图　成都中医药大学博物馆供稿）

唐慎微（对联）

治病如神，残本杂书以鉴，博引旁征，誉顽疾怪医，蜚声九域。

求知似渴，名方秘录为酬，兼收并蓄，著药师宝典，泽德千秋。

（程立家）

宋代以前，中国的医药典籍几乎全靠手抄或笔录或者口传心授保存，所以很容易佚失或在反复传抄过程中，错误百出，这样就大大影响了医药发展。直到北宋时期，发明了印刷术，许多医药典籍才得以刻版流传。

北宋初期，由政府组织编写了《开宝本草》，嘉祐年间，又编写了《嘉祐本草》和《本草图经》两本药书。虽经两次官修本草，但还有很多药学资料被遗漏了。如不及时加以收集，许多手抄的古代药学资料就面临着湮没的厄运。尽可能让前人所有的药学知识流传千古，就成了唐慎微的最大心愿。

唐慎微（1056－1136），字审元，蜀州华阳(今四川成都)人，在当时只是一位民间医生，没有政府的支持，要收集众多的资料谈何容易。但他想了一个办法，凡是读书人来看病，分文不取，只求以名方秘录为酬。这个办法深得读书人的欢迎。他们在看各种经史百家时，只要发现一个药名、一条方论，赶紧记录下来告诉

（唐慎微雕像　成都中医药大学附属医院供稿）

唐慎微。这样，经过长期积累，终于收集到了大量的资料。依靠这些资料，唐慎微编成了本草史上划时代的巨著《经史证类备急本草》，他凭借个人之力，终于实现了心愿。

此书规模巨大、内容详博、药物众多、方药并举，是中国宋以前本草集大成之作，使我国本草从此具备了药物学的规模。于1082年编成，共31卷，收药物1746种，其中600多种是前代本草书中未曾记载的，是一本划时代的本草学名著。问世后，历朝修刊，并数次作为国家法定本草颁行，沿用五百多年。明代李时珍编撰《本草纲目》时，也以此书作为蓝本。

朱肱《南阳活人书》（七律）

南阳仲景著伤寒，万世传经耀杏坛。
解析活人书设问，详分脉证术相参。
传承理法医情述，续补时方药物刊。
重视加裁呈变化，寒温鉴识启开端。

（杨殿兴）

（杨殿兴撰诗　高伟书）

朱肱（对联）

祖孙三进士，朱奉议从医弃仕，治病救人，遗方灿灿，
小柴胡佳话千秋，扶正祛邪，恩垂黎庶；
内外二景图，大隐翁立说著书，呕心沥血，硕果多多，
无求子伤寒百问，解疑析误，誉贯古今。

（程立家）

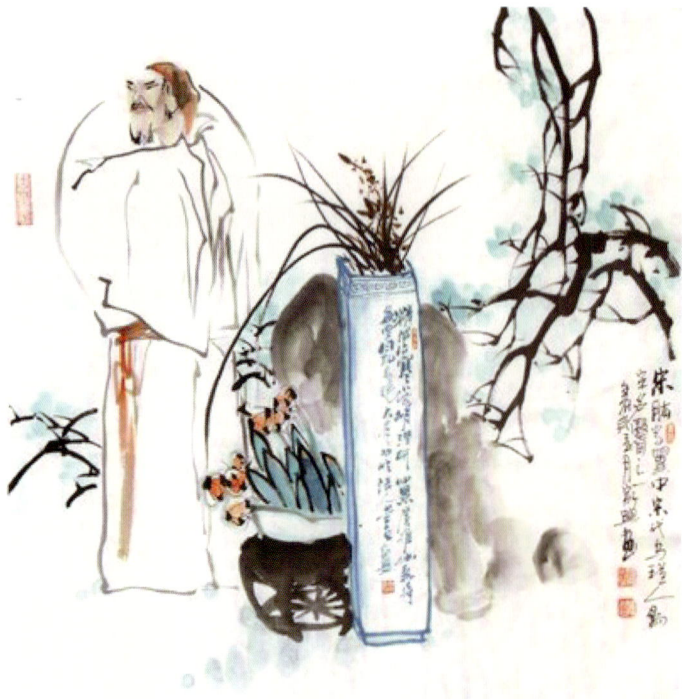

（朱肱像　李家兴作）

朱肱（1068－1125），字翼中，北宋末年湖州（今浙江湖州）人。他于宋元祐三年（1088年）中进士，授奉议郎，医学博士等职，人称朱奉议，号无求子，晚号大隐翁，为宋代名医。朱氏潜心研究《伤寒论》达数十年，为当时有名的伤寒学家，其学术思想以仲景为宗，仲景是南阳人，所以他把自己的著作称为《南阳活人书》（原书名《无求子百问》，公元1118年重刻时改名）。其书以通俗文字设为问答，使人易学易用，在推广仲景学说方面，功不可没。朱氏精研仲景，在分经辨证同时，十分重视脉证合参，强调脉诊的重要性。朱氏又能补充仲景之不足，与后世医家注不破经之说大不相同，他认为"仲景证多而药少"，因此，选择了汉以后的治法方药进行了补充，多达100余首。朱氏重视辨证选方，强调处方给药应灵活加减，在提出了一百个以辨证有关伤寒脉证治法问题之后，又专门以药方类证，并详论一方之加减变化，同时重视伤寒与温病的鉴别，对温病、暑病、瘟疫等病加以区分，并详论其治法，开启了对温病学说的探索研究，具有卓识，对后世影响深远。

赞宋代设立国家药局（七律）

清明图说繁华世，药局昌隆亦炫煌。

和剂修炮成熟品，惠民施售有规章。

由来疫病随离乱，孰济苍生抚痛伤？

赵宋王朝多阙事，兴医布德总流芳。

（任清良）

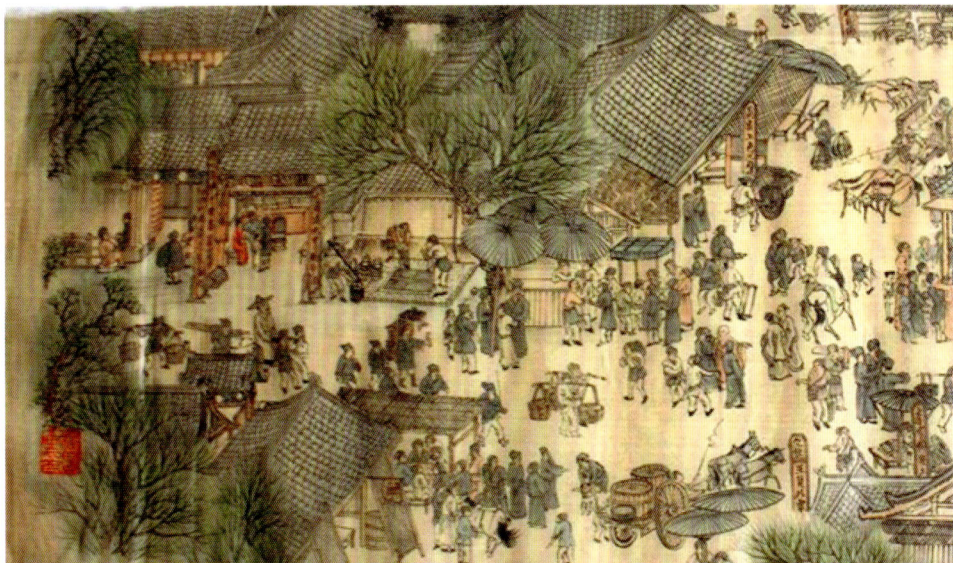

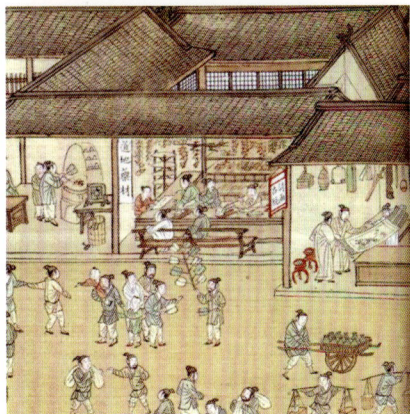

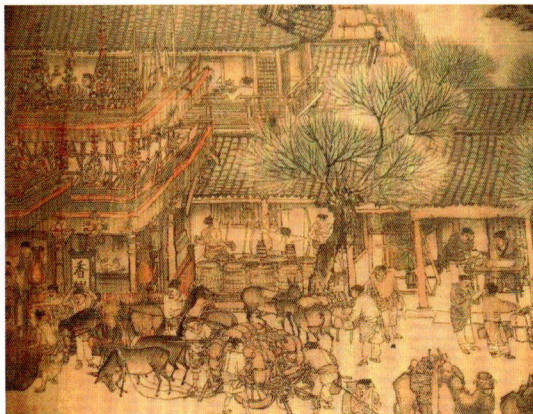

（清明上和图局部药材交易图）

（任清良撰诗　陈怀炯书）

宋神宗熙宁九年（1076），京都汴梁太医局下设"太医局卖药所"，也称"熟药所"，是世界上最早的国家药局，主要包括"和剂局"和"太平惠民局"两个机构。"和剂局"是国家制药厂，"掌修合汤药，应副诸局给卖"，即负责药品的炮制，加工成各种剂型后由国家专卖，并编制《太平惠民和剂局方》作为药局制剂规范。"太平惠民局"是国家药品专卖和施药机构，在全国各地相继设立，并延续至元代。国家药局制定和实施了疫病流行施药制度、专利制度、药品质量检验制度等规章制度，促进了医药事业的发展。

许叔微

大医许学士（七律）

翰林学士叔微推，教授黉门霁朗晖。
愤世奸臣当道舞，嫉尘大德杏林归。
弘扬妙论医方富，拯救黎民赞誉巍。
厚德精诚功旷世，梅梁小隐玉兰菲。

（杨殿兴）

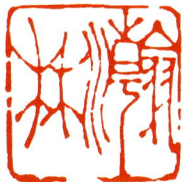

（瀚林　阳廷福治印）

世梅梁小隐玉蘭菲
醫方富拯救黎民贊譽巍厚德精誠功曠
奸臣當道舞嫉塵大德杏林歸弘揚妙論
翰林學士叔微推教授黉門霽朗暉憤世

杨殿兴赋诗　乙未夏傅健书於蓉

（杨殿兴撰诗　傅健书）

许叔微 （对联）

进士出贫门，关怀黎庶，救人治病，每辞酬谢，玉兰树芬芳沁腑，淡享梅梁小隐；

名医宗仲景，深究伤寒，立论发微，尽展锋芒，本事方熠煜生辉，终成世代大家。

（程立家）

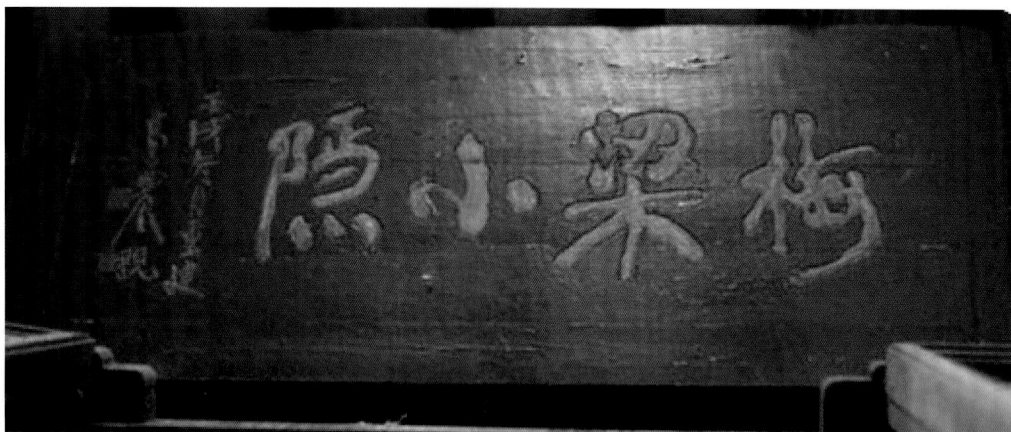

（许叔微故居牌匾）

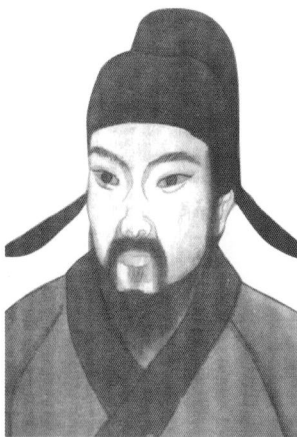

（许叔微画像）

许叔微（1079－1154），字知可，宋真州（今江苏仪征）白沙人，南宋医学家。曾为翰林学士，成年后发愤钻研医学，医德高尚，医术精湛，常治疑难杂症，每辞酬谢，免费为民治病，民间对其有很高的赞誉。绍兴二年中进士，历任徽州、杭州府学教授及翰林学士，人称许学士。因不满高宗苟安江南及秦桧陷害忠良，退隐乡里，行医济人。与抗金名将韩世忠过从甚密，岳飞被害后，韩世忠自请解职，移居苏州，常渡太湖访许叔微，共抒忧国情怀。

许叔微是宋代研究《伤寒论》的大家之一，对辨证施治理论多有阐述和补充。著有《伤寒百证歌》《伤寒发微论》《伤寒九十论》等。于晚年著有《普济本事方》十卷，书中共收录方剂三百余首，按病种分为二十五门，该书是许氏数十年医疗经验的结晶，有较高的实用价值。

许叔微于绍兴二十四年逝世，终年74岁，葬于马迹山檀溪村东麓。现马迹山建有许叔微故居"梅梁小隐"，有行迹"隐居泉"等。许叔微故居院落有几株高大的玉兰树，常年馥郁芬芳。

咏刘河间（七律）

金元四大名医榜，首席专家刘守真。
探索病机先导者，发微温热奠基人。
传承古典拓思路，创制新方扣起因。
倡导争鸣抒己见，百花齐放满园春。

（张发荣）

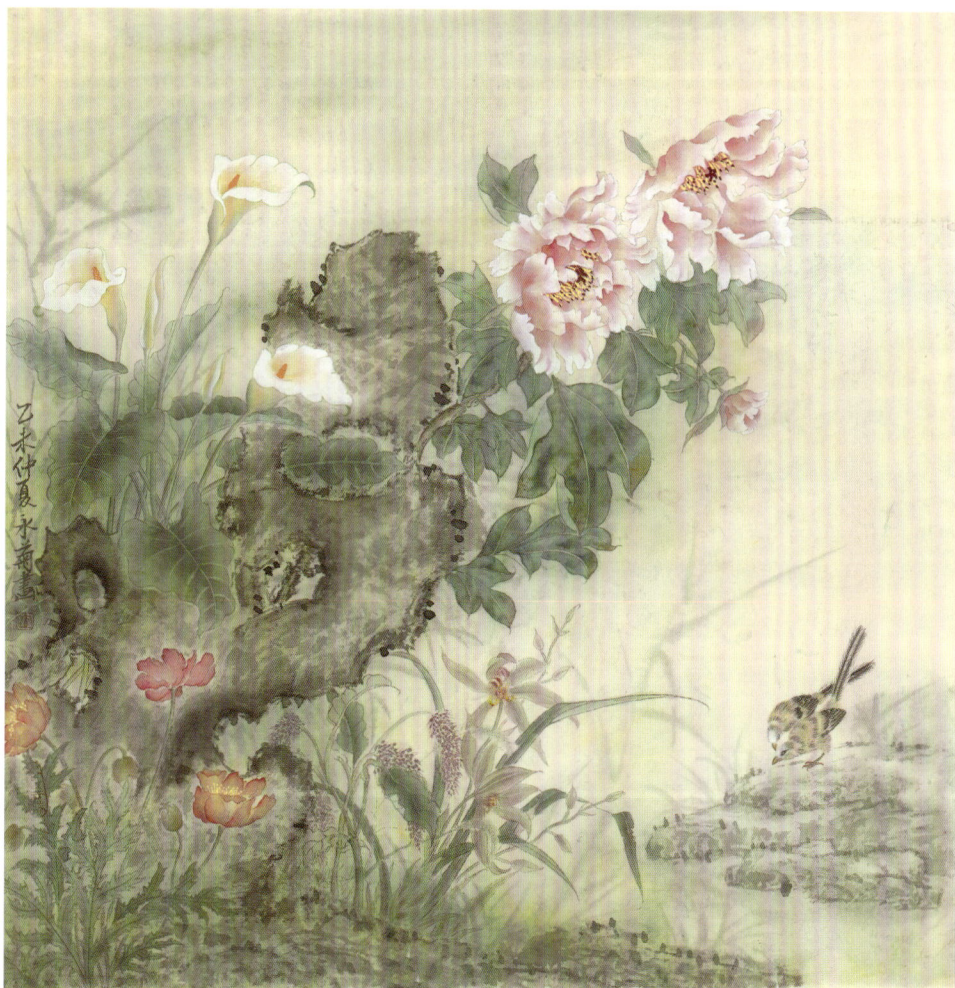

（百花齐放满园春诗意画　官永菊作）

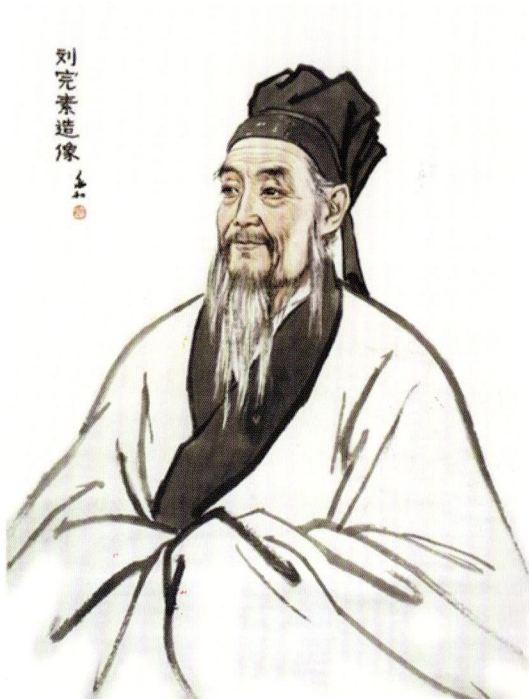

（刘完素画像　蒋兆和作）

刘完素（对联）

治学守真，悟道通玄，寒凉医火热，
河间傲立金元巨擘。

拯民济世，拒官保节，淡泊树清廉，
天下永铭高尚先生。

（程立家）

刘完素（1120－1200），字守真，自号通玄处士，金代河间（今河北河间县）人，后人称其为刘河间。宋代，由于官办"太平惠民和剂局"规定处方的影响，逐步形成了按病索方不辨寒热的状况，凡诊病均不离《局方》。而《局方》中药多偏温燥。刘完素生活在北方，风土刚燥，饮食脍炙醇厚。加之当时宋金交战，疫病多次流行，这些热病用《局方》温燥之品治疗，往往无效。刘氏非常重视《内经》理论，特别是五运六气的研究。在研究过程中，对火热之气的研究逐渐深入，形成了对火热病机的理论认识，提出"火热论"观点。刘氏治疗热病善用寒凉药物，后世称其为"寒凉派"，后来承袭其术者不乏其人，发展成为著名的"河间学派"。刘完素尊古不泥，独树一帜，为金元时期各医家学术争鸣做出了良好的开端，促进了中医学的发展。

刘完素留传于世的著作有《医方精要宣明论》《素问玄机原病式》《三消论》等。

（刘完素塑像）

《三因方》（五律）

子去近千载，留书为我师，
持向空宇读，不共俗工知，
大药疑蛇捣，良方岂鬼遗，
清天风露恶，何处不相资。

（章太炎）

（章太炎撰诗　杨殿兴书）

咏陈无择（七律）

回生起死是高手，治学才能亦圣贤。
论述岐黄精摘要，发微方药善超前。
三因归总病因学，四脉分纲证候篇。
遗著清新传后世，医门流淌一甘泉。

（张发荣）

（张发荣撰诗　谢克庆书）

陈言（1131－1189），字无择，宋青田（今浙江青田）人，号鹤西道人。将《内经》《金匮要略》之旨，前贤明哲之论悉心深究，从而穷研受病之源，归纳病因为内、外、不内外三因，并根据此论述内、外、妇、儿各科疾病，从因辨证，详列主治，选集方剂，撰成《三因极一病证方论》。此书发展了《内经》及《诸病源候论》的中医病因学理论，对后世病因病理学有很大影响。

史崧奉献《灵枢经》（七律）

芙蓉锦苑馥葱笼，毓秀钟灵出史崧。
世宇皆知灵素好，凡夫怎晓内经踪。
孤篇素问心惆怅，汇辑灵枢梦落空。
幸有仁翁捐宝藏，经书合璧德无穷。

（杨殿兴）

（杨殿兴撰词 陈怀烔书）

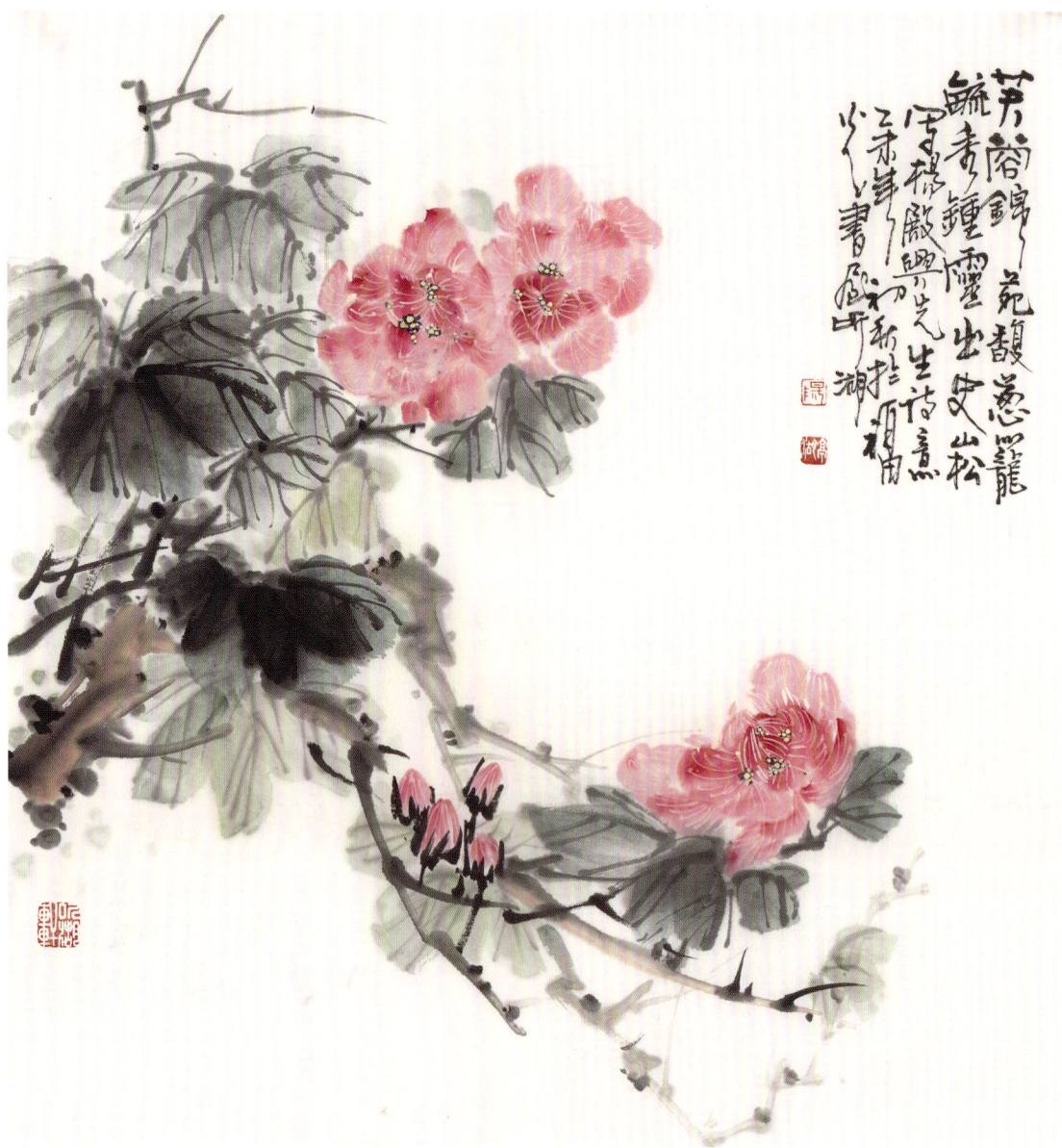

（芙蓉锦苑馥葱笼诗意画　阳廷福作）

史崧，生当南宋初期，仕履无考，锦官（今四川成都）人，南宋医学家。潜心医道，精通医学，于《黄帝内经》尤有研究。宋代是巴蜀医家学术发展最活跃的时期，四川成都人著名医家史崧，在绍兴二十五年（1155），献出家藏旧本《灵枢》九卷81篇，校正并音释，名为《黄帝素问灵枢》，据卷首自序："参对诸书，再行校正家藏旧本《灵枢》九卷，共81篇，增修《音释》附于卷末，勒为二十四卷。"由朝廷刊印颁行，为中医学发展做出了不可估量的贡献，没有史崧的奉献就没有完整的《黄帝内经》。史崧氏所献的《灵枢经》是现今行世的唯一版本，可谓功劳大焉。

张元素

咏张元素（七律）

性味归经用药醇，名医洁古乃功臣。
条分脏腑论标本，缕析热寒连果因。
纲举目张归类妙，意赅言简汇编新。
临床思路巧规范，证治准绳门弟遵。

（张发荣）

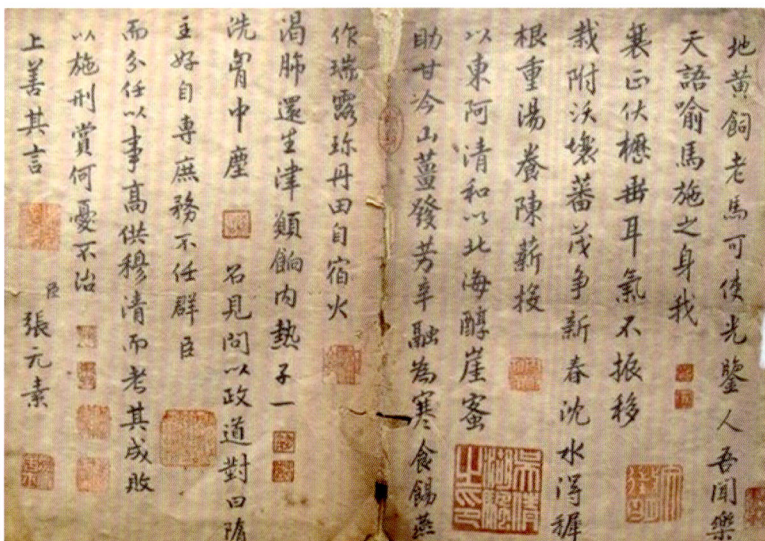

（张元素书法）

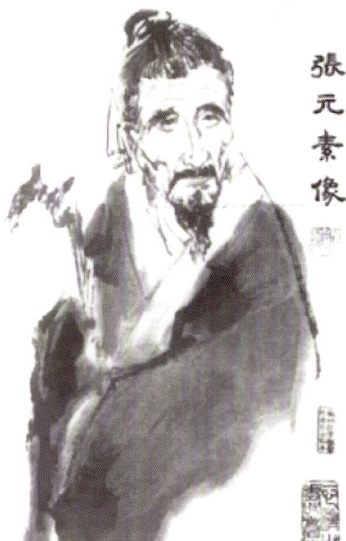

（张元素画像）

略后于刘完素，而能与河间学派媲美者，当推以张元素为代表的易水学派。

张元素（1151－1234），字洁古，晚号洁古老人，金代易州（今河北易水县）人。八岁试童子举，二十七岁试经义进士。因为犯了庙讳而落第，弃仕学医。他深入研究《内经》等医学经典，并且学习了张仲景、王叔和、孙思邈、钱乙等人的医学，总结了以脏腑寒热虚实以言病机的学说，将脏腑的生理、病理、辨证和治疗各成系统，较前又有提高，使脏腑辨证说成为中医辨证理论体系中的重要内容。他对药物气味的升降作用，和药物的归经，有独特见解，完善了中药升降浮沉理论，著有《病机气宜保命集》《脏腑标本虚实用药式》等。张氏学说影响深远，经其弟子及后世私淑者的不断发挥，在脏腑病机和辨证治疗方面取得了巨大成就，汇成了著名的"易水学派"。

咏张子和（七律）

何病不缘邪气留，纠缠机体岂甘休。
诸因泛滥气机乱，三法消除功效收。
补药误施明火熄，残灰犹在暗潮忧。
良方善用追穷寇，名冠大家千载讴。

（张发荣）

张从正（对联）

学宗仲景，师古不泥古，破六经辨证常规，宏开治病救人路。
私淑河间，学新尤创新，倡三法攻邪高论，勇建兴医济世功。

（程立家）

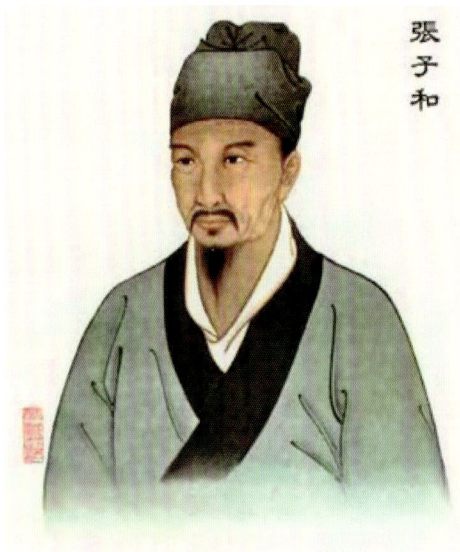

（张子和画像）

张从正（1156－1228），字子和，号戴人，睢州考城（今河南省兰考县）人。张氏治学以《内经》《难经》《伤寒论》为宗，兼采百家之长，并私淑刘河间。他论病首重邪气，认为人体之所以发病，乃是由于邪气侵犯的结果，所以治病以攻击邪气作为首要任务，强调邪留则正伤，邪去则正安，善于运用汗、下、吐三法，故被后世称为"攻下派"。

咏李东垣（七律）

兵荒饥馑庶民罹，济困扶危李大师。
医理创新脾胃论，药方破旧汉唐时。
补虚中气为经典，除热甘温列法规。
融汇贯通成体系，杏林绽放异香枝。

（张发荣）

（张发荣撰诗 谢克庆书）

李杲 （对联）

学术标新，胃气即为元气，治病强身须护土。
少年立志，神医乃是仁医，著书立说永流芳。

（程立家）

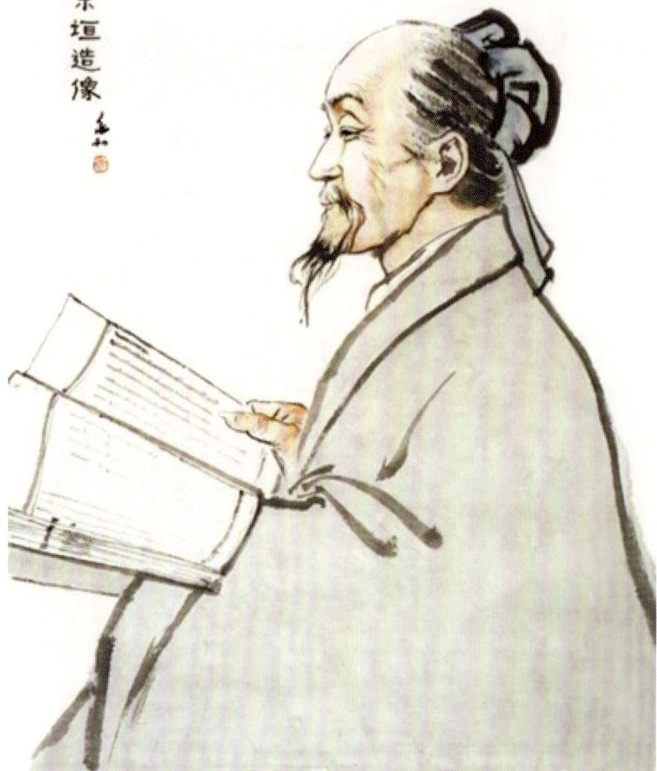

（李杲画像　蒋兆和作）

李杲（1180－1251），字明之，晚号东垣老人，宋金时真定（今河北省正定）人。他从小喜爱医学，后从师张元素，尽得其传。在张氏脏腑议病的启示下，对《内经》《难经》等深刻研讨，通过长期临床实践，积累了治疗内伤疾病的丰富经验。

金元时期，战乱频繁，人们生活极不安定。李杲观察到其时疾病多为饮食不节，劳役过度造成的内伤病。于是他提出了"内伤脾胃，百病由生"的观点，并逐步形成了一种独创性的系统理论——脾胃论学说。李氏治疗脾胃内伤诸病，主用益气升阳，结合苦寒泻火，对后世影响甚大，被称为"补土派"。主要著作有《脾胃论》《内外伤辨惑论》《兰室秘藏》等。

宋慈与《洗冤集录》

咏法医之祖——宋慈（七律）

禹甸刑宗祖宋慈，天涯遗恨岂相宜。
暂将理学存疑旨，誓把物情从细思。
膏血凝成冤集录，职官欲奉剑门师。
死生大事苏民困，千古忠魂祭柳枝。

（王敦）

西江月·纪念宋慈

身系名门之后，三坟五典探微。
如山执法解迷离，明镜高悬旗帜。

医学根基深厚，验尸道法神奇。
洗冤集录树丰碑，功业名标青史。

（张英强）

西江月　宋慈

身係名門之後三墳五典探微如山執

法解迷離明鏡高懸旗幟醫學根基深

厚驗屍道法神奇洗冤集錄樹豐碑功

業名標青史

英強詞　克慶書

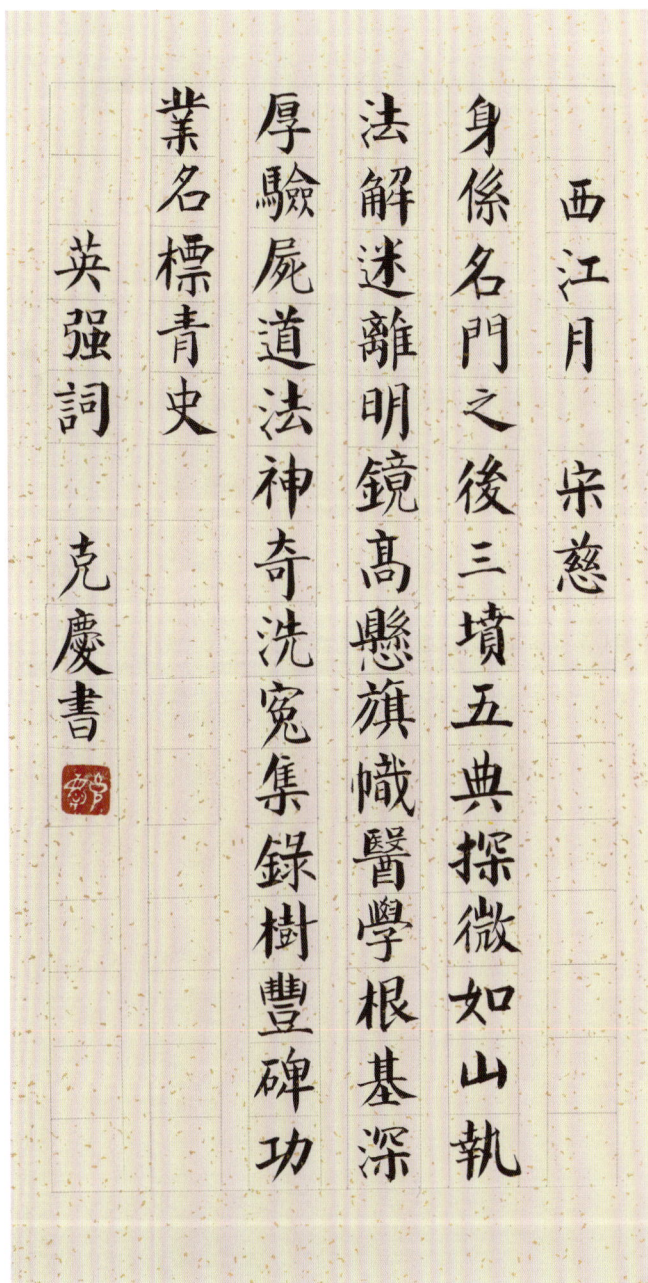

（张英强撰词　谢克庆书）

宋慈（对联）

职司刑法，验尸取证，据实求真，定罪权铸铁腕冰心，典范清官，慈垂百姓。

志励人生，集案著书，融今汇古，洗冤录成金科玉律，法医鼻祖，誉满五洲。

（程立家）

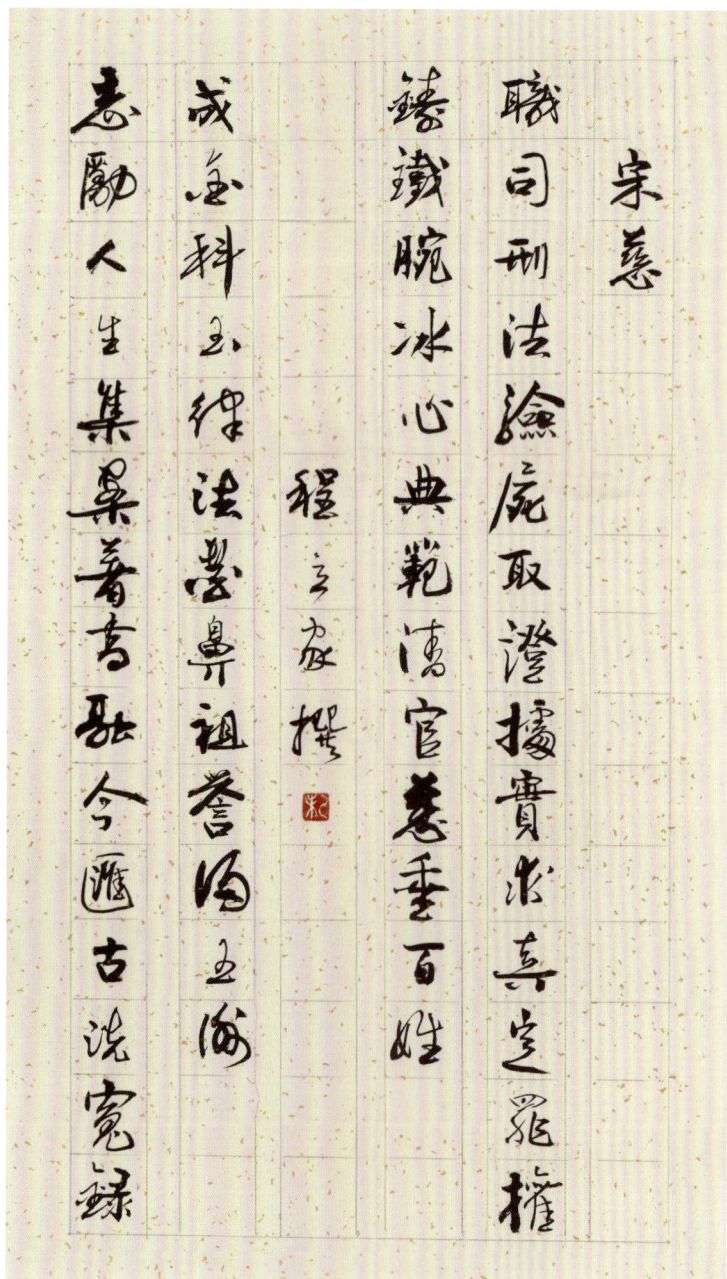

（程立家撰联　谢克庆书）

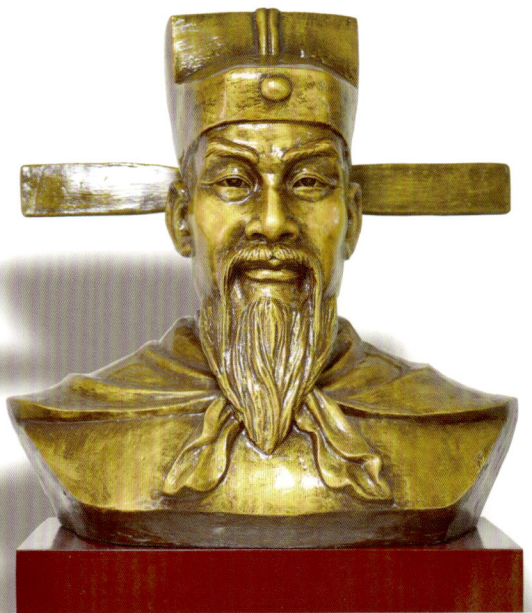

（宋慈塑像　西南医科大学附属中医院供稿）

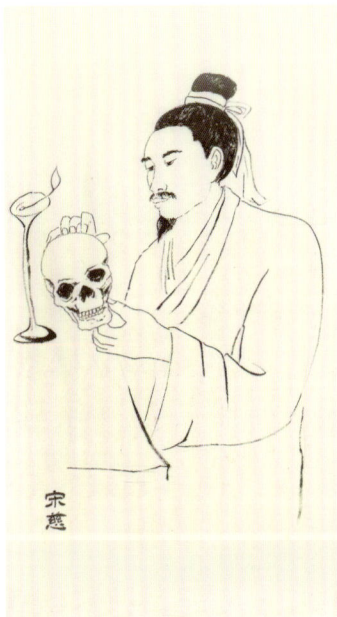

（宋慈　刘应和作）

法医学是医学的一个独特的分支。说到中国的法医，就要提到宋慈。

宋慈（1186－1249），字惠父，福建建阳（今福建南平）人，南宋著名法医学家。他是朱熹的再传弟子，中了进士，先后担任过四任刑官。宋慈把当时处于世界领先地位的中医药学应用于刑狱检验，并对先秦以来历代官府刑狱检验的实际经验，进行全面总结，使之条理化、系统化、理论化，写成了《洗冤集录》。《洗冤集录》自问世以来，成为元、明、清三代刑狱官案头必备的参考书，其权威性甚至超过朝廷颁布的有关法律。此书是世界第一部法医学专著，比国外同类著作要早350多年。其影响非常深远，先后被译成朝、日、法、英、荷、德、俄等多种文字，在中外医药学史、法医学史、科技史上留下光辉的一页。中外法医界普遍认为是宋慈开创了"法医鉴定学"，宋慈也被尊为世界法医学鼻祖。

咏朱丹溪（七律）

大儒兴致入医门，厚积经书重创新。
格物滋阴成学派，探原泻火养心神。
无涯情欲郁生病，越鞠丸丹解起因。
遗著传承推碧浪，丹溪心法育来人。

（张发荣）

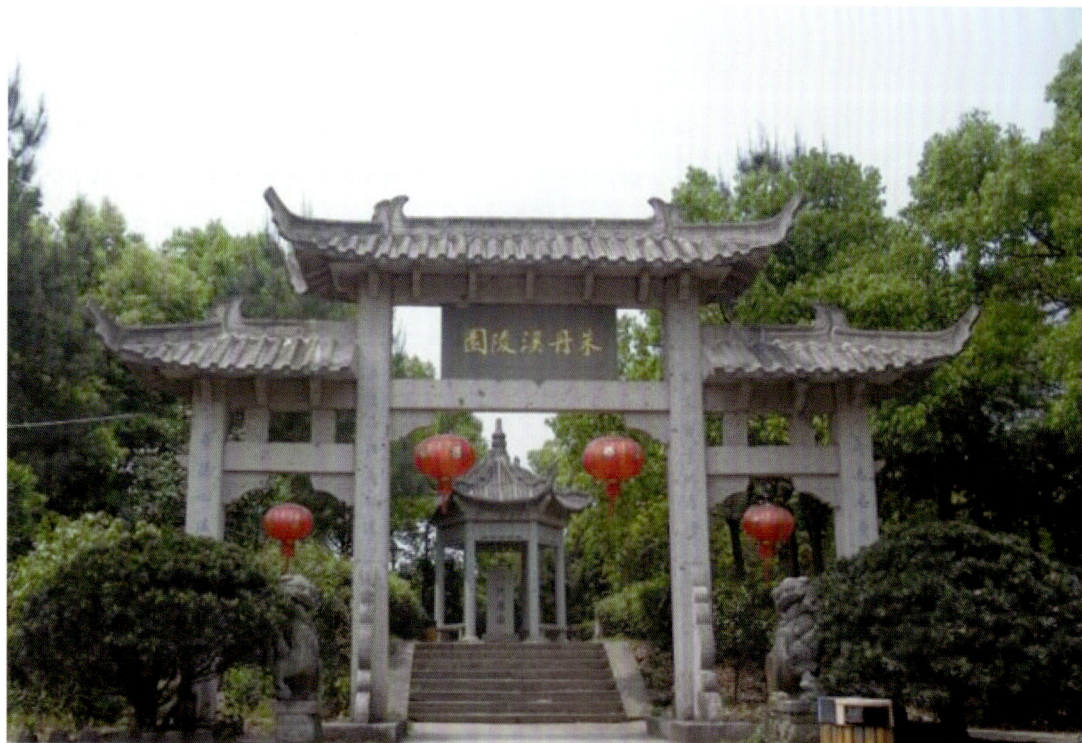

（朱震亨陵园）

朱震亨（对联）

　　倡滋阴降火之法，著书立说，收徒授业，门若学堂，薪火相传千载旺。
　　怀济世救人之心，助弱扶贫，临证施疗，效如桴鼓，芳名永铸万民尊。

（程立家）

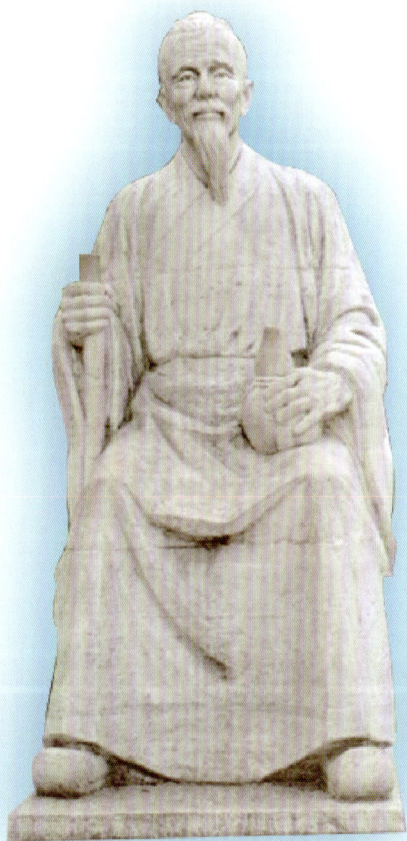

（朱震亨雕像）

　　朱震亨（1281－1358），字彦修，元代婺州义乌（今浙江义乌）人。因居丹溪边，后人尊称他为丹溪翁。朱氏自幼好学，后从师名医罗知悌。罗为刘完素再传弟子，旁通张从正、李杲之学。朱氏继承了刘、张、李诸家的学术思想，采各家之长，创立"阳常有余，阴常不足"的理论，倡滋阴降火之法，针对当时人们恣食厚味，放纵情欲的生活习惯，江南地域湿热相火为病最多，以及习尚温燥之时弊具有很强的针对性，故世人称为"滋阴派"。

　　朱氏临床经验丰富，有不少创见，故有"杂病用丹溪"之说。他对气、血、痰、郁的论治十分精当，创制了治郁名方越鞠丸。代表著作有《局方发挥》《格致余论》，流传的《丹溪心法》系门人整理其临床经验而成。

第六章 鼎盛创新

（明—清·鸦片战争前，公元 1368—1840）

明初至清代鸦片战争前朝，是中国君主专制社会的后期。国家长期统一稳定，经济高度发展，文化、科学取得了多方面成就，中医学也发展至鼎盛时期。明清医学继承宋、金、元的基础，名医辈出，基础理论与临床各科进一步丰富和成熟，进入了全面、系统、规范化的总结阶段，产生了一批高质量的综合性著述和集古代中医学之大成的成果，成为中医学发展的高峰时期。如本草学中的《本草纲目》，方书中的《普济方》，全书中的《景岳全书》《医宗金鉴》，丛书中的《证治准绳》，外科中的《外科正宗》，针灸学中的《针灸大成》，温病学中的《温热论》《温病条辨》等。这些著作对前人论述进行了全面总结和系统整理，内容丰富，影响很大。

明清时期，本草学、温病学、解剖生理学等都有了创新和突破。李时珍的《本草纲目》集古代本草之大成，分类科学，内容丰富，是我国古代最伟大的药学著作。温病学家叶桂、薛雪、吴塘、王士雄等在前代治疗急性热病和流行病丰富经验的基础上，通过理论研究和临床实践，形成了温病学说，大大丰富了中医药宝库。人痘接种术的运用，开创了人类预防天花的新纪元。王清任通过长期观察，撰成《医林改错》，对人体解剖生理学进行了大胆探索。

此间，中外医药交流越发活跃。中朝、中日之间医学交往频繁。随着郑和七下西洋，甚至将中医药传播到东非沿岸国家。

方剂大成《普济方》（七律）

宏编巨著辑医方，普济方书济世良。
永乐刊行成浩卷，精华汇总谢周王。
内儿妇外诸科备，刺灸薰推治法彰。
四库全书传后世，古今高论展辉煌。

（杨殿兴）

（镂而不舍　阳廷福治印）

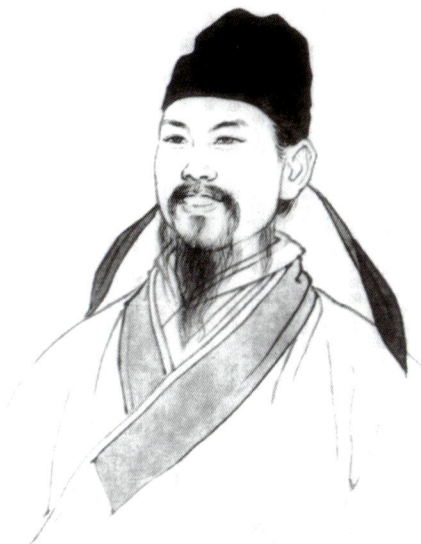

（朱橚画像）

《普济方》是中国历史上最大的方剂书籍，是广泛辑集明以前的医籍和其他有关著作分类整理而成，载方达 61739 首。

《普济方》是由明太祖第五子周王朱橚主持汇编而成，刊于 1406 年，初刻本已散佚。几百年来除少数藏书家藏有一些残卷，惟清初《四库全书》收有全文。原作 168 卷，《四库全书》将其改为 426 卷，分成 217 类，共 788 法，全书载图 239 幅。内容包括总论、脏腑身形、伤寒杂病、外科、妇科、儿科、针灸等。书中记载了许多疾病的治法，如汤药、按摩、针灸等。朱橚一直很喜欢做诗谈学，热衷医道，曾编著《保生余录》《袖珍方》和《救荒本草》，平时很注意收集古今方剂，他将自己收集到的方剂加以整理、修订，又请教授滕硕、长史刘醇等人一同讨论、修改，最后于明永乐四年（公元 1406 年）《普济方》定稿出书。这本书是集明以前古今之大成，是十分宝贵的医学文献资料。

人民卫生出版社 1959 年以《普济方》为主，并参考以前的一些残卷残本，进行校勘、重印出版。共分 10 册，第一册为方脉运气脏腑，第二册为身形，第三册到第六册为诸疾，第七册为诸疮肿，第八册为妇人，第九册为婴孩，第十册为针灸。这样使原书变得简明有章。

附：朱橚诗元宫词

元 宫 词

大安楼阁耸云霄，列坐三宫御早朝。 政是太平无事日，九重深处奏箫韶。

春日融和上翠台，芳池九曲似流杯。 合香殿外花如锦，不是看花不敢来。

棕殿巍巍西内中，御筵箫鼓奏薰风。 雨顺风调四海宁，丹墀大乐列优伶。

年年正旦将朝会，殿内先观玉海青。 诸王驸马咸称寿，满酌葡萄饮玉钟。

东风吹绽牡丹芽，漠漠轻阴护碧纱。 向晓内园春色重，满栏清露湿桃花。

上都四月衣金纱，避暑随銮即是家。 纳钵北来天气冷，只宜栽种牡丹花。

合香殿倚翠峰头，太液波澄暑雨收。 两岸垂杨千百尺，荷花深处戏龙舟。

尸谏灵公演传奇，一朝传到九重知。 奉宣赍与中书省，诸路都教唱此词。

胭粉钱关岁岁新，例教出外探诸亲。 归来父母曾相嘱，侍奉尤当效力频。

兴和西路献时新，猩血平波颗颗匀。 捧入内庭分品第，一时宣赐与功臣。

王孙王子值三春，火赤相随出内门。 射柳击球东苑里，流星骏马蹴红尘。

阊阖门开拥钺旌，千官侍立晓星高。 尚衣欲进虬龙服，错捧天鹅织锦袍。

侍从常向北方游，龙虎台前正麦秋。 信是上京无暑气，行装五月载貂裘。

清宁殿里见元勋，侍坐茶余到日曛。 旋着内官开宝藏，剪绒段子御前分。

瑞气氤氲万岁山，碧池一带水潺湲。 殿傍种得青青豆，要识民生稼穑艰。

一段无瑕白玉光，来从西域献君王。 制成新样双龙鼎，庆寿宫中奉太皇。

灯月交光照绮罗，元宵无处不笙歌。 太平官里时行乐，辇路香风散玉珂。

玉京凉早是初秋，银汉斜分大火流。 吹彻洞箫天似水，半钩新月挂西楼。

五色云生七宝台，小山子上数峰排。 奇花异草香风度，不是天仙不到来。

蜜渍金桃始献新，禁城三伏绝嚣尘。 炎蒸微至清宁殿，玉杵敲冰赐近臣。

几番怯薛上班慵，生怕鸾舆又到宫。 一自恩归西内日，飞鱼闲挂宝雕弓。

初调音律是关卿，伊尹扶汤杂剧呈。 传入禁垣官里悦，一时咸听唱新声。

十六天魔按舞时，宝妆缨络斗腰肢。 就中新有承恩者，不敢分明问是谁。

背番莲掌舞天魔，二八娇娃赛月娥。 本是河西参佛曲，把来宫苑席前歌。

上都楼阁霭云烟，风俗从来朔漠天。 自是胡儿无禁忌，满宫嫔御唱银钱。

侍从皮帽总姑麻，罟罟高冠胜六珈。 进得女真千户妹，十三娇小唤茶茶。

杏脸桃腮弱柳腰，那知福是祸根苗。 高丽妃子初封册，六月阴寒大雪飘。

官里前朝驾未回，六宫迎辇殿门开。 帘前三寸弓鞋露，知是々小姐来。

深宫春暖日初长，花气浑如百和香。 睡足倚栏闲坐久，琵琶声里拨当当。

二十余年备掖庭，红颜消渴每伤情。 三弦弹处分明语，不是欢声是怨声。

月明深院有霜华，开遍阶前紫菊花。 凉入绣帏眠不得，起来窗下拨琵琶。

苑内萧墙景最幽，一方池阁正新秋。 内臣净扫场中地，官里时来步打球。

珊瑚枕冷象牙床，耿耿青灯伴月光。　不是宫闱有仙境，如何觉得夜偏长。
金风苑树日光晨，内侍鹰坊出入频。　遇着中秋时节近，剪绒花勘斗鹌鹑。
金鸭烧残午夜香，内家初试越罗裳。　芳容不肯留春驻，几阵东风落海棠。
梨花素脸髻盘龙，南国娇娃乍入宫。　无奈胡姬皆笑倒，乱将脂粉与添红。
自供东苑久司茶，览镜俄惊岁月加。　纵使深宫春似海，也教云鬓点霜华。
恻恻轻寒透凤帏，夜深前殿按歌归。　银台烛烬香销鼎，困倚屏风脱舞衣。
奇氏家居鸭绿东，盛年才得位中宫。　翰林昨日新裁诏，三代蒙恩爵禄崇。
湖上驾鹅映水明，海青常是内官擎。　二宫皇后随銮驾，辇内开帘看放鹰。
暧抹多官上直时，丹墀千队列旌旗。　殿前每遇观西马，诏许宫臣辇路骑。
憔悴花容只自知，番思娇小入宫时。　经年不识东风面，蹙损春山为阿谁。
小楼春浅杏花寒，象鼎烟销宝篆残。　情思不忺梳洗懒，半偏云髻倚阑干。
年年避暑出居庸，北望滦京朔漠中。　经过缙云山水秀，吴姬疑是越江东。
鬼赤遥催驼鼓鸣，短檐毡帽傍车行。　上京咫尺山川好，纳钵南来十八程。
清晓龙闱侍寝回，纻松云鬓对妆台。　绮窗昨夜东风暖，一树梨花对雨开。
金莲处处有花开，斜插云鬟笑满腮。　辕轊向南遵旧典，地椒香里属车回。
奎章阁下文词盛，太液池边游幸多。　南国女官能翰墨，外间抄得竹枝歌。
一别诸亲三十载，诏令相见出宫垣。　就中苦乐谁知得，内侍丛中不敢言。
祈雨番僧鲊答名，降龙刺马胆巴瓶。　牛酥马乳宫中赐，小阁西头听唪经。
上都随驾自西回，女伴遥骑骏马来。　踏遍路傍青野韭，白翎飞上李陵台。
队里惟夸三圣奴，清歌妙舞世间无。　御前供奉蒙深宠，赐得西洋塔纳珠。
按舞婵娟十六人，内园乐部每承恩。　缠头例是宫中赏，妙乐文殊锦最新。
月宫小殿赏中秋，玉宇银蟾素色浮。　官里犹思旧风俗，鹧鸪长笛序梁州。
比甲裁成土豹皮，着来暖胜黑貂衣。　严冬校猎昌平县，上马方才赐贵妃。
月夜西宫听按筝，文殊指拨太分明。　清音刘亮天颜喜，弹罢还教合凤笙。
包髻团衫别样妆，东朝谒罢出宫墙。　内中多有亲姨嫂，潜与交州百和香。
十五胡姬玉雪姿，深冬校猎出郊时。　海青帽暖无风冷，鬓发偏宜打练椎。
夜深烧罢斗前香，旋整云鬟拂御床。　遇着上班三鼓尽，内筵犹自未抬羊。
彩绳高挂绿杨烟，人在虚空半是仙。　忽见驾来频奉旨，含羞不肯上秋千。
承宠娇行宝殿前，新裁罗扇合欢圆。　进来不为凉风好，欲讽君心莫弃捐。
大都三月柳初黄，内苑群花渐有香。　小阁日长人倦绣，隔帘呼伴去寻芳。
腰肢瘦弱不胜裙，病里恹恹过一春。　因识玉颜多宠幸，殿前催得太医频。
安息薰坛遣众魔，听传秘密许宫娥。　自从受得毗卢咒，日日持珠念那摩。
哇聚喧阗苦不禁，不鲁罕后喻言深。　东安州里池塘静，鼓吹无闻直到今。
暑风催雨滴檐楹，深院吴姬睡不成。　梦入西湖荡莲桨，起来弹泪到天明。
白酒新篘进玉壶，水亭深处暑全无。　君王笑向奇妃问，何似西凉打剌苏。
海晏河清罢虎符，闲观翰墨足欢娱。　内中独召王渊画，揣得黄筌孔雀图。

御沟秋水碧如天，　偶忆当时事惘然。　红叶纵教能寄恨，　不知流得到谁边。
独木凉亭锡宴时，　年年巡幸孟秋归。　红妆小伎频催酌，　醉倒胡儿阿剌吉。
燕子泥香红杏雨，　茗花风澹白鸥波。　一年春事闲中过，　镜里容颜奈老何。
春游到处景堪夸，　厌戴名花插野花。　笑语懒行随凤辂，　内官催上骆驼车。
诸方贡物殿前排，　召得鹰坊近露台。　清晓九关严虎豹，　辽阳先进白雕来。
骑来骏马响金铃，　苏合薰衣透体馨。　罟罟珠冠高尺五，　暖风轻袅鸐鸡翎。
秋深飞放出郊行，　选得驯驹内里乘。　野雉满鞍如缀锦，　马前珍重是黄鹰。
江南名伎号穿针，　贡入天家抵万金。　莫向人前唱南曲，　内中都是北方音。
地寒不种芙蓉树，　土厚宜栽桔子松。　清晓内官呼彩缕，　各官分赐牡丹丛。
西山晴雪玉围屏，　随驾登楼眼界明。　供奉女儿偏觉冷，　貂裘特赐荷恩荣。
月钱常是散千缗，　大例关支不是恩。　南国女官呼姓字，　只愁国语不能翻。
海子东头暗绿槐，　碧波新涨灏无涯。　瑞莲花落巡游少，　白首宫人扫殿阶。
河西女子年十八，　宽着长衫左掩衣。　前向拢头高一尺，　入宫先被众人讥。
百年四海罢干戈，　处处黎民鼓腹歌。　偶值太平时节久，　政声常少乐声多。
鹿顶殿中逢七夕，　遥瞻牛女列珍羞。　明朝看巧开金盒，　喜得蛛丝笑未休。
春情只在两眉尖，　懒向妆台对粉奁。　怕见双双莺燕语，　杨花满院不钩帘。
白露横空殿宇凉，　房头蟢洗旧衣裳。　玉栏金牛西风起，　几叶梧桐弄晚黄。
健儿千队足如飞，　随从南郊露未晞。　鼓吹声中春日晓，　御前咸着只孙衣。
天马西来自佛郎，　图成又敕写文章。　翰林国语重翻译，　祆鲁诸营赐百张。
低绾云鬟浅淡妆，　从来阁内看诸王。　只缘谨厚君心喜，　令侍明宗小影堂。
二弦声里实清商，　只许知音仔细详。　阿忽令教诸伎唱，　北来腔调莫相忘。
纤纤初月鹅黄嫩，　浅浅方池鸭绿澄。　内苑秋深天气冷，　越罗衫子换吴绫。
凶吉占年北俗淳，　旋烧羊胛问祆神。　自从受得金刚戒，　摩顶然香告世尊。
内中演乐教师教，　凝碧池头日色高。　女伴不来情思懒，　海棠花下共吹箫。
大宴三宫旧典谟，　珍羞络绎进行厨。　殿前百戏皆呈应，　先向春风舞鹧鸪。
兴圣宫中侍太皇，　十三初到捧垆香。　如今白发成衰老，　四十年如梦一场。
萵苣颜色熟樱桃，　树底青青草不薅。　生怕百禽先啄破，　护花铃索胜琅璈。
昨朝进得高丽女，　太半咸称奇氏亲。　最苦女官难派散，　总教送作二宫嫔。
宝殿遥闻佩玉珊，　侍朝常是奉宸欢。　要知各位恩深浅，　只看珍珠罟罟冠。
元统年来诏敕殷，　中书省里事纷纭。　昨朝传出宫中旨，　江浙支盐数万斤。
谷雨天时尚薄寒，　梨花开谢杏花残。　内园张盖三宫宴，　细乐喧阗赏牡丹。
新颁式样出宫门，　不许倡家服用新。　伎女紫衣盘小髻，　乐工咸着戴青巾。
梦觉银台画烛残，　窗前风雪满雕栏。　为嫌衾薄和衣睡，　火冷金炉夜半寒。
圣心常悯暖焉贫，　特敕中书赐绢银。　分得不均嗟怨众，　受恩多是本朝人。
晓灯垂焰落银缸，　犹自春眠近小窗。　唤醒玉人莺语滑，　宝钗敲枕理新腔。

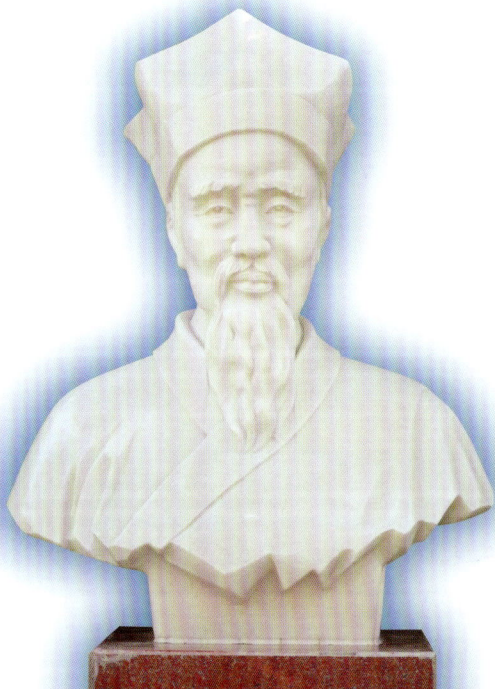

（韩懋塑像 成都中医药大学附属医院供稿）

咏蜀中名医韩懋（七古）

飞霞妙手治疾患，自由聪敏学验全。
德艺双馨名蜀地，游学京师名方传。
君亲皆愈显身手，济世活人五瘟丹。
六法施章准绳在，韩氏医通创新篇。

（田兴望）

韩懋（对联）

立志从医，身怀绝艺，飞霞子走南闯北，访师问道，
治病疗伤，足旅半天下。

著书传世，典载名方，养亲汤温肺化痰，降气消壅，
舒胸平喘，功昭众后生。

（程立家）

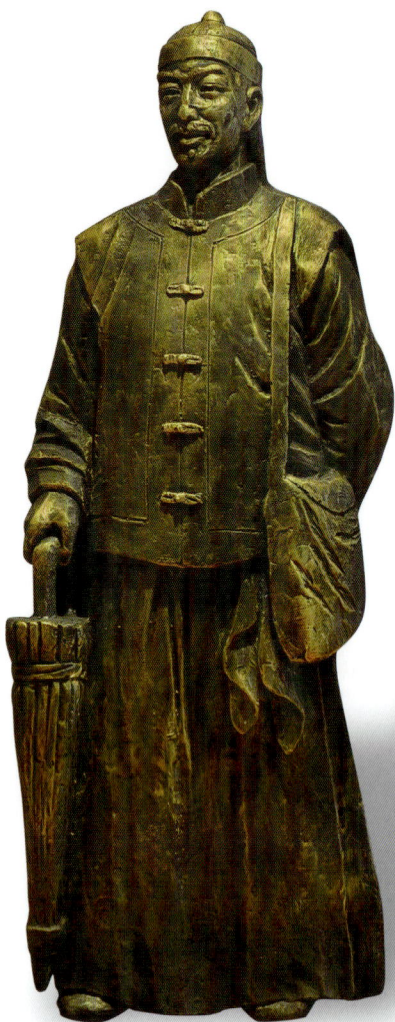

（韩懋塑像　西南医科大学附属中医院博物馆供稿）

韩懋（1441－1522），又名白自虚，字天爵，号飞霞子，人称白飞霞，四川泸州人。出身官宦之家，因生来孱弱，父母多病，科举失利，遂学医。

韩氏精通《易经》，又尊崇《内经》《难经》，著有《韩氏医通》2卷。此书发展了淳于意的医案程式，具体指出四诊对病证鉴别的重要性，书中创制的三子养亲汤，药仅三味，功效显著，至今为临床喜用。

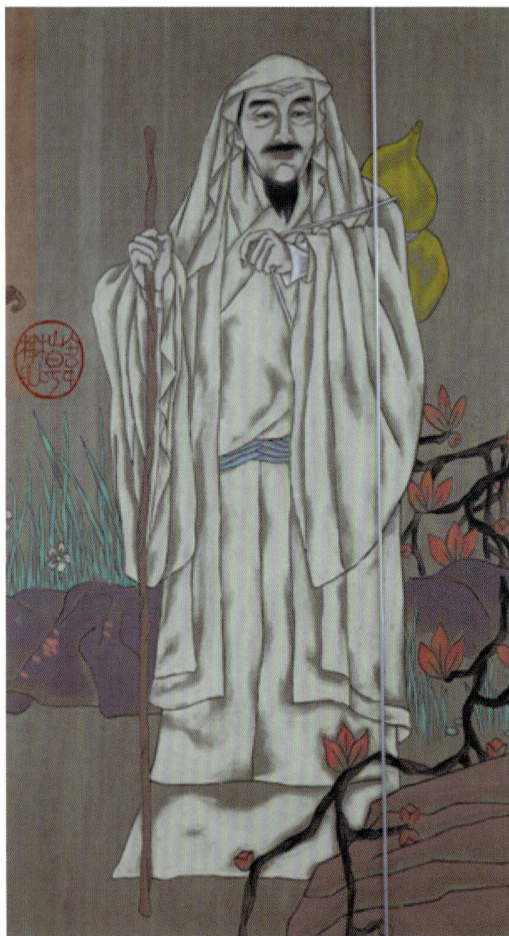

（韩懋画像　成都中医药大学博物馆供稿）

《伤寒杂病论》流传日本（七律）

伤寒大论世人尊，渡海传播惠日邻。

净氏来华朝圣典，东人在日谒医神。

尊崇仲景创流派，效仿经方立法伦。

古道相承千百代，功延异国济苍民。

（杨殿兴）

（杨殿兴撰诗　高伟书）

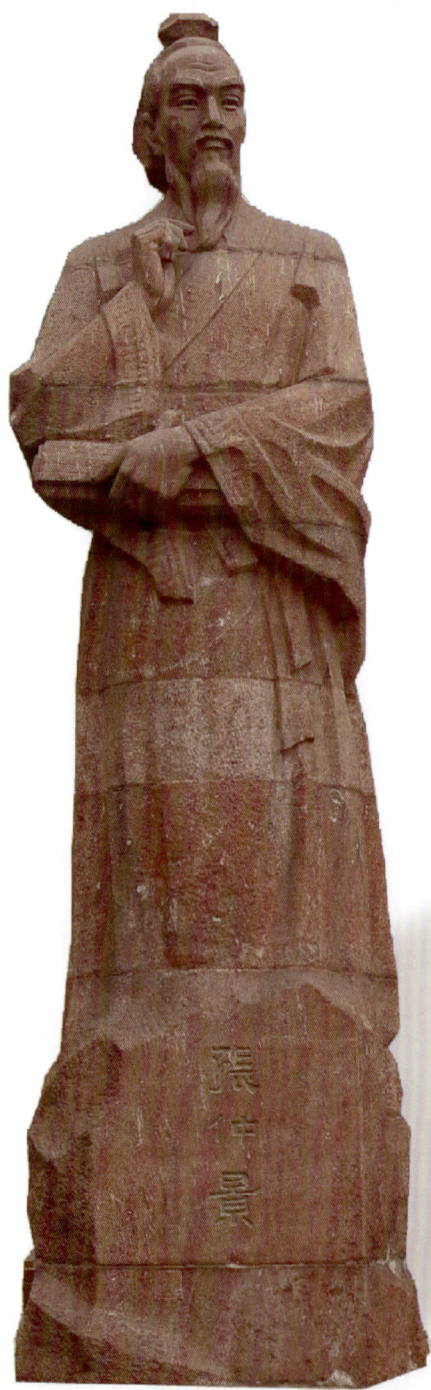

（医圣张仲景塑像 成都中医药大学附属医院供稿）

附：中日医学界在现代也多有学术交流，附录几首中日中医药界友好交流的诗作。

1982年1月9日，"寄赠谷美智士"：

医学肇东方，日中好共商。
九针臻至妙，三折乃称良。
君挟灵枢秘，我传和缓方。
但愿常攻错，情同海水长。

（任应秋）

1982年5月8日，再用原韵奉和"小林清朴堂"老人兼呈"矢数道明"先生：

喜有东邻重汉方，师承远溯自长桑。
岐黄一脉渊源共，学术交流攻错良。
不仅医坛期共励，又从诗屑获奇香。
苏庞契合真堪许，异国同心谊更长。

（任应秋）

前呈矢数先生长句，辱承和叶拜嘉，先生余再步魚韵還呈座右聊申傾慕之忱

朴堂老人小林清先生雨政

壬戌初夏任應秋于北京

喜有東鄰重漢方，師承遠溯自長桑。
岐黃一脈淵源共，學術交流攻錯良。
不僅醫壇期共勵，更從詩屑獲奇香。
蘇龐契合真堪擬，異國同心誼倍長。

（任应秋诗书）

赠大冢敬节先生

禹城医宗原仲景，瀛洲药法亦长沙；

初逢海外人如旧，学问由来是一家。

（岳美中）

赠矢数道明先生

胸中尽有奇书悟，世上无将峻药疑；

瞑眩方能瘳厥疾，摧锋陷阵仗雄师。

（岳美中）

寄日本稻吉宏侑书

稻吉宏侑园主伟鉴：未图良晤，已读遥章，捧读之余，过蒙奖赐，惭感何穷。前人有："等闲识得春风面，万紫千红总是春"。虽然一海遥隔，顿成万里神交，得之鱼雁何幸如之。台端雅爱园艺学术，发展果木名产，其成功伟大，倍切心仪，赋诗记事。

无限风光满吉园，深红嫩绿艳东京。

三千结队小儿女，血肉相亲直到今。

（王渭川）

注：史传我国秦始皇时代，也就是日本奈良时代，曾遣三千童男童女，留住日本直到现在。

日本汉方医学体系的形成，当在 15 世纪左右，也是不断地吸取我国医学的成就，并结合自己的实践经验加以发展的结果。明孝宗弘治五年至十三年（1492－1500），日本医生坂净运来中国，攻读仲景学说，归国时带回《伤寒杂病论》一书，向日本医学界大力传播仲景学说。自此，仲景伤寒学说在日本的影响日益扩大。日本江户时代（1603－1876），号称日本汉方医学革命家——吉益东洞，深受仲景学说影响，著书二十余种，强调仲景《伤寒论》为医林之绳墨，不易之规矩，是日本古方派的鼻祖。他一生致力于《伤寒论》医学的日本化，大力提倡古方，全面批判后世方。在方证应用上，主张随证处方，不拘病因，认为"伤寒论惟方与证耳"，"其证同也，万病一方，其证变也，一病万方"。吉益东洞被尊称为日本的张仲景，由于他的影响，古方派成为日本汉方医学的一大主流学派，其学术思想历经数百年，迄今仍风行日本。

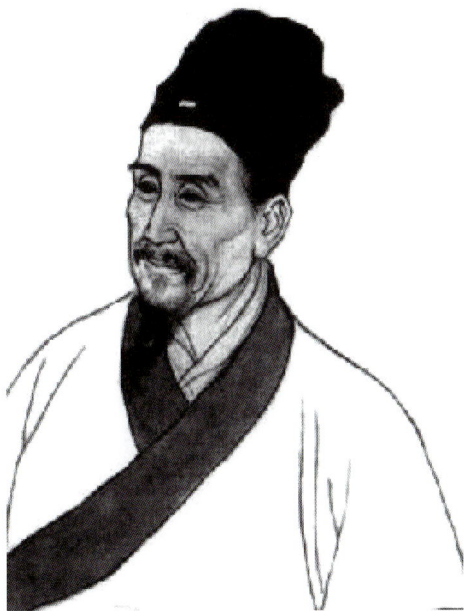

万全

咏万密斋（五古）

鄂东有胜地，罗田巴水泱。

密斋承祖业，三世传岐黄。

饱览仲景术，尤喜钱仲阳。

发微余足论，形色识津梁。

慈幼重调护，节食脾胃强。

济阴且广嗣，养生四要倡。

宝典播海内，名同濒湖扬。

清帝虽封圣，殊勋惜未彰。

幸得后人识，万代仰流芳。

（胡波）

　　万全（1499－1582），字事，号密斋，湖北罗田人，明代与李时珍齐名的著名医学家，尤精于儿科。清初被康熙皇帝封为医圣。万密斋自幼接受儒家教育，习举子业，为邑之诸生。后因科场失意，遂弃举从医，继承祖传岐黄之业，名噪一时。他系统地提出了"阳常有余、阴常不足，肝常有余、脾常不足、心常有余、肺常不足、肾常不足"的小儿生理病理学说，丰富了中医儿科学的内容。著有《万密斋医学全书》十种，对中医学临床论治具有较高的参考价值，内容除儿、妇、内科常见病证辨治以外，还包括对《伤寒论》等经典著作的研究及养生保健、优生优育等方面的论述。这些书深受欢迎，明清以来反复刊印，在日本、越南、朝鲜等地方流传。

（万全画像）

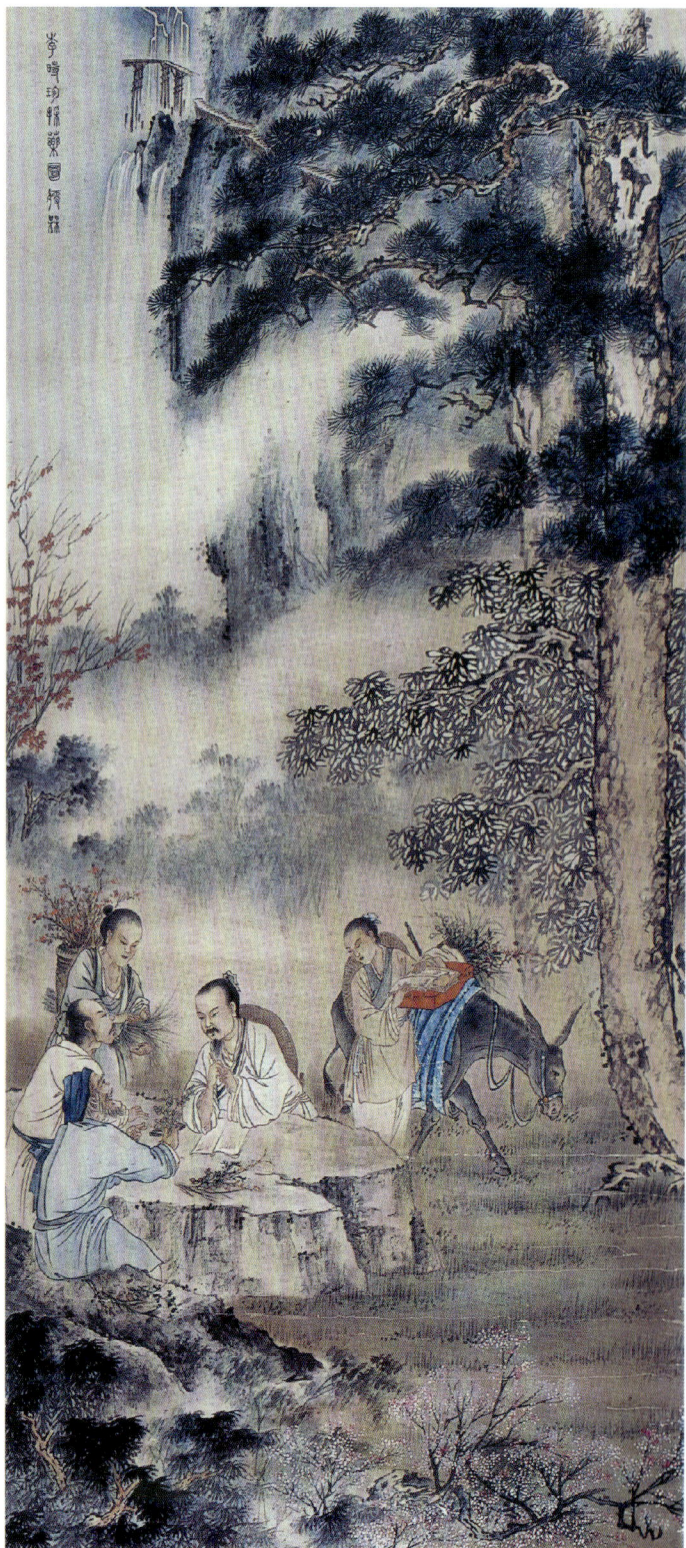

（李时珍采药图　伍瘦梅作）

青玉案·李时珍

药材纠错开新路，廿七载，拼寒暑。踏遍青山寻宝处，拜师求教，药农黎庶。览尽藏书库。

考研良药添新著，别类分门达高度。屹立东方巅顶树，环球奇迹，药河砥柱。纲目垂千古。

（张发荣）

咏李时珍（七古）

蕲州大名誉乾坤，光芒源自李时珍。
钟爱岐黄凌云志，逆水攻艰付终身。
三世家传怀绝技，救死扶伤效如神。
汇集验方逾万首，仁术风清刻民心。
饱读经集上千种，八百医典精粹陈。
寻师采药详求正，勘误除谬屡添新。
焚膏继晷三十载，纲目功成惊世人。
四诊合参开新境，濒湖脉学永传存。
二十七脉歌诀美，形象生动韵消魂。
医药群峰君纵览，科学巨擘寰宇闻。
故里流芳杏林茂，天长地久满园春。

（张发荣）

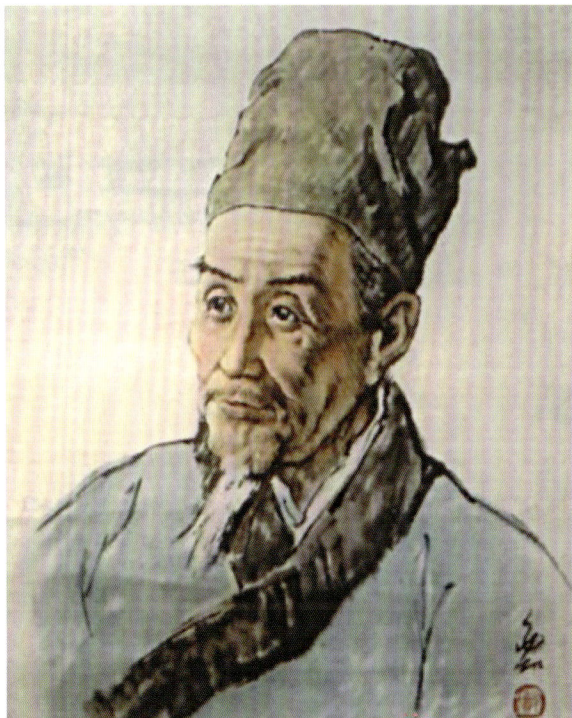

（李时珍画像 蒋兆和作）

李时珍（对联）

师愿拜渔樵，背药篓，穿草鞋，翻山越水，险涉艰攀，采药访医，千磨以集杂家，奉毕生心血。

学必研理据，觅经书，录札记，考古证今，穷搜博采，芟烦补阙，三易而成巨著，获举世推崇。

（程立家）

临江仙·赞《本草纲目》

　　药物搜罗成巨著，时珍本草堪夸。草虫木石也飞霞。般般标疗效，选配便医家。

　　二十七年心血注，通参前辈精华。附方万剂可依查。流芳彪史册，饮誉遍天涯。

（萧炬）

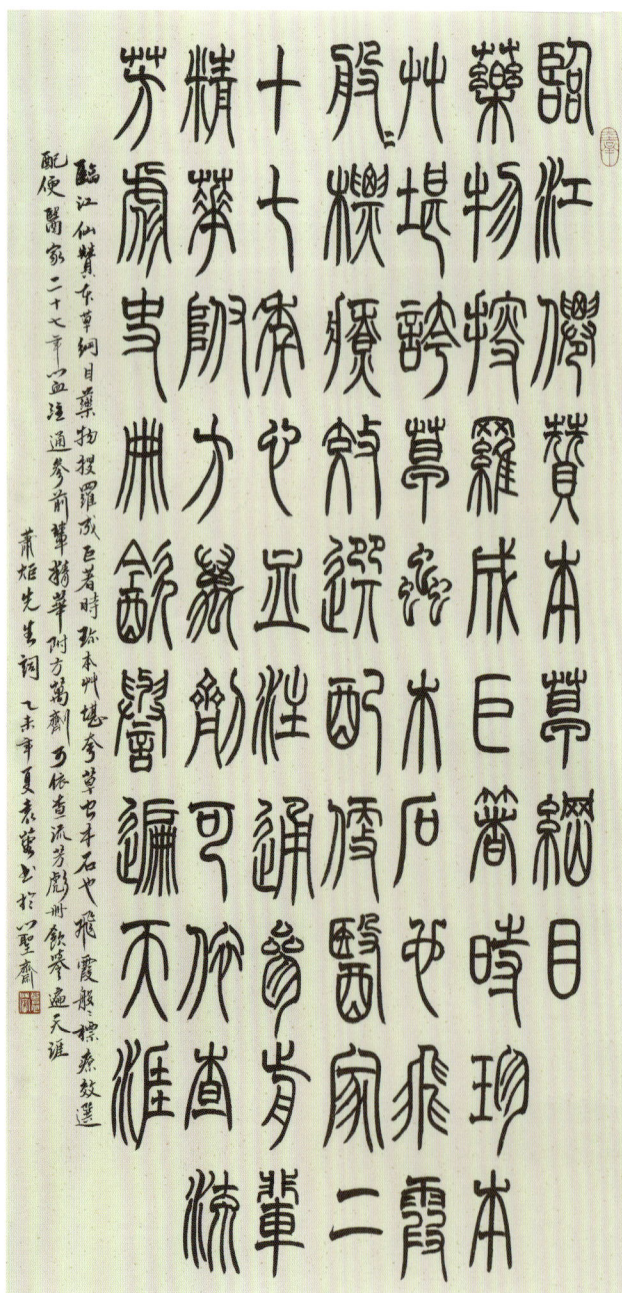

（萧炬撰词　袁蓉书）

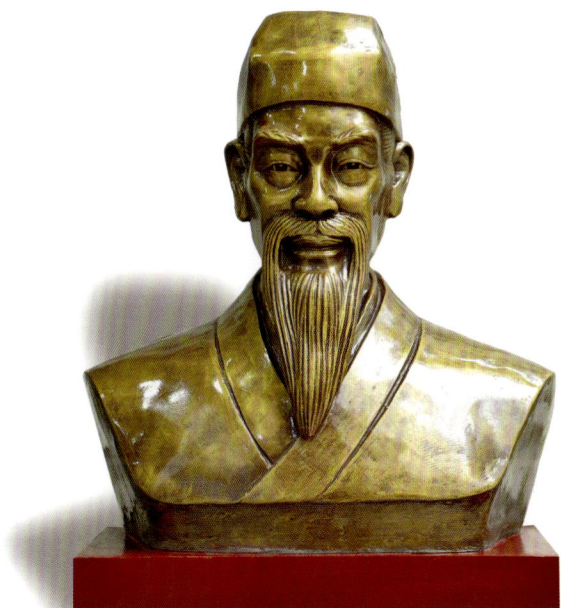

（李时珍塑像　西南医科大学附属中医院供稿）

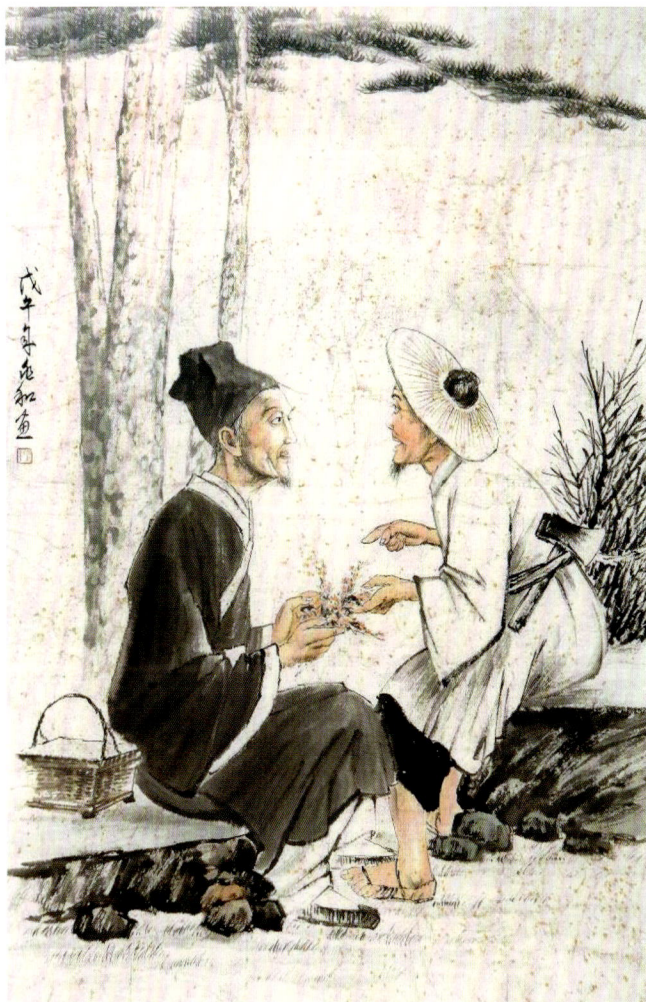

（李时珍问药图　蒋兆和作）

李时珍（1518－1593），字东璧，晚号濒湖老人，明代蕲州（今湖北蕲春县）人，著名中医药学家。他出身于医学世家，医学根底深厚。在长期的临床实践中，发现以往的本草书中有不少错讹或遗漏，于是决心重新编撰一部新的本草专书。他在宋代唐慎微《经史证类备急本草》的基础上，广泛参考引用历代诸家本草及医家的医论、医方，通过研究、整理，将其最为精要的部分进行了总结，著成《本草纲目》一书。《本草纲目》收载药物1892种，附药图1109幅，附录历代验方11096首，纠正了世传本草学的许多错误，增添了不少良药品种，实为集历代本草之大成。该书在分类学、中医学、中药学、植物学、矿物学、化学等领域，都有很高的科学价值，既是本草学，也是博物学的巨著，刊行不久后即流传至全世界。

李时珍于脉学也研究颇深，著有《濒湖脉学》，在王叔和《脉经》基础上又有发展，成为学习脉学的必读著作。

杨继洲与《针灸大成》（七律）

世代从医祖业留，髫龄立志解民忧。
勤求古训思源远，探赜针经觅细流。
穴位标明经络考，金针补泻病疴瘳。
通玄指要标幽赋，国粹名篇济九州。

（杨殿兴）

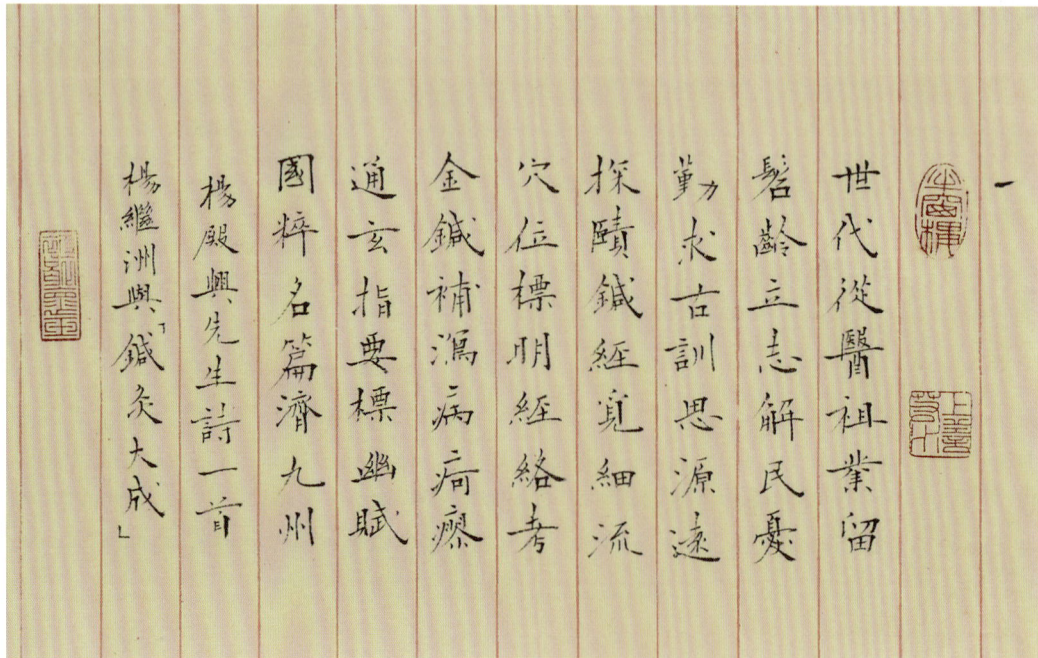

（杨殿兴撰诗　叶蓉光书）

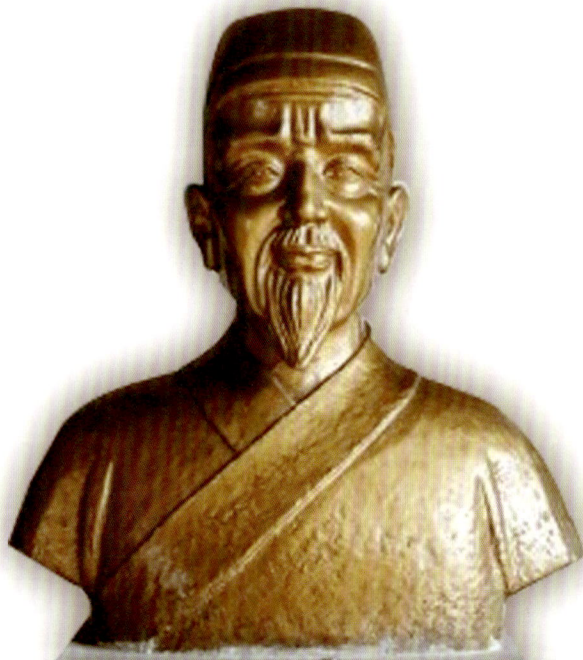

（杨继洲塑像）

　　杨继洲（1522－1620），三衢（今浙江衢县）人，名济时，字以行。明代针灸学家，曾任太医院医官等职。医学世家，父祖几世业医，祖父杨益，太医院御医，著《集验医方》刊行于世。杨氏从小耳濡目染，立志学医，尤致力于针灸学的研究。他家中珍藏有各种古医家抄本，所以得以博览群书，通晓各家学说。他治学严谨，勤读医书，不分寒暑，又溯本求源，对《素》《难》《千金》《外台》等以及有关针灸著作无不反复钻研。他据其家传《卫生针灸玄机秘要》一书，又博采《神应经》《古今医统》《针灸节要》《针灸聚英》《针灸捷要》等书的有关针灸部分，重行编订，并仿铜人象绘图立说，著成《针灸大成》（原名《针灸大全》）十卷。《针灸大成》是我国针灸学的又一次重要总结，也是明以来三百年间流传最广的针灸学著作，是一部蜚声针坛的历史名著。自明万历年间刊行以来，平均不到十年就出现一种版本，此书刊行以后，在国外影响也很大，至今已有五十种左右的版本，并有日、法、德等多种译本。《通玄指要赋》《标幽赋》《玉龙歌》等，都是书中的重要内容。《针灸大成》是明以前最完备的一部针灸专著，也是后世学习针灸必备的重要参考书。

咏方有执（七绝）

妻殇子丧仰天悲，半道人生始志医。
八卷伤寒条辨出，重修错简拜先师。

（任清良）

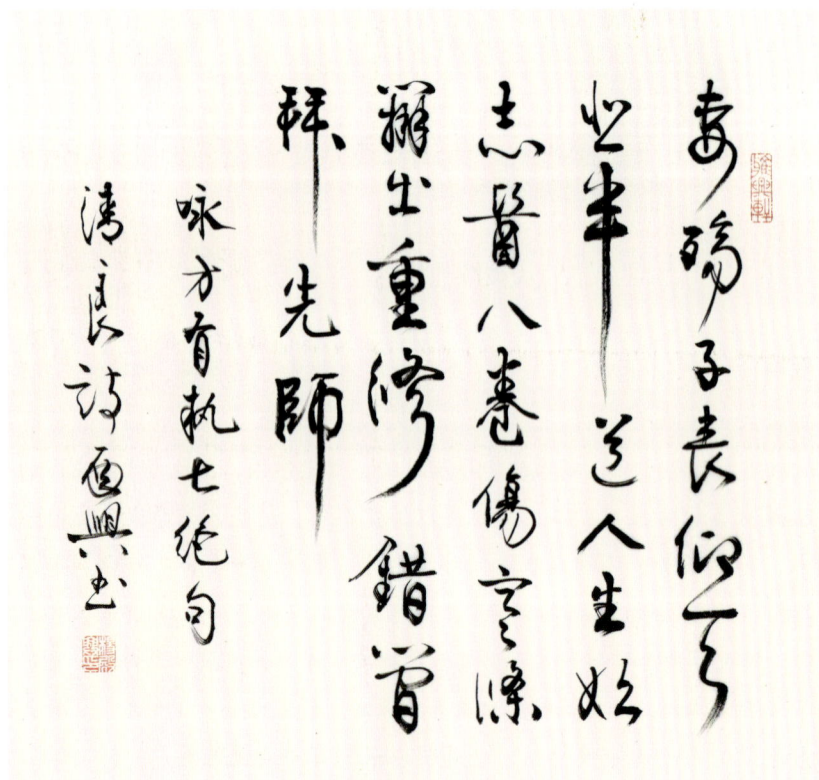

（任清良撰诗　杨殿兴书）

明清时期，儒学一统天下。儒学学风以尊经崇古为传统，造成这一时期中医基础理论方面的著作多以对《内经》《难经》《伤寒论》的注释与发挥为主要形式。关于《伤寒论》的研究尤为活跃，学派纷呈，争鸣激烈，方有执就是其中一个代表性人物。

方有执（1523－1593），字中行，别号九龙山人，安徽歙县人，明代伤寒学家。自称"愚于儒且惮不能"，初未学医，中年因妻子、儿女五人病死而发愤学医。他对《伤寒论》进行了20余年钻研考订，认为王叔和对《伤寒论》的整理编次有误，部分章节非仲景原文，他重新编排撰成《伤寒论条辨》，成为错简重订派的发端。

青玉案·张景岳

从戎难遂平生意，旧梦醒，操医技。沥血春秋扬壮志，宏篇层出，仁心广济。硕果骄天地。

类经索隐犹可贵，景岳全书集精萃。仲景伤寒千载后，德高功最，杏林旗帜，激励门徒辈。

（张发荣）

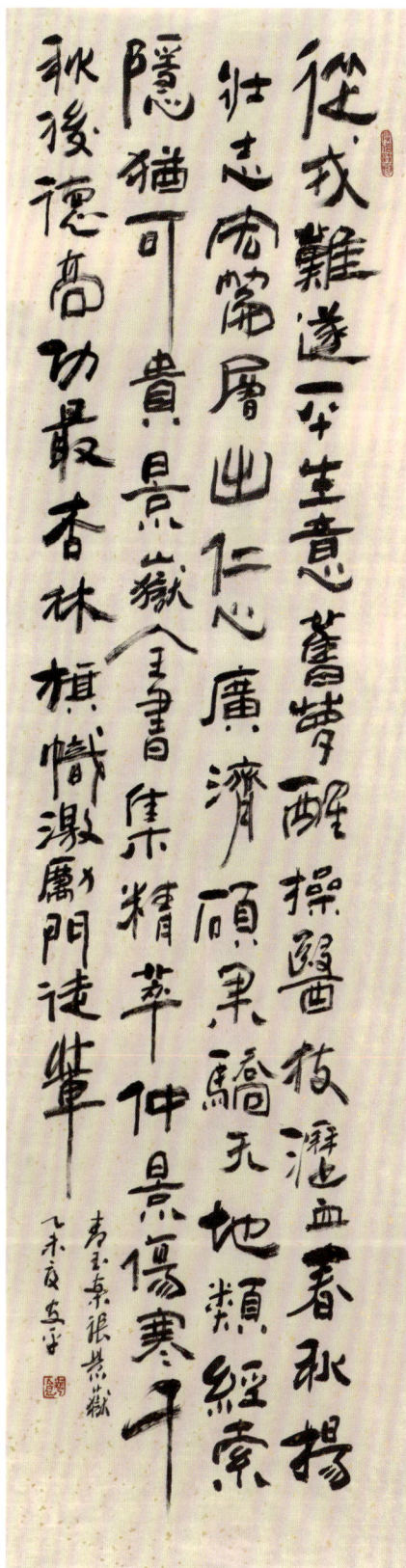

（张发荣撰词 饶安平书）

颂张景岳先师（七绝）

精究阴阳解内经，命门创始一明星。
身兼数技从来少，景岳先师树典型。

（蓝肇熙）

张介宾（对联）

才思敏捷，少拜名师，尽得真传，提倡温补，创左右归丸，
实乃疗虚妙剂。
医技高超，胸怀大志，著成类论，详解内经，萃古今精髓，
誉为传世奇书。

（程立家）

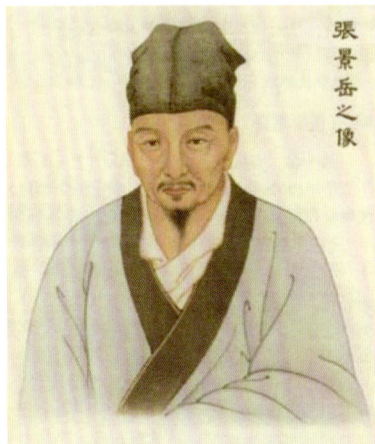

（张景岳画像）

张介宾（1563－1640），字会卿，号景岳，号通一子，祖籍四川绵竹，后徙居浙江会稽（今浙江绍兴）。张介宾出身官僚之家，才思敏捷，自幼开始学习，凡天文、音律、兵法、象数等无不通晓，有比较扎实的文学、史学、哲学基础。青年时代，拜当时的名医金英为师，尽得其传。中年时代，又曾从戎，游历河南、河北、东北等地区。至五十余岁，张氏才返回乡里，全力研究岐黄之术。他精研《素问》《灵枢》，历经三十年著成《类经》，将《内经》分门别类，详加阐释，亦多有发明。晚年，将其毕生经验撰成《景岳全书》，对临床各科、中药、方剂进行系统整理，加以充分发挥，内容独到丰富。

张氏主张医易同源，以"阳非有余，真阴不足"为中心，主为人体"虚多实少"，强调登门之重要性，治疗则主张补真阴元阳，创立左归、右归之法。因常重用熟地，又有"张熟地"之称。是温补学派主要代表人物，对后世有重大影响。

咏人痘术发明（七律）

流行痘疹乃顽疴，往昔诸医莫奈何。

疾疠一朝侵室牖，阖门万户唱哀歌。

峨眉普降消灾露，人痘专防作孽魔。

福祐中华容貌美，功传海外丽人多。

（杨殿兴）

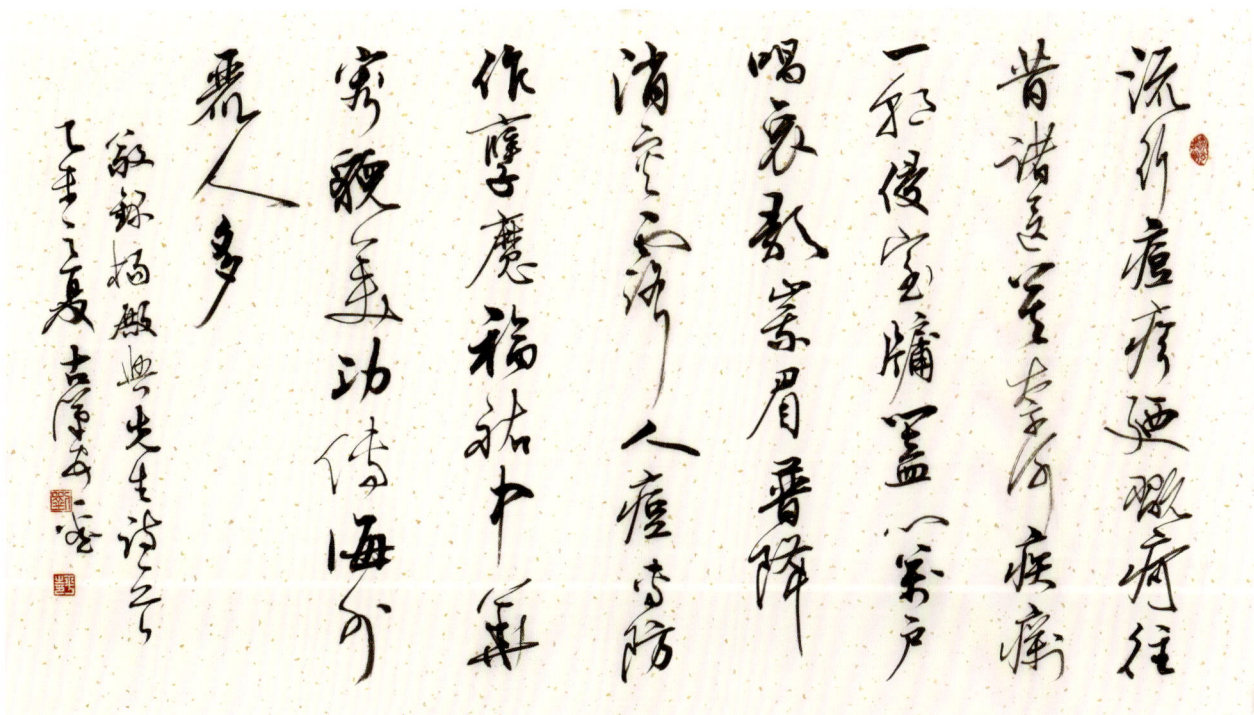

（杨殿兴撰诗　刘平书）

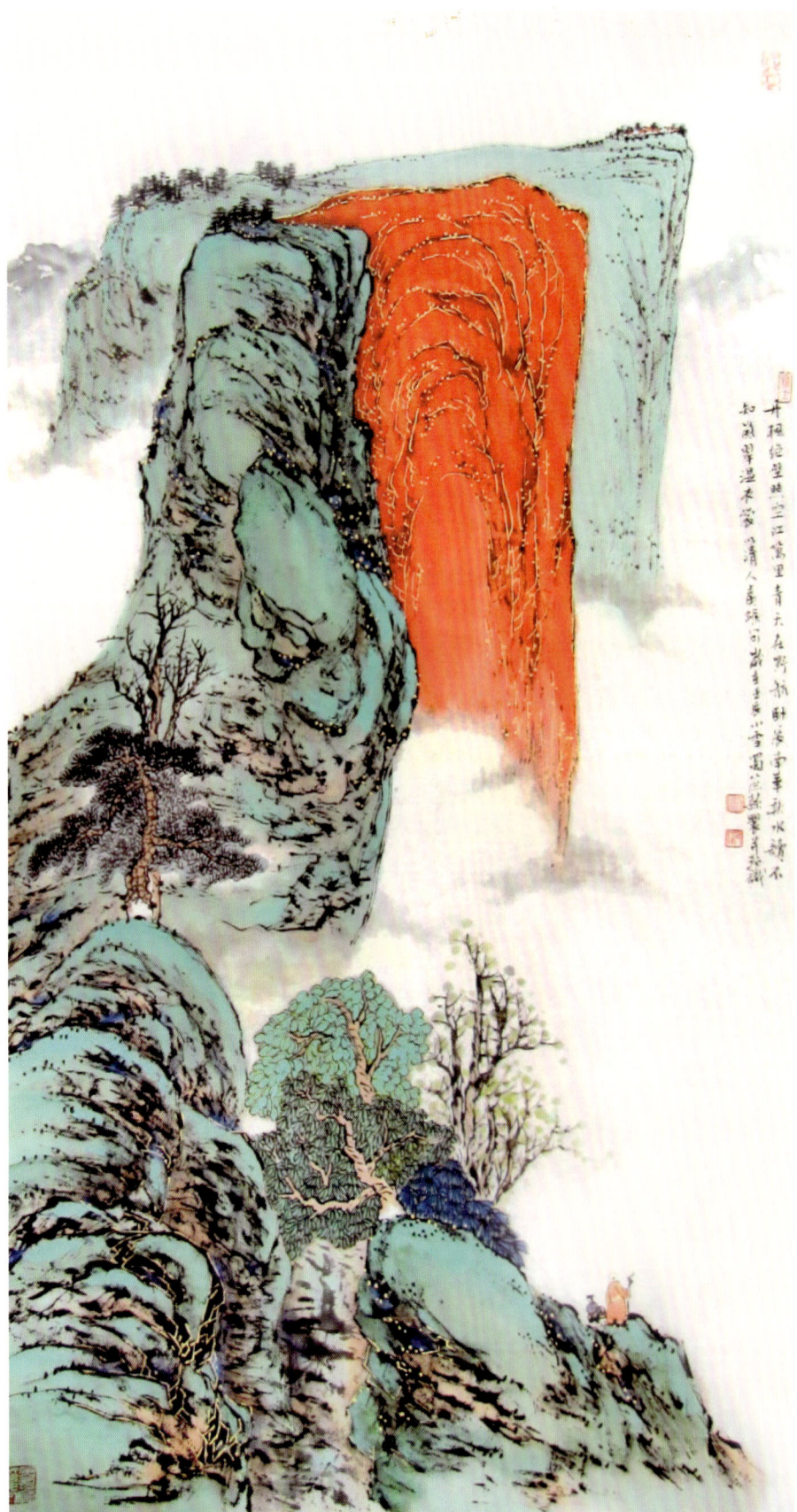

开怀绝望映空江万里青天左骑新晖落雪峰五水瀬不
知减翠温本裳川清人星碛別歲在丁巳写蜀美赢罢贾宗嵘

（峨眉祥瑞图 贾宗嵘作）

从世界疾病史来看，天花曾经是波及面极广、危害极重、流行史甚长的烈性传染病。其病传染性强，危害性大，病死率高，染病后"剧者多死"，幸存者也会在颜面和皮肤上留下永久性凹陷性瘢痕。自天花传入我国后，人民在同天花的斗争中逐渐创造了一些预防治疗方法。1713年朱纯嘏的《痘疹定论》记载：宋真宗时，丞相王旦之子曾被来自峨眉山的"神医"接种人痘预防天花。从史料记载来看，我国的人痘接种术最迟在明代隆庆年间（1567－1572）已经开始种痘，并在全国推广。常用的是旱苗法和水苗法，用痊愈后的天花患者的痘痂研细，直接吹入鼻腔或加水调涂鼻腔，达到预防作用。人痘接种术在当时确为预防天花的有效方法，不仅在我国广泛应用，而且流传到日本、朝鲜、俄罗斯、土耳其、英国等国家，我国人痘接种术的发明在世界医学史上占有光辉的一页。1796年英国人琴纳发明了牛痘接种法，1805年传入我国。因为牛痘比人痘更加安全，我国也逐渐用种牛痘代替了种人痘，并改进了种痘技术。

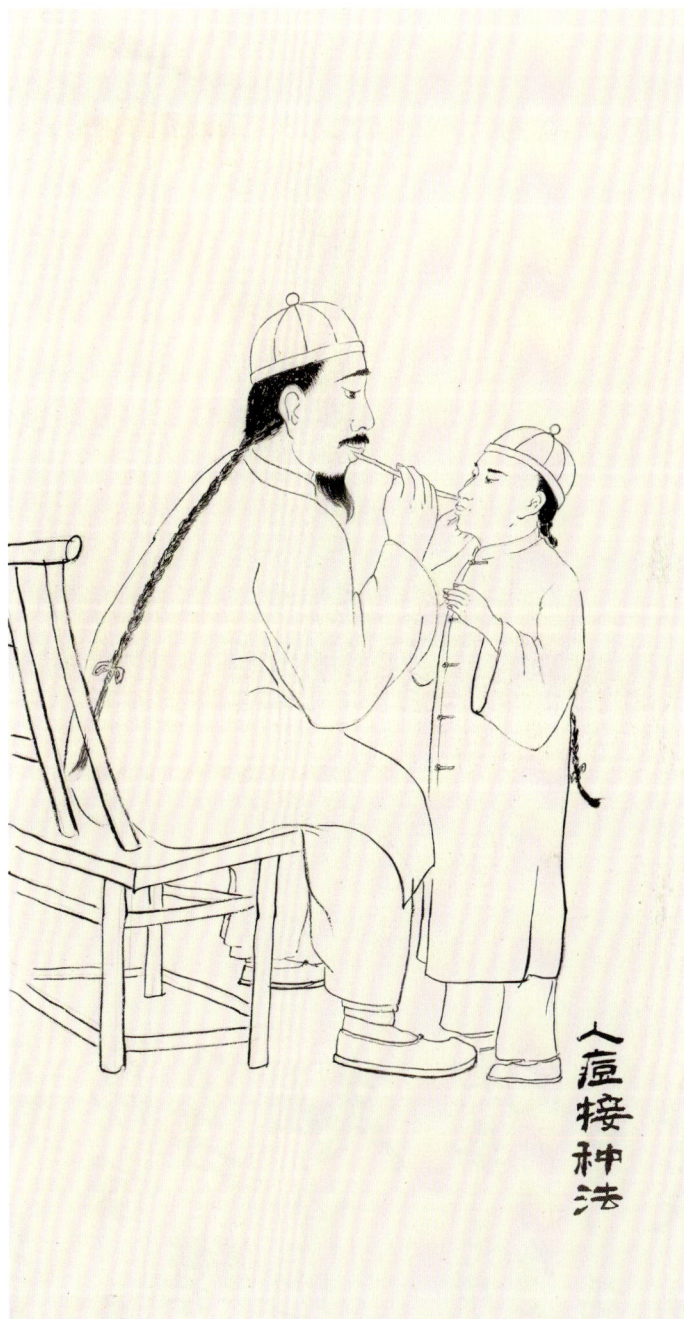

（人痘接种图 刘应和作）

吴又可著《温疫论》开创传染病研究先河（五言排律）

闯军天下乱，饥馑野狼烟。

疫火燃南北，尸骸遗墅川。

求医缺方略，遣药囿经篇。

驴马全肴混，寒温能识鲜。

六淫非染易，杂气乃滋缠。

表里凡双变，浅深分九传。

膜原藏恶疠，神剂逐邪渊。

溯本寻因治，拨根蠲病痊。

先知微态学，新立巨峰巅。

伟矣中华杰，首翘谁比肩？

（张之文）

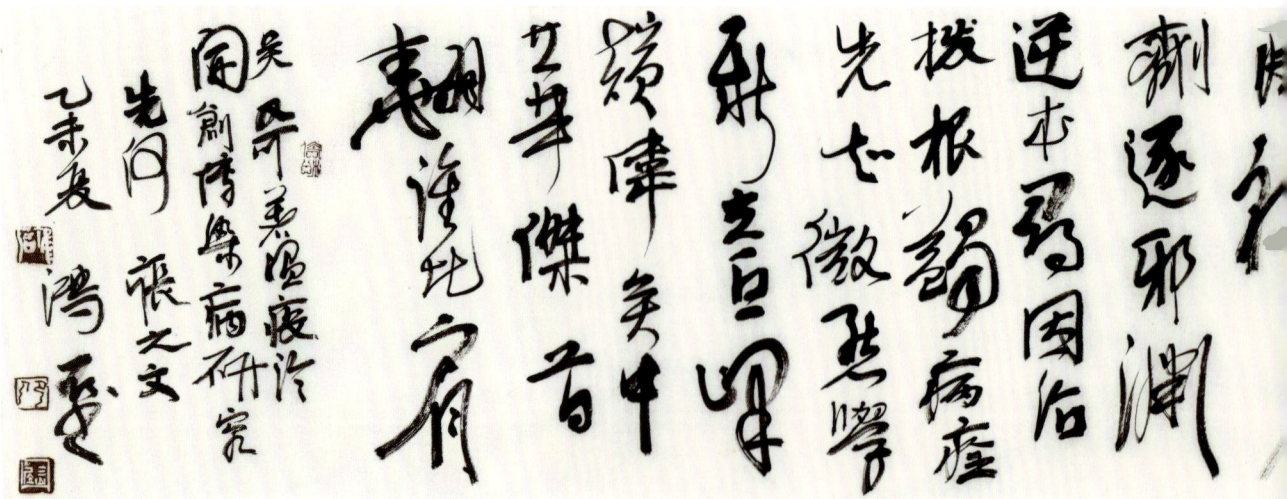

（张之文撰诗　胡旭冰书）

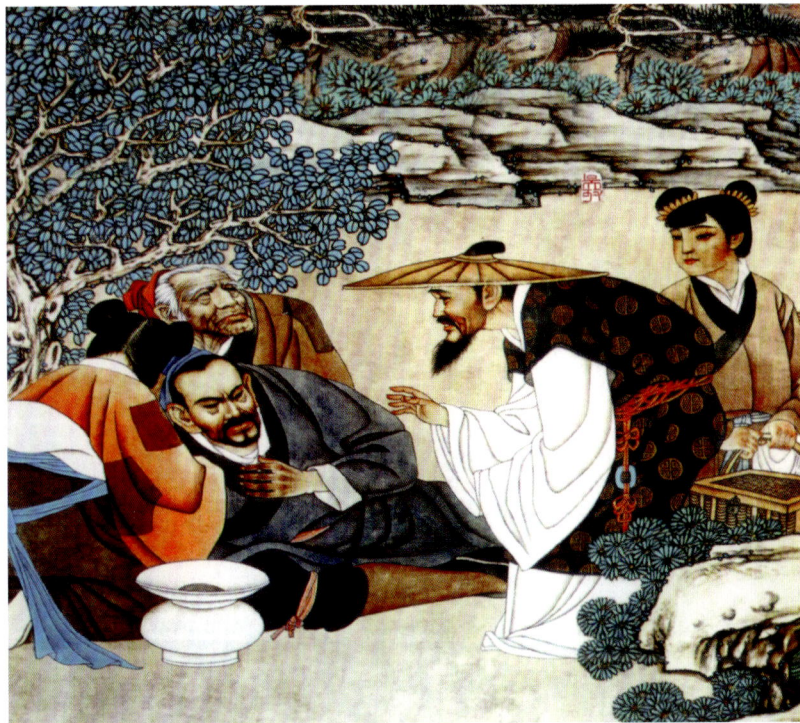

（吴有性诊病图　成都中医药大学博物馆供稿）

吴有性（1582－1652），字又可，江苏吴县（今江苏苏州）人，明末清初传染病学家。1641年，全国瘟疫横行，山东、浙江、河北、河南等省患者众多，甚至阖门传染。医生们不能掌握其病机与治法，或用伤寒之法治疗，或妄用峻攻祛邪之剂，往往无效，甚至导致病情迁延，枉死者不可胜数。吴有性根据病情，潜心研究，提出了一套新的认识。强调这是瘟疫之病，非风非寒，非暑非湿，乃是由于天地间的"疠气"所感，与伤寒感冒迥然不同，这些已被现代医学、微生物学所证实。故病机、病证、治疗等方面亦与伤寒天壤之别。撰写成《温疫论》2卷，开我国传染病学研究之先河，对温热病学中有关疫病学说做出了贡献，对后世温病学家颇有影响。

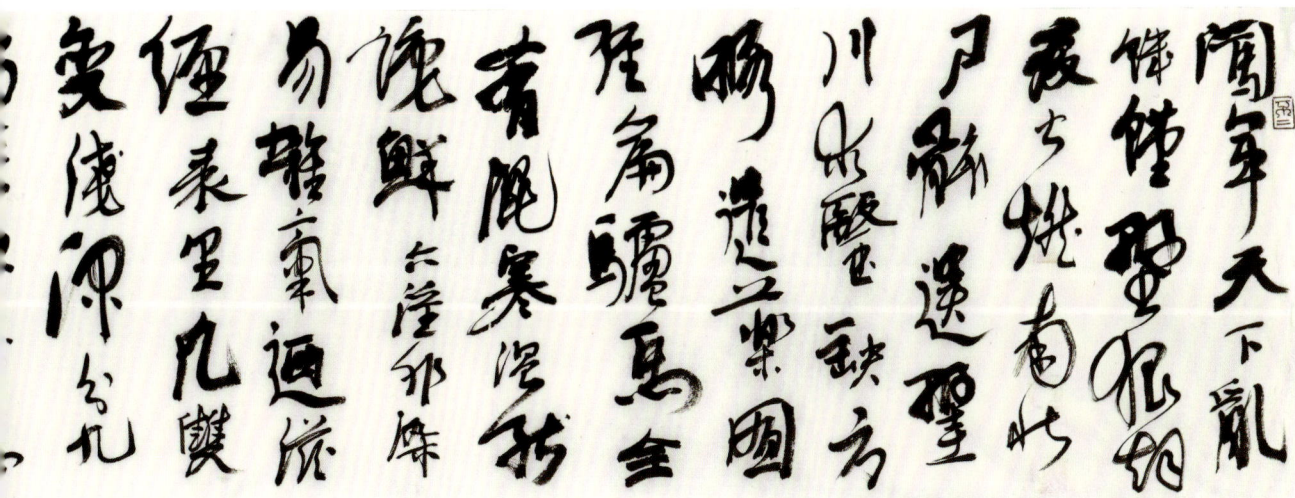

咏喻昌（七古）

清初名家号西昌，少儒国亡隐禅房。
乱世攻医疗疾苦，精研大气立三纲。
望闻问切辨标本，天时地利论短长。
燥胜则干为阴病，妙用清燥救肺汤。

（邬元曦）

喻昌（1585－1664），字嘉言，号西昌老人，江西新建（今江西南昌）人。喻昌少年读书，以治举子业。崇祯年间，以选送贡生进京，但无所成就。后值清兵入关，于是转而隐于禅，后又出禅攻医。往来于南昌、靖安等地。清初喻氏又移居江苏常熟，医名卓著，冠绝一时，成为明末清初著名医家，与张路玉、吴谦齐名，号称清初三大家。他精研《伤寒论》，倡导三纲学说。其大气论、秋燥论的观点亦为后世所称许。著有《寓意草》《尚论篇》《尚论后篇》《医门法律》等。

李中梓

咏中医大家李中梓（七古）

少小博览群书间，青年习医克疑难。
四诊合参解顽症，脾肾并重功底坚。
汇集众长学诸子，遗著流芳润医园。
滚滚医海学不尽，中梓美名永流传。

（田兴望）

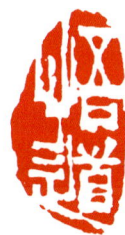

（悟道　阳廷福治印）

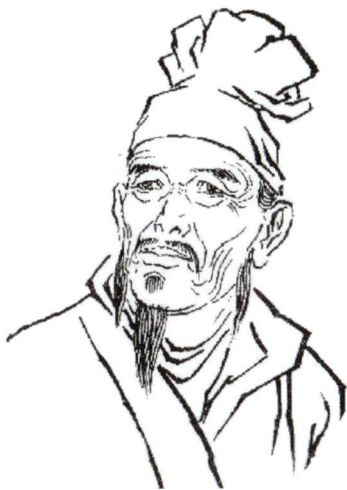

李中梓（1588－1655），字士材，号念莪，华亭（今上海浦东惠南镇）人。喜研读经典，广采众长，能由博返约，提要钩玄。其论述医理，颇能深入浅出，所著诸书，多能通俗易懂，最为初学、登堂入室之捷径，因而在吴中医界广为传诵，成为明清间江南一大医家，在中医学的普及方面作出较大贡献。李中梓在脏腑辨证方面特别重视脾和肾，提出"肾为先天之本，脾为后天之本"的著名论点。一生著述甚丰，著有《内经知要》《药性解》《医宗必读》《伤寒括要》《本草能玄》等医著，其中《内经知要》内容简明，条分缕析，成为后世学习《内经》最有影响的入门书。

（李中梓画像）

唐多令·傅青主

华夏锦鲜妍，文明春满园。五千年、才子连连。

经史诗书山万座，奇峰里，有青山。

博学大名医，妇科犹卓然。制汤头、着眼脾肝。

完带诸方成典范，效灵验，永流传。

（张发荣）

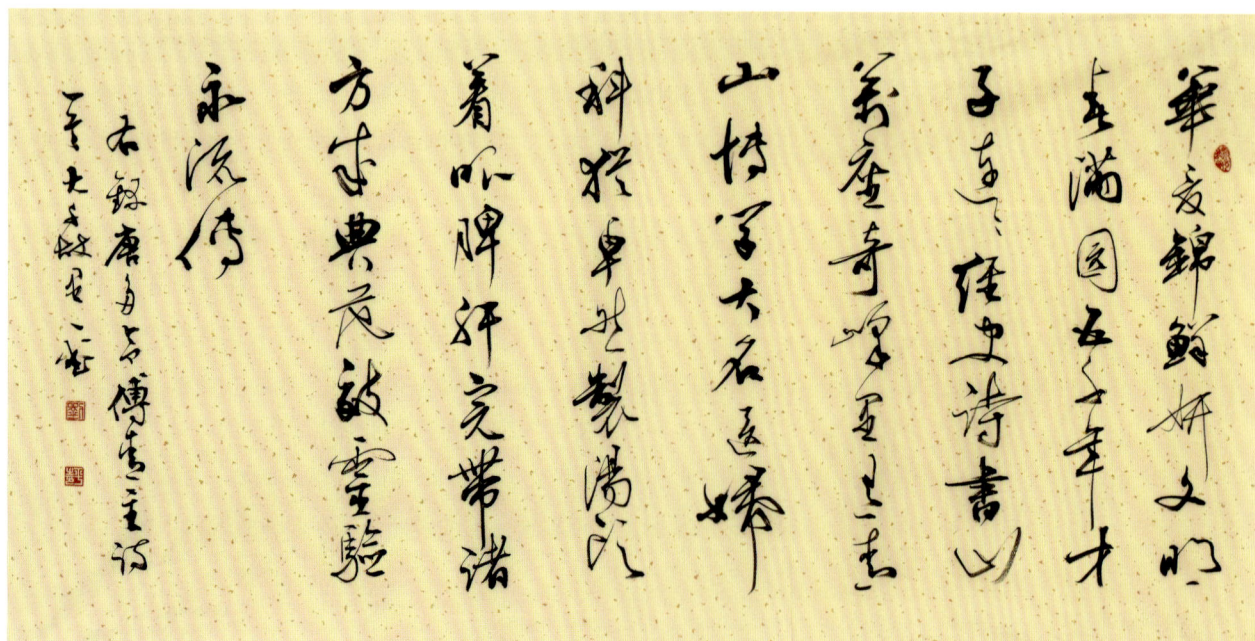

（张发荣撰诗　刘平书）

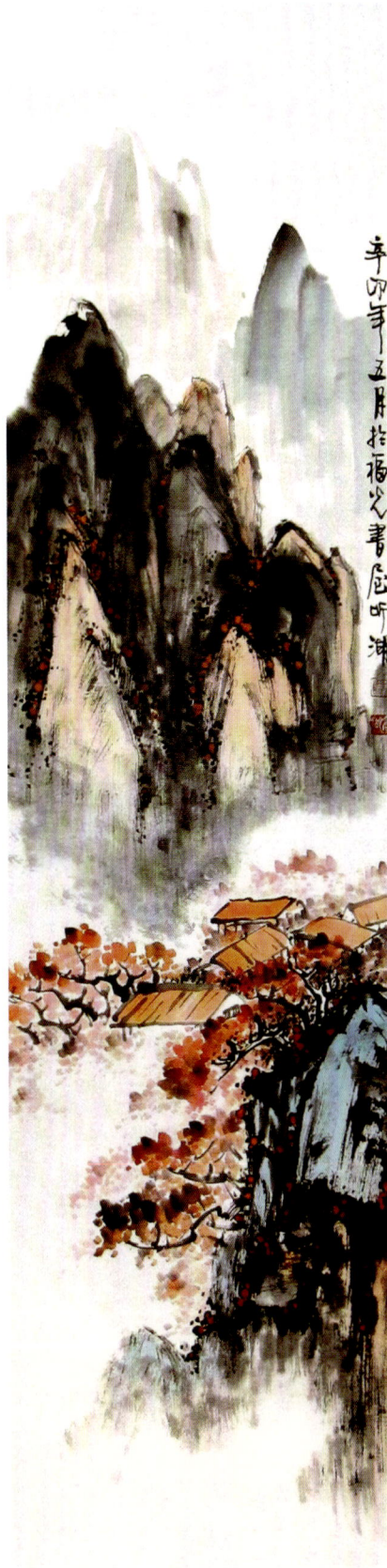

咏傅山（七古）

世代祖庭飘书香，博文多艺少自强。
怒斗宦党成佳话，反清不屈作忠良。
诗文书画皆精湛，内外妇儿俱擅长。
悬壶广济誉三晋，传世女科多妙方。

（邬元曦）

（奇峰里，有青山　阳廷福作）

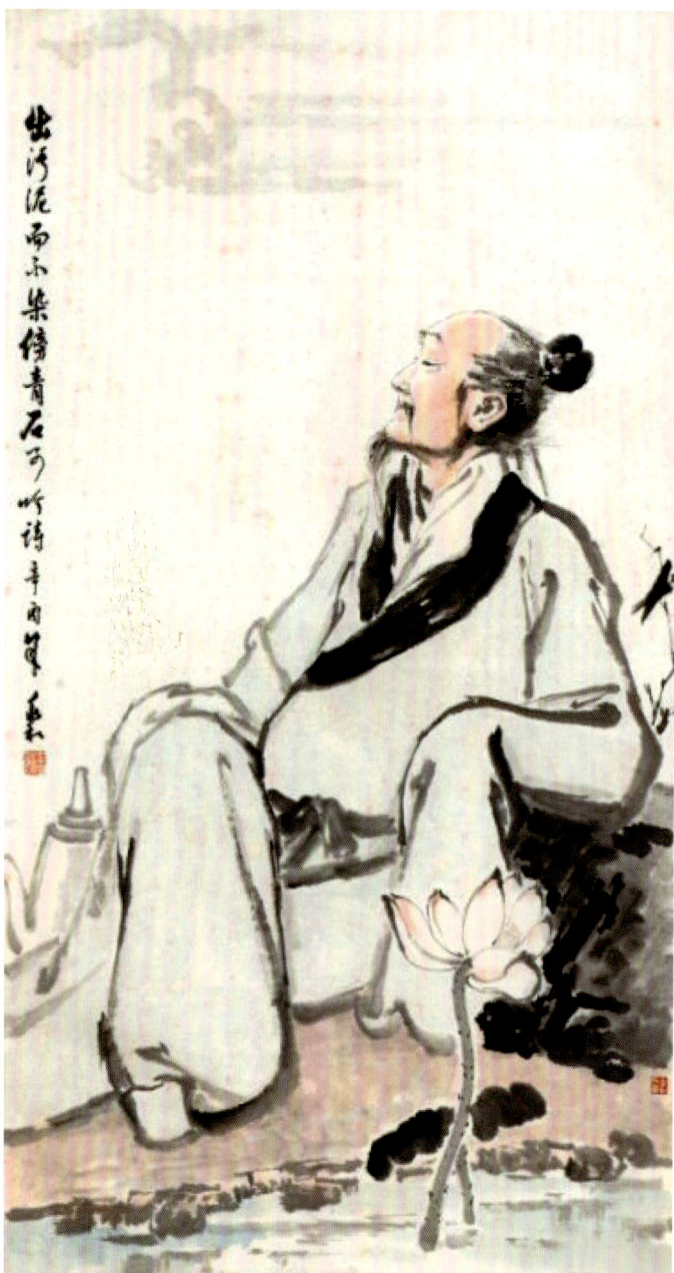

（傅山画像　蒋兆和作）

傅山（1607－1684），字青竹，后改字青主，字青主，又号朱衣道人，山西阳曲（今山西太原）人。傅青主博学多才，在经学、先秦子学、佛经道藏、医学、书法、绘画、金石、诗词、音韵、训诂之学甚至武学等各方面都有较深造诣，可以说是个百科全书式的学者。

医著传世有《女科》《男科》《儿科》等，其中《女科》尤为著名。此书抓住了肝、脾、肾的关系，对妇科病进行调治。他创制的处方切合临床实际，后世医家都非常推崇。

明朝灭亡后，傅山作为一名有骨气的知识分子，参与并支持了民间的各种反清活动，还因此而被捕入狱。后来康熙皇帝有感于他的才学，免试授予他官职，但他坚辞不受，告老还乡，被认为是明末清初保持民族气节的典范人物。

傅山著有诗集《霜红龛集》存世。

附：傅山诗二首

无题

绿云绿雾绿珊珊，冷浸幽人彻骨寒。

嚼雪滩头松桦下，一峰青插半天看。

咏史感兴杂诗

高士薄珪组，蹈海心如归。

贤豪喜功名，快其得指挥。

周公勤吐握，不为荣谦伪。

施施损箪豆，谓可遇渴饥。

但虞灵辄饿，岂识朱亥椎。

雄才自胆远，卓荦亦知微。

徐州慕声名，平舆龙已飞。

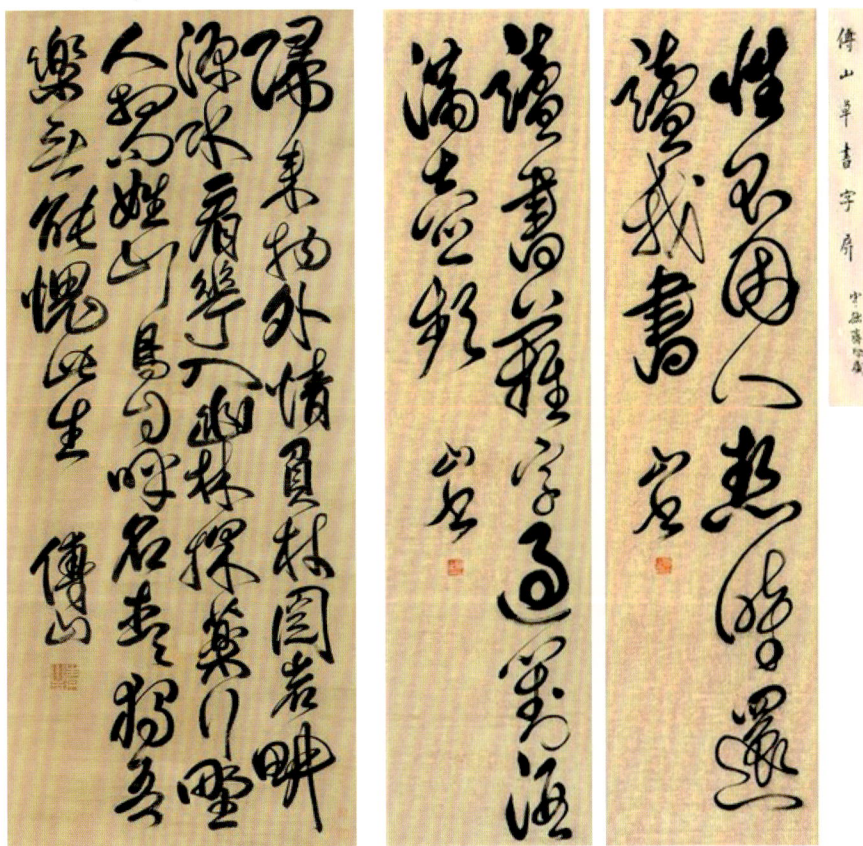

（傅山书法）

咏薛生白（七律）

誉满江南杏苑骄，临风挺立一琼瑶。

瓢斋诗稿律音美，湿热病篇医理高。

深究证因逾五秩，精研方药辨三焦。

传承仲景辟蹊径，独树锦旗风采飘。

（张发荣）

薛雪著工诗画医术卓超（七律）

深隐姑苏森木掩，牧牛扫叶乐陶陶。

武林驰骋威拳勇，文苑风流诗品超。

挥洒幽兰情意厚，回春医术德望遥。

两征鸿博坚辞就，豪饮一瓢何折腰。

（张之文）

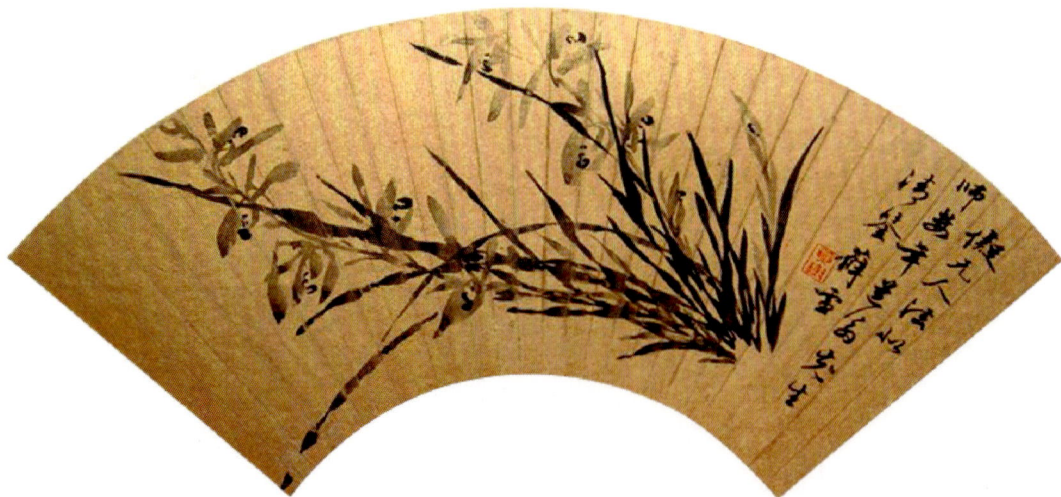

（薛雪扇面绘画作品）

薛雪（1661－1750），字生白，号一瓢，又号扫叶山人、磨剑道人、槐云道人、牧牛老朽，江苏吴县（今江苏苏州）人，与叶桂同时而齐名。他学识渊博，诗文俱佳，又工书画，善拳技。后来因为母亲患湿热之病，遂致力医学，技艺日精。薛氏擅长治疗湿热证，著有《医经原旨》《湿热条辨》。又师从文学家叶燮，对《周易》及诗词亦有深入研究，并著《周易粹义》《一瓢斋诗存》《一瓢诗话》，编选《全唐正雅集》《唐人小律花雨集》等，其诗才为医名所掩，如袁枚说："一瓢先生，医之不朽者也。"

附：薛雪诗三首

东山逢徐灵胎

相逢东峰下，相看鬓欲霜。
年华共流转，意气独飞扬。
四座惊瞻顾，连城且蕴藏。
如余空说剑，无路扫搀枪。

秋日卧病一瓢斋

炎威何自歇，秋意满林园。
飒飒催残叶，纷纷下短垣。
端居耻贫病，向老念儿孙。
掬尽临风泪，谁招迟暮魂。

射鱼曲

四尺长弓一尺镞，猿臂常称挹娄族。
脚踏惊涛手挽强，为君尽取泅鳞戮。
蛟龙失色鲸鲵愁，鼍鼓逢逢震不休。
楼橹如云海天黑，神人更在海西头。

叶桂游洞庭湖口授成典（七律）

诊罢水乡消遣游，青囊少辈伺轻舟。

三秋桂子放清韵，十里湖波隐逸鸥。

金口吐珠仁道释，银毫逐浪素笺留。

随言遗粹垂千古，追慕先贤梦境幽。

（张之文）

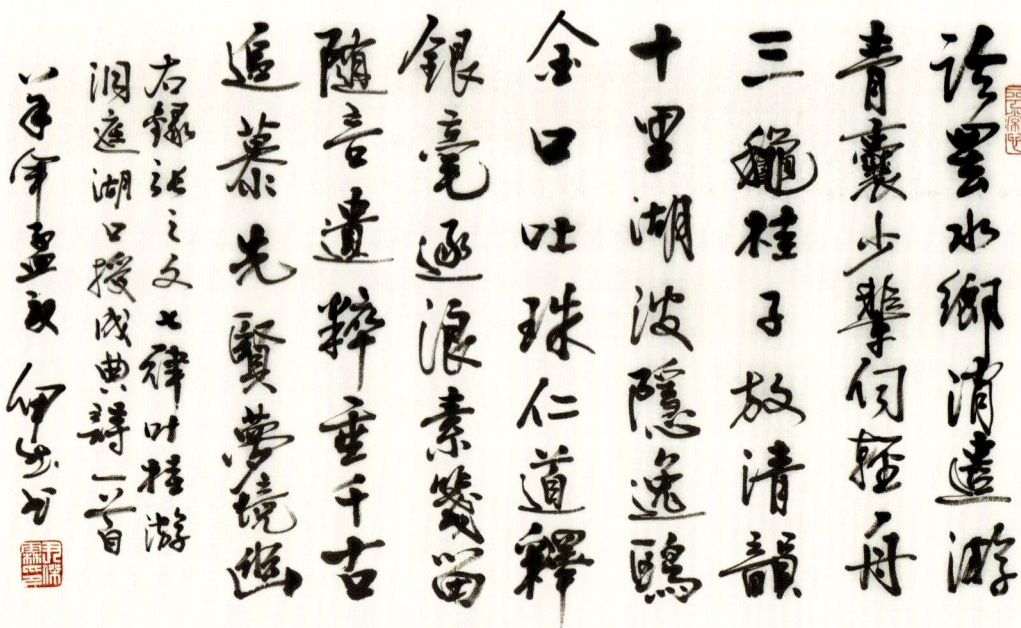

（张之文撰诗　尹杰霖书）

叶桂（对联）

师从十七名医，承前启后，以传世宏篇温热论，和仲景伤寒比翼。

心系万千黎庶，治病救危，凭回春妙手克瘟方，与槐云条辨齐辉。

（程立家）

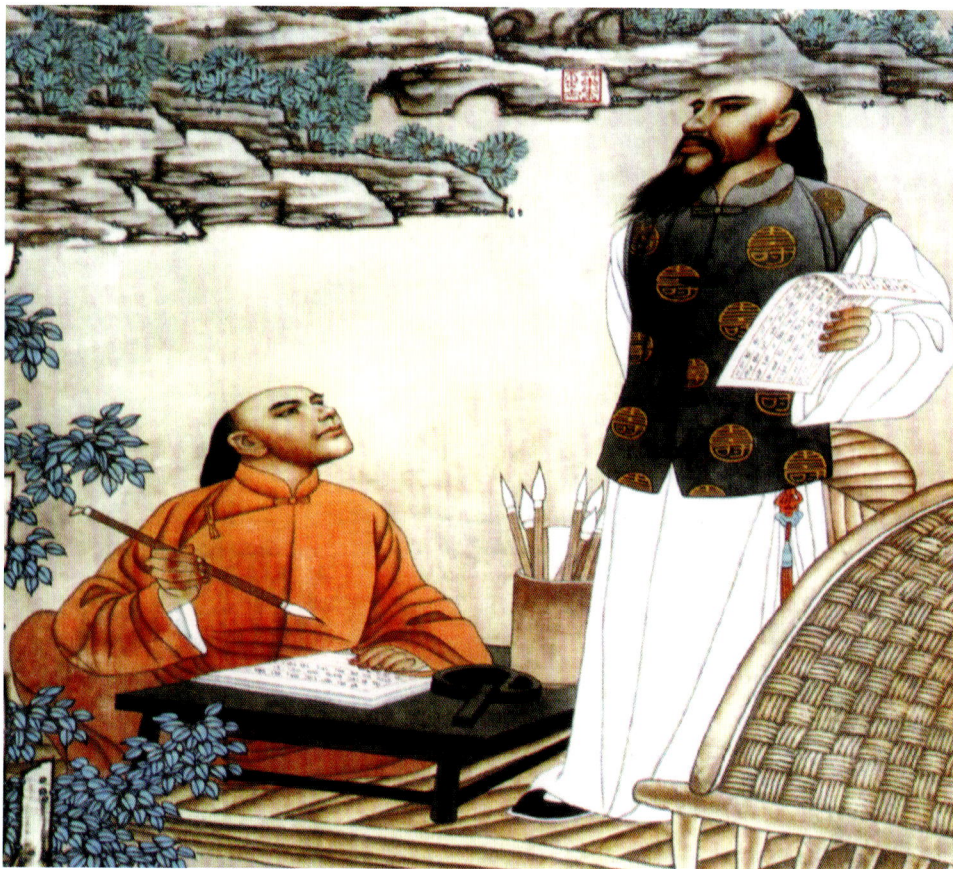

（叶桂口述《温热论》 成都中医药大学博物馆供稿）

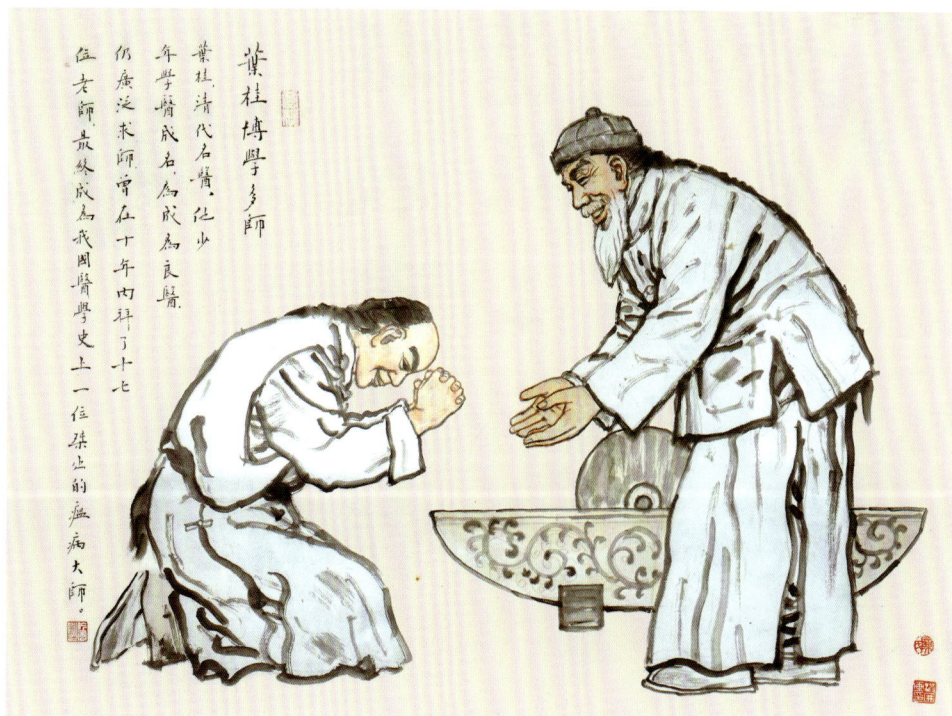

（叶桂拜师图 陈洪庶作）

咏叶天士（七律）

世传星宿下凡间，
拯救苍生朝夕安。
十七名师传道法，
三旬美誉震医坛。
伤寒探究伏邪论，
温病促开新纪元。
内妇儿科怀绝技，
蜚声华夏口碑传。

（张发荣）

（张发荣撰诗 谢克庆书）

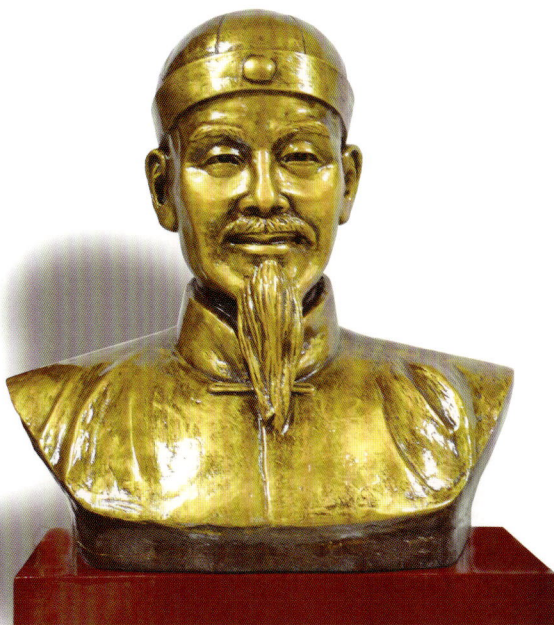

（叶天士塑像　西南医科大学附属中医院供稿）

清代乾隆以后，江南出现了一批以研究温病著称的学者。他们总结前人经验，突破陈说，开创了治疗温病的新途径。其中首当其冲的是叶桂。

叶桂（1667－1746），字天士，号香岩，江苏吴县（今江苏苏州）人。出生于医学世家，又先后从师17人，博采众长，医术高超。叶氏最擅长治疗时疫和痧痘等证，是中国最早发现猩红热的人。门人顾景文跟随叶氏游洞庭湖时，将其口授整理成《温热论》。论中他首先提出"温邪上受，首先犯肺，逆传心包"的论点，概括了温病发展和传变途径，成为认识外感疾病的总纲；还根据温病病变的发展，分为卫、气、营、血四个阶段，作为辨证论治的纲领。叶氏在温病学的发展上，起了承前启后的重要作用，为温病学说理论体系的形成奠定了基础。门人华岫云辑其临床经验的《临证指南医案》一书，也是一部影响很大的名医医案专著。

医林圣手徐灵胎（七律）

洄溪丽水绕兰台，芳草清风育俊才。

满腹经纶鸣已见，一腔血气愤尘埃。

仁皇赏识扬医术，众患投缘免祸灾。

四海传书辉杏苑，名医圣手赞灵胎。

（杨殿兴）

（杨殿兴撰诗　高伟书）

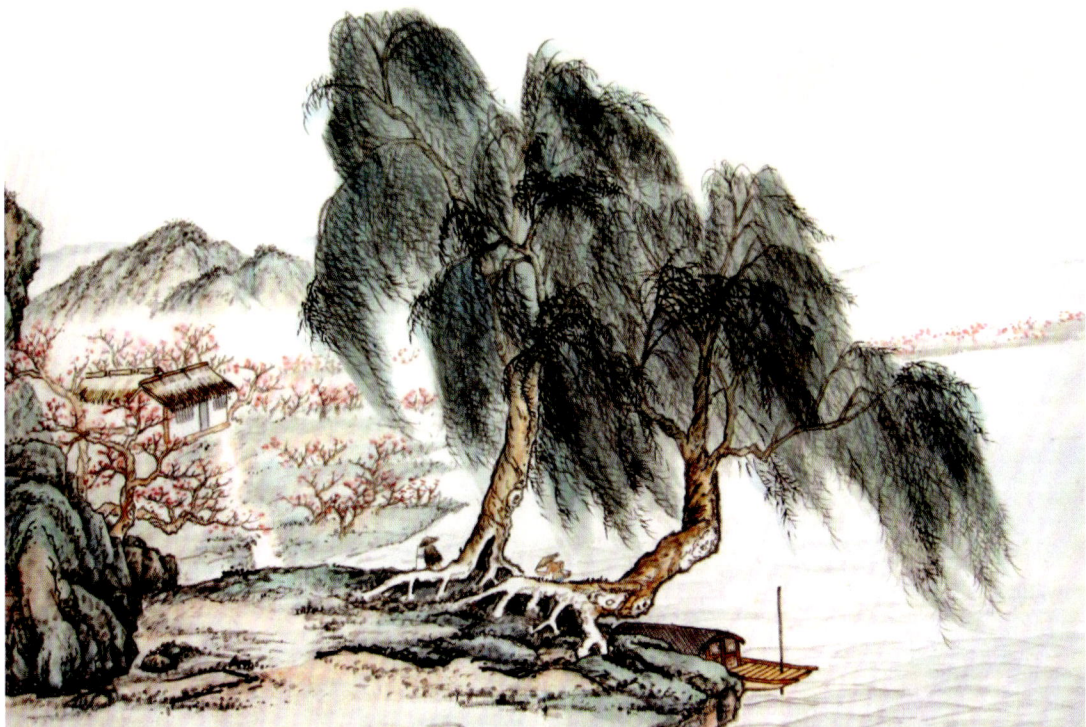

（洄溪丽水绕兰台，芳草清风育俊才　贾宗嵘作）

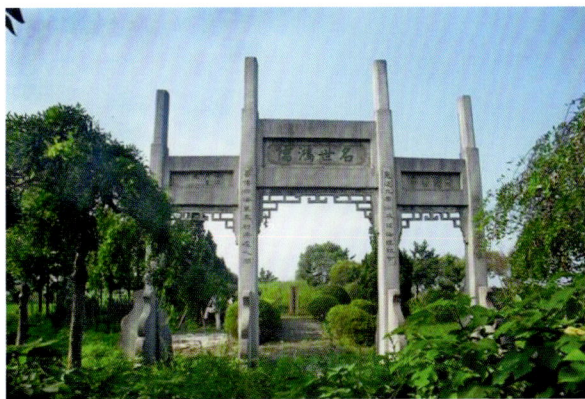

（徐大椿墓）

徐大椿（1693－1771），原名大业，字灵胎，晚号洄溪老人，江苏吴江人。徐大椿博学多才，精于医术，又通天文、水利，并工诗文。业医五十余年，不仅有着丰富的临床诊治经验，还为后世留下许多医学著作。徐氏精勤于学，平生著述甚丰，皆其所评论阐发，见解独特，言辞犀利，如《医学源流论》《医贯砭》《兰台轨范》《慎疾刍言》等，均能一扫成见，别树一帜，堪称中医史上千百年独见之医学评论大家。还著有《难经经释》《神农本草经百种录》《伤寒类方》及《内经诠释》《六经病解》等，后人将其所著辑为《徐氏医学全书十六种》等刊行，流传甚广，影响极大。乾隆皇帝十分赏识徐大椿的医术，曾两次召其入宫并留任太医院任职。徐大椿为自己自撰了两副墓联，"满山芳草仙人药；一径清风处士坟"，"魂返九原，满腹经纶埋地下；书传四海，万年利济在人间"，他也是嘉兴兰台药局的创始人。

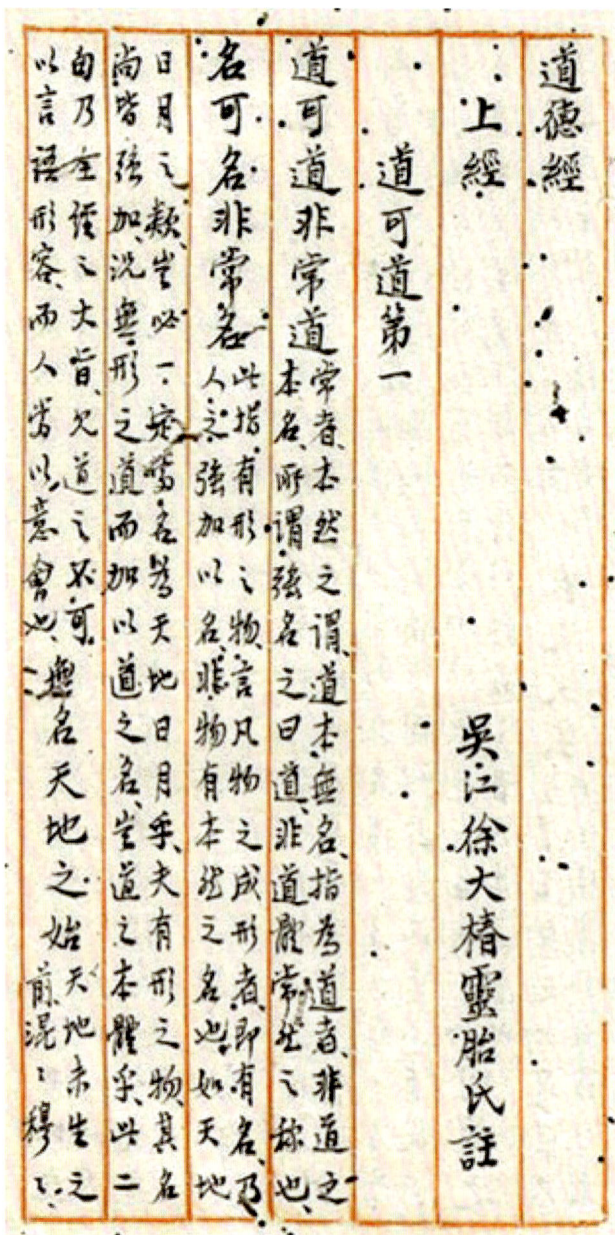

（徐大椿书法）

附：徐大椿诗（道情）四首

丘园乐

做闲人，身最安，无辱无荣，无恼无烦。朝来不怕晨鸡唤，直睡到红日三杆。起来时篱边草要芟，花边土要翻，香蔬鲜果寻常馔。只听得流水潺潺，鸟语关关，顽儿痴女跟随惯，绿蓑青笠随时扮。也有几个好相知，常来看看。挂一幅轻帆，直到我堂湾，带几句没要紧的闲谈细细扳。买碎鱼一碗，挑野菜几般，暖出三壶白酒，吃到夜静更阑。

行医叹

叹无聊，便学医。唉！人命关天此事难知。救人心，做不得谋生计。不读方书半卷，只记药味几枚。无论臌膈风劳、伤寒疟痢，一般的望闻问切，说是谈非。要入世、投机，只打听近日时医，相的是何方何味？试一试，偶然得效，倒觉希奇。试得不灵，更弄得无主意。若还死了，只说道："药无错，病难医"绝多少单难独女，送多少高年父母，拆多少壮年夫妻。不但分毫无罪，还要药本酬仪。问你居心何忍？王法虽不及，天理实难欺。若果有救世真心，还望你读书明理。做不来宁可改业营生，免得阴诛冥击。

劝孝歌

五伦中，孝最先。两个爹娘，又是残年。便百顺千依，也容易周旋，为甚不好好地随他愿！譬如你诈人的财物，到来生也要做猪变犬。你想身从何来？即使捐生报答，也只当欠债还钱，哪里有动不动将他变面！你道他做事糊涂，说话欹偏，要晓得老年人的性情，倒像了个婴年，定然是颠颠倒倒，倒倒颠颠。想当初你也将哭作笑，将笑作哭，做爹娘的为甚不把你轻抛轻贱？也只为爱极生怜，到今朝换你个千埋百怨。想到其间，便铁石肝肠，怕你不心回意转！

游山乐

到山中，便是仙，万树松风，百道飞泉。更得那野鸟呼人，引我出僧房竹院。异草幽花香入骨，奇峰怪石峭连天。一步一回头，景象时时变。越走得路崎岖，越骗得精神健，到了那峰回路转，又是个别有洞天。春风吹我尘心断，不知今夕是何年？偶遇着，牧竖樵父，洗足清泉，与他言：竟不知唐宋明元。直说到日落虞渊，借宿在草阁茅轩。雨前茶，浇一碗清晶饭，抬头看：只见藤萝月，挂上万峰尖。

注：道情，是散曲的支流，是流行于民间的曲艺。道情，源于唐代道教在道观内所唱的经韵，为诗赞体。宋代后吸收词牌、曲牌，衍变为在民间布道时道情戏演唱的新经韵，又称道歌。用渔鼓、简板伴奏，与鼓子词相类似。之后，道情中的诗赞体一支主要流行于南方，为曲白相间的说唱道情；曲牌体的一支流行于北方，并在陕西、山西、河南、山东等地发展为戏曲道情。道情在元代是井台里巷的流行歌曲。到了清代徐灵胎时，道情几近强弩之末，流传下来的作品很少，能看到的仅有郑板桥的道情十段及徐大椿的《回溪道情》30 余首。此一曲种已经没落以至将要绝迹。

吴谦与《医宗金鉴》（七言排律）

康乾盛世悯苍生，乐业安居社稷荣。
帝爱臣民传诏令，谦尊圣主为黎情。
群贤聚力编宏著，院判亲征总布兵。
景仰伤寒加注解，慈怜妇幼寄真诚。
搜寻内库经书录，广乞民间秘籍征。
妙法神工教正骨，良方要旨保明晴。
名家方论裁删补，刺灸心铭重气行。
圣赐医宗金鉴典，薪传授教世人旌。

（杨殿兴）

吴谦（对联）

志远性谦，求教广寻山野，博采众长，苦炼真功，
悉经明道，救死扶伤，丹心一片辉乡里。
德高艺绝，成名荣驻宫庭，屡医顽疾，主修金鉴，
酌古准今，芟繁摘要，宝典千秋惠杏林。

（程立家）

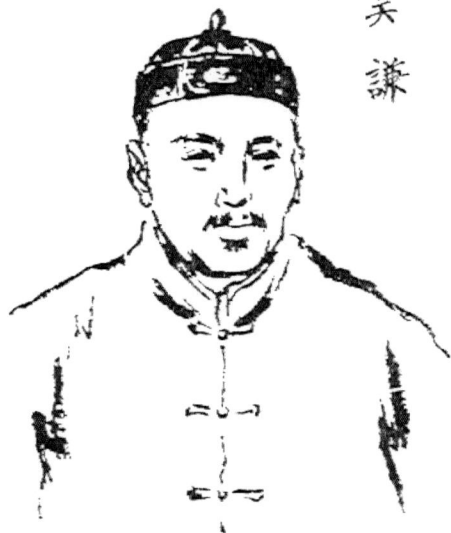

（吴谦画像）

吴谦（1689－1748），字六吉，清朝安徽歙县人。宫廷御医，乾隆时为太医院院判。

清朝前期，社会经济发展，国力鼎盛，宫廷医学也达到顶峰阶段。乾隆皇帝标榜文治，关注民生，于乾隆四年（1739）下谕太医院编纂医书，命吴谦、刘裕铎为总修官。作为总修官，吴谦为《医宗金鉴》的成书做出了重要贡献。为保证医书的质量，选派有真知灼见、精通医学、兼通文理的学者共70余人共同编纂。编撰中，不仅选用了宫廷内库所藏医书，还广泛征集天下新旧医籍、家藏秘籍和世传良方。清乾隆七年（1742），纂修完成，乾隆帝赐名为《医宗金鉴》。全书共90卷，包括：《订正仲景全书》（伤寒论注、金匮要略注）、《删补名医方论》《四诊心法要诀》《运气要诀》《伤寒心法要诀》《杂病心法要诀》《妇科心法要诀》《幼科杂病心法要诀》《痘疹心法要诀》《幼科种痘心法要旨》《外科心法要诀》《眼科心法要诀》《刺灸心法要诀》和《正骨心法要旨》。《医宗金鉴》是我国综合性中医医书最完善简要的一种，是清代医学家对18世纪以前的历代医学著作加以校订、删补，并节录编辑而成书的，是宫廷医家集体智慧的结晶。自1749年起，清太医院将《医宗金鉴》定为医学生教科书，这部书还广泛流传于民间，深受读者的欢迎。

咏陈修园（七律）

仁术家传重创新，尊经崇古不因循。
扶伤救死如思邈，教学育才堪圣人。
阐释疑难探本义，发挥经典献终身。
自成一派门徒众，功润医坛万木春。

（张发荣）

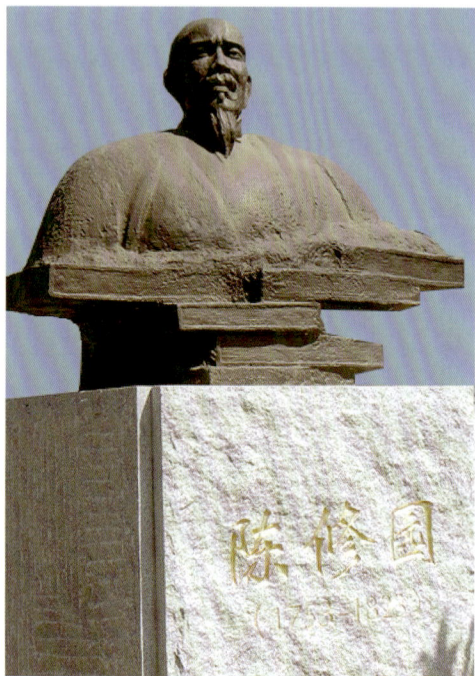

（陈念祖雕像）

陈念祖（1753－1823），字修园，号慎修，长乐（今福建长乐）人，中国清代医学家。自幼苦攻经史，后专心研究古代医学经典，颇有心得。他治学力求以"深入浅出，返博为约"，"由浅入深，从简及繁"，认为早前的医书文辞深奥，遂加以浅注，或编成歌诀，著成《医学三字经》《伤寒论浅注》《长沙方歌括》等传世。由于这些书文字质朴洗练，畅达优美，且多以歌诀形式，其内容亦深入浅出，切于实用，非常适合初学者作为入门参考书，故流传极广。

吴鞠通弃儒从医（五律）

亲丧愧恨留，弃举择医修。

矢志垂千古，成仁遍九州。

德高荣势弃，术奥劲功投。

遗粹精魂铸，降魔济世道。

（张之文）

（张之文撰诗　李国柱书）

吴瑭（对联）

温病大家，情如仲景再生，立法革新，倡三焦辨证。
宝书条辨，功与伤寒比翼，遣方验效，享四典殊荣。

（程立家）

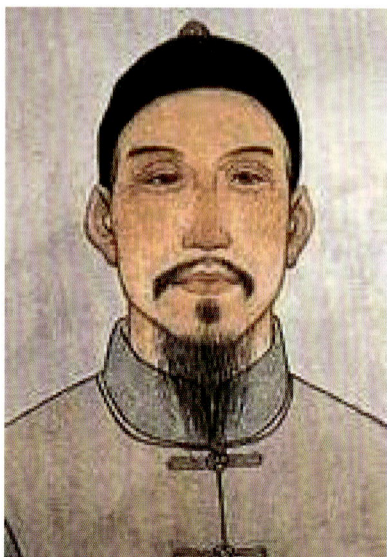

（吴瑭画像）

吴瑭（1758－1836），字鞠通，江苏淮阴人。吴氏19岁时父亲因病去世，他心中悲愤，感到为人子而不懂得医学，就无法尽孝，于是立志学医。他发奋读书，精究医术，在继承叶天士理论的基础上，撰写了《温病条辨》。书中创立了"三焦辨证"论治理论及治则，对于温热性疾病的治疗，革新立法，完善理论，创制方剂，使得中医的基本治法在外感病和热性病方面得到了进一步的提高。吴氏提出的三焦辨证论治理论及治则，使温病学说得到进一步的发展，达到更完整、更系统的程度。

青玉案·王清任

虔心修正医林错，剖尸体，扬开拓。创造全新人体学，险峰何惧，但求精确。引领堪先觉。

祛瘀活血新方药，朵朵奇葩彩光烁。善用黄芪彰胆略，补阳通窍，效能磅礴。千古功名卓。

（张发荣）

咏医学家王清任（七古）

清任平生多贡献，活血化瘀显效验。

精研岐黄提疑难，解剖敢为天下冠。

治学之路应谨严，记忆在脑谱新篇。

继往开来医学史，名声得自巨人肩。

（田兴望）

王清任（对联）

深研解剖，冒死求真，纠错拓新，行仁浩气冲银汉。

精究岐黄，逐瘀活血，补阳通窍，传世名方惠杏林。

（程立家）

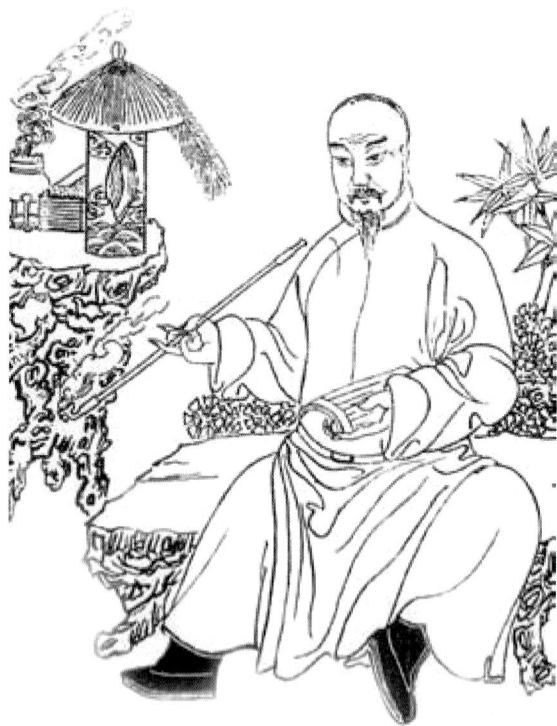

（王清任读书图）

　　王清任（1768－1831），字勋臣，直隶玉田（今河北玉田县）人，清代著名医学家。他发现古书中对人体构造的描述存在许多矛盾和错误，决心予以纠正，于是冒着生命危险多次到疫病暴死者乱葬岗和死刑现场观察人体内脏结构。通过长期观察，他绘制了人体内脏图形，加上自己的临床经验，撰成《医林改错》。书中纠正了古代解剖学中的许多讹谬，还明确肯定了脑主司思维记忆的功能。但限于各种条件的制约，他的描述也存在一些错误。

　　《医林改错》中王清任阐发了"瘀血致病"学说，倡导"补气活血"和"逐瘀活血"两大法则，创制了补阳还五汤、血府逐瘀汤、通窍活血汤、膈下逐瘀汤、身痛逐瘀汤等一系列名方，疗效卓著，至今为临床所常用。

　　后世医家对王清任的《医林改错》褒贬不一，但是他反对因循守旧，勇于实践革新的精神，赢得世代敬仰。

咏吴师机（七古）

嘉庆钱塘举子家，诗书满腹实堪夸。
中医外治精研究，丸散膏丹咏迟遟。

（邹元曦）

吴师机（1806－1886），名安业，字尚先，清代钱塘（今浙江杭州）人。早年中过举人，后则弃儒随父寓居于江苏扬州，诗文之外兼学习中医学。咸丰年间，帝国主义入侵中国，农民运动烽火四起，社会动荡，药物匮乏，疫病流行，死者众多。此时，吴氏避居江苏泰州，并开始行医。在行医过程中，他发现外治疗法简便、经济、见效快，其中尤以薄贴（即膏药）最受欢迎，便致力于中医外治法的研究，自制膏药为人治病。开业数十年，诊病数十万人次，积累了丰富的实践经验，成为中医学术发展史上卓有成就的外治法专家。其著作《理瀹骈文》内容充实，说理清楚，对外治法的渊源与发展，历代名医及其本人的经验，详为论列，非常可贵。行文以骈体撰写，这在中医学文献中也是独具一格的。

苦志力学（七律）

赤婴惊世重帷庆，失怙童年徒壁空。
帐内持灯熏若墨，梦中经诵夏翻冬。
勤思明理赍奇志，好学虚心习气雄。
千古纵横温病论，杏林垂范蔚然风。

（张之文）

（张之文撰诗　丁红光书）

携砚飘泊（七律）

钱塘江水泛清流，梦隐山人望晚舟。
携砚宏扬仁术志，回春详记壮心遒。
淫威兵燹灾荒踵，燃照汤追横疫瘳。
一代宗师遗恨远，乡归未遂寄荒丘。

（张之文）

血泪《霍乱论》（七律）

流离失所恨悠悠，随息随行携砚游。
励志岐黄垂世用，成仁君子陷兵囚。
哀妻危怠思夫疗，弱女临终望父惘。
伤感难平悲后醒，飞书和泪巨篇修。

（张之文）

　　王士雄（1808－1890），字孟英，号潜斋，又号半痴山人，祖籍浙江海宁盐官，后迁居钱塘（今浙江杭州），著名中医温病学家。14 岁那年父亲去世，他就潜心学医，足不出户，苦学十年，博览群书，医业大进。王氏擅长治疗霍乱，著有《随息居重订霍乱论》，对霍乱病病因、病机诸方面加以阐发，很有见地。但王氏最主要的贡献，是在对温病学说理论的研究。

　　温病学说到王士雄时代已有相当大的发展。他在大量临床实践的基础上，以《内经》、仲景学说为经，以叶天士、薛雪、陈平伯、余师愚等说为纬；辑集各家医论，阐发自己见解，于1852年著成《温热经纬》，使温病学说遂成系统。当时江浙医家治外感证之法，至此集大成。

咏陆九芝（七律）

医河流淌浪涛声，陆氏放歌如凤鸣。

力主伤寒皆尽备，何须蛇足另纷呈。

尊崇仲景不泥古，评价香岩议论菁。

瑕不掩瑜成学派，医山新绿玉竹馨。

（张发荣）

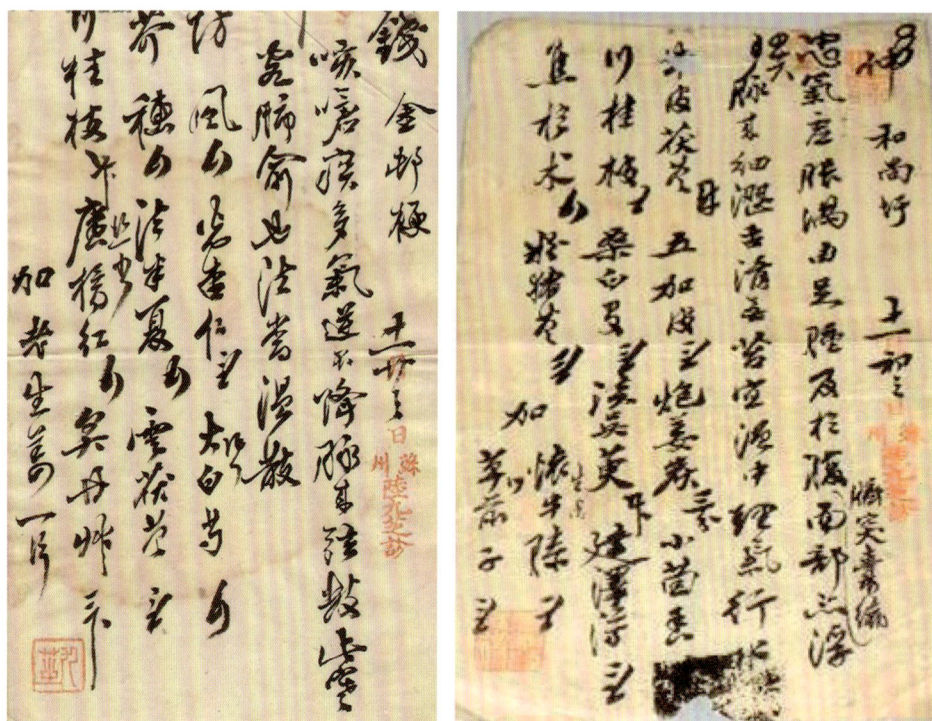

（陆懋修处方）

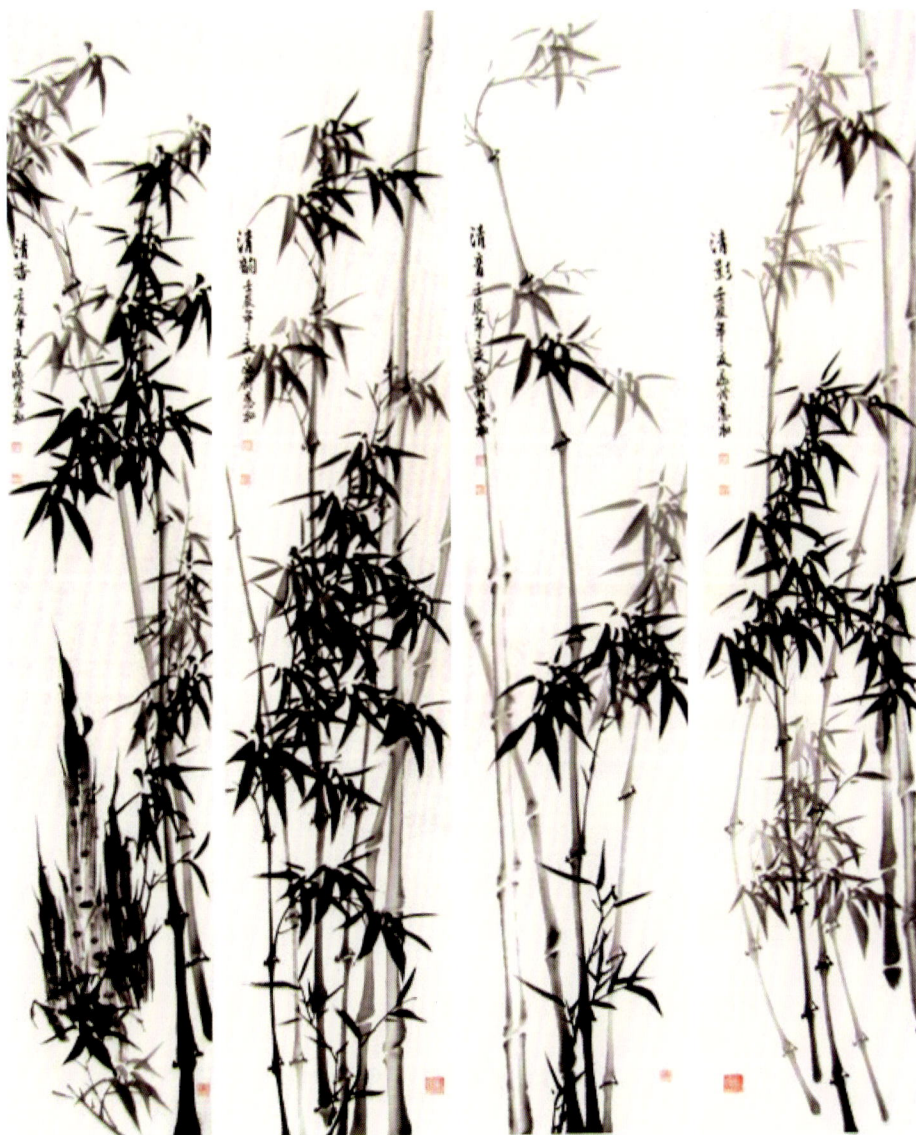

（医山新绿玉竹馨　刘应和作）

陆懋修（1818－1886），字九芝，号江左下工，又号林屋山人。他学精《内经》、运气，治宗仲景家法。陆氏研究仲景学说析理精微，立言纯粹。主张广义伤寒已包含温病在内，反对温病学说另立法门，著有《世补斋医书》《不谢方》《伤寒论阳明病释》《仲景方汇录》等。

咏郑钦安（七律）

医易探源立命根，坎离升降互依存。

元阳本是身中火，热药犹如釜底薪。

桂附温通消逆气，肾心和济促回春。

斯人天赐治寒疾，独秀奇葩郑火神。

（张发荣）

火神郑寿全（五古）

邛州火神派，洞明辨阴阳。

弘扬仲景论，异彩映岐黄。

善用姜桂附，伤寒添华章。

传世三名著，美誉冠四方。

（尧幻丁）

郑寿全（对联）

元气为人生主宰，阳枯命险，古经恒解伤寒，妙方可鉴扶元气。

火神乃顽疾克星，药到病除，美誉遍传巴蜀，重症难医找火神。

（程立家）

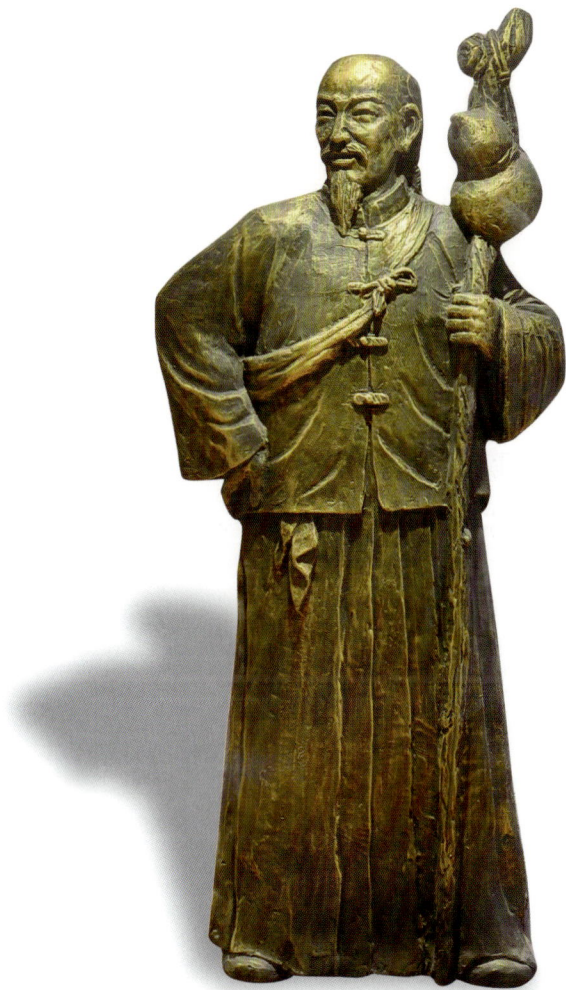

（郑寿全塑像　西南医科大学附属中医院博物馆供稿）

　　晚清以后，针对江南时医滥用寒凉的流弊，一些蜀医大倡仲景学说，力主温热扶阳、临证擅用姜桂附等，形成了浓郁的川派特色，时人谓之"火神派"。近代"火神派"首推郑寿全。**郑寿全**（1824－1911），字钦安，四川邛州（现四川邛崃）人，清末著名伤寒学家。他精研《伤寒论》，认为元气为人生阴阳主宰，人之生命全在坎中一阳，万病皆损于一阳元气，所以治病崇尚仲景六经方药，尤以温热扶阳著称，人称"姜附先生""郑火神"。著有《伤寒恒论》《医理真传》《医法圆通》等。

第七章 中西碰撞

（鸦片战争—中华人民共和国成立，1840－1949）

中国的封建专制制度到 19 世纪，政治腐朽，经济落后，国力衰弱，中国成为资本主义列强侵略瓜分的对象。随着西方列强的入侵，西方医学大规模传入中国，并很快流传到内地。从此，中国开始了两种医学并存的局面，中医学的生存与发展也遇到了严重危机。清政府推行尊经法古，兴起考据学风，导致医学脱离实践，缺少科学精神和方法，更缺少创造性。继而北洋政府排斥、限制中医的发展。1929 年，国民政府的中央卫生委员会议竟通过了废止中医议案，实行一系列消灭中医的政策和办法。中医学进入历史发展的最艰难时期。

在此期间，既有民族虚无主义派一概否定中医，主张全盘西化，也有保守主义认为西医不适合中国国情，拒绝接受西医。另有一部分改良主义者，如唐宗海、张锡纯等，开始了中西医汇通的尝试，形成了近代具有代表性的医学派别，也产生了中医科学化的思潮。

赞曾懿（五古）

有女名曾懿，长在芙蓉城。

十岁失孤怙，慈母教诲真。

家藏医药籍，攻读论证精。

立志强医学，中外兼古今。

暮年修医书，妇幼外杂陈。

字字皆是血，奇方造诣深。

杏林留典范，光如日月明。

（尧幻丁）

曾懿（对联）

浣花溪诗圣薰陶，幼喜文辞，钻研经史，谋篇作画，忧国悯黎，倡女学，树新风，当列川蓉娇子；

欢室集光环灿烂，广融典籍，博采民方，撮要撷精，析疑纠误，战瘟魔，疗杂症，堪称巾帼名医。

（程立家）

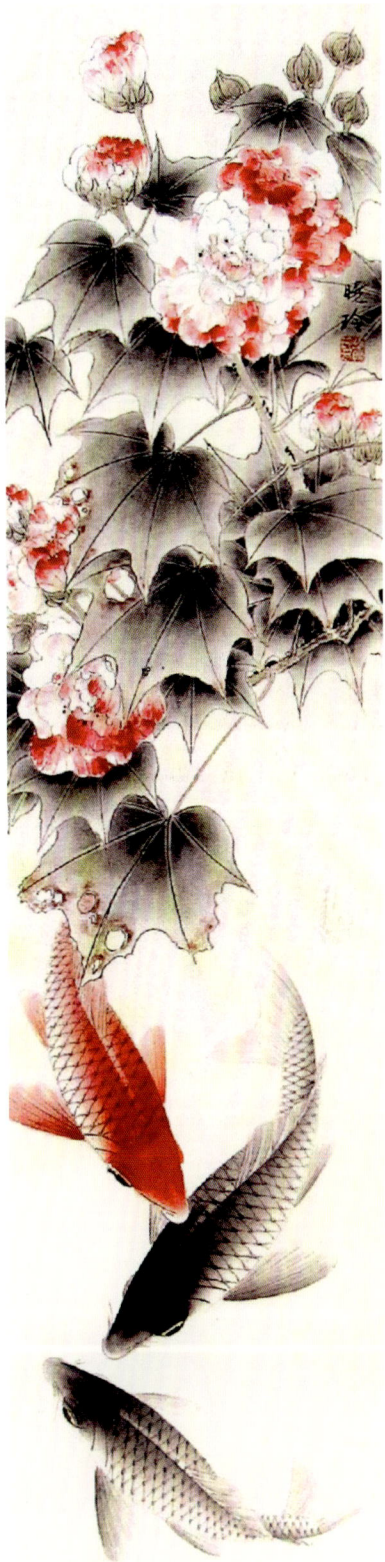

（芙蓉锦鲤图 张晓玲作）

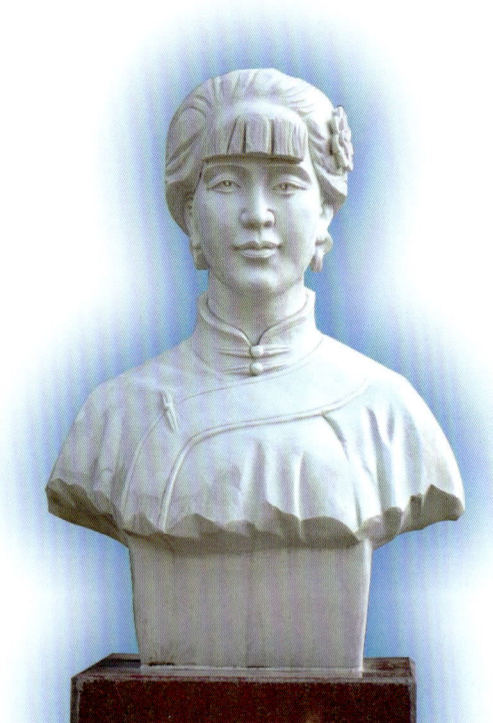

（曾懿雕像　成都中医药大学附属医院供稿）

史料记载，女子行医，最早始于汉代，当时淳于衍被称为"女中扁鹊"。晋代著名医家葛洪的妻子鲍姑也是有名的医生。在所有古代女医中，清代的曾懿可算是最为杰出的一位。

曾懿（1852－1927），字伯渊，号华阳女士，四川华阳（今四川成都）人。她出身于官宦之家，在母亲的谆谆教诲下，自幼研读经史，擅长丹青、文辞。后目睹瘟疫流行，怜乡民之无辜，恨庸医之无能，就开始苦读家藏医书。她曾四次得温病，都没有请医生，而利用吴鞠通的理论自己处方而愈，所以她对吴鞠通的《温病条辨》推崇备至。之后，又开始给亲友们治病，没几年，居然正式行医了。由于她医术精湛，医德高尚，前来求医之人络绎不绝。

曾懿还十分重视医学卫生知识的普及，积极向病人传授防病养生的知识。晚年，她将自己的思想和学识编成《古欢室丛书》，流传至今。诗词方面也有《古欢室诗词集》存世。

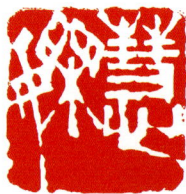

（慧娴　阳廷福治印）

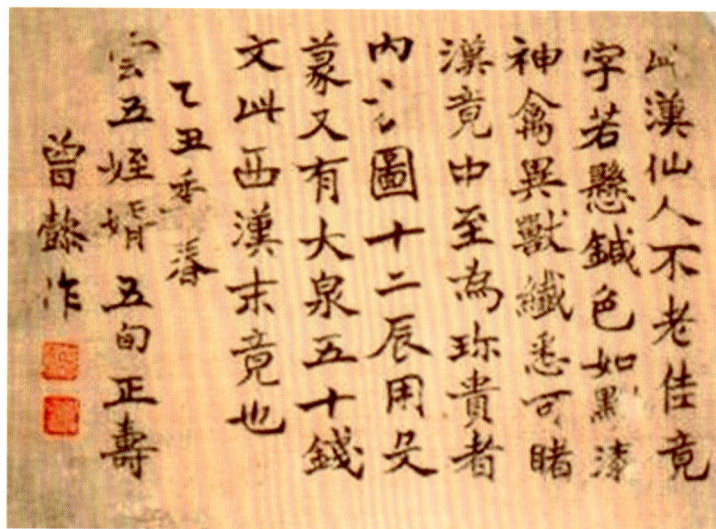

（曾懿书法）

附：曾懿诗四首

游桂湖谒谢公遗像

湖上随肩步，春游景物鲜。露花红蘸水，丝柳绿搓烟。径曲疑无路，山回别有天。空亭聊小憩，把盏听流泉。

轩窗开四面，陡觉薄寒侵。桂树连城暗，松涛压殿阴。山川馀霸气，风雨壮诗心。谒罢谢公象，怆然感古今。

浣花诗社歌

浣花溪水何洋洋，绕溪珍木郁苍苍。楼阁瞰流各低昂，湘帘十二卷夕阳。中有诗人清且扬，芝兰竞秀雁成行。明月为裾云为裳，高谈妙语翰墨香。依依梦锁春草堂，笔花灿烂生辉光。丽句争传碧琳琅，浣溪风月富锦囊。松篁敲韵入潇湘，波光云影皆文章。染墨绮靡不可忘，诗情遥共海天长。诗万卷，酒千觞，吟咏之乐乐未央。但愿人生欢聚永无荒，千秋万岁，合与骚人共草堂。

莲花曲

水榭帘栊人如玉，鸣桡轧轧春波绿。昨宵酒醉各题诗，今朝都赋《莲花曲》。粉痕欲坠红妆浅，清露如珠垂欲散。翠漪清风荡融融，参差绿影云塘满。莲子花开水槛东，重叠掩映鲛绡红。秋罗拂水水纹绉，香飘四座生荷风。碧塘摇滟多芳草，白蘋断处生红蓼。紫鳞水面吸莲花，池边日日来青鸟。遥遥柳绿锁湘烟，莲根莲叶相钩连。素藕丝柔情不断，露珠摇荡非真圆。银浪金光荡晓日，绿蘽半掩桃花色。帘波隔水夏云生，千里轻风总无力。杜宇啼残春已归，交交鸂鶒芳塘飞。愁煞江干采莲女，软风吹香香著衣。青丝系船茉荑湾，重开新筵不忍还。侍女低鬟进美酒，坐中酒后皆红颜。月明满地遥相望，鱼戏莲叶吸细浪。佩环初解舞衣轻，荷叶罗裙色一样。归来玉婢捧花蕊，采莲夜夜得莲子。一身花露湿云衣，回首胭脂红十里。

舟过巫峡见十二峰高插霄汉神女峰尤为纤丽峻峭神女庙在山之巅

琅琅天风壮，嵯峨十二峰。飞云翔婉娈，悬瀑响琤淙。景富诗遍迥，愁多梦亦慵。纤秾宋玉赋，千古忆仙踪。

壁立双峰合，真成一线天。烟鬟浮翠黛，霞彩媚华巅。人语隔山应，江流急箭穿。楚王今已渺，神女为谁妍。

（张锡纯像）

咏张锡纯（七律）

济世扶危道不凡，力行实践不空谈。
发扬古义传承尽，融会新知卓识添。
方药化裁奇制胜，中西结合富高瞻。
宏篇圆梦凌云志，奉献精神效柞蚕。

（张发荣）

咏张锡纯《衷中参西录》（七绝）

济世耕耘情意崇，参西何碍主衷中。
百花齐放杏林茂，执着园丁寿甫公。

（张发荣）

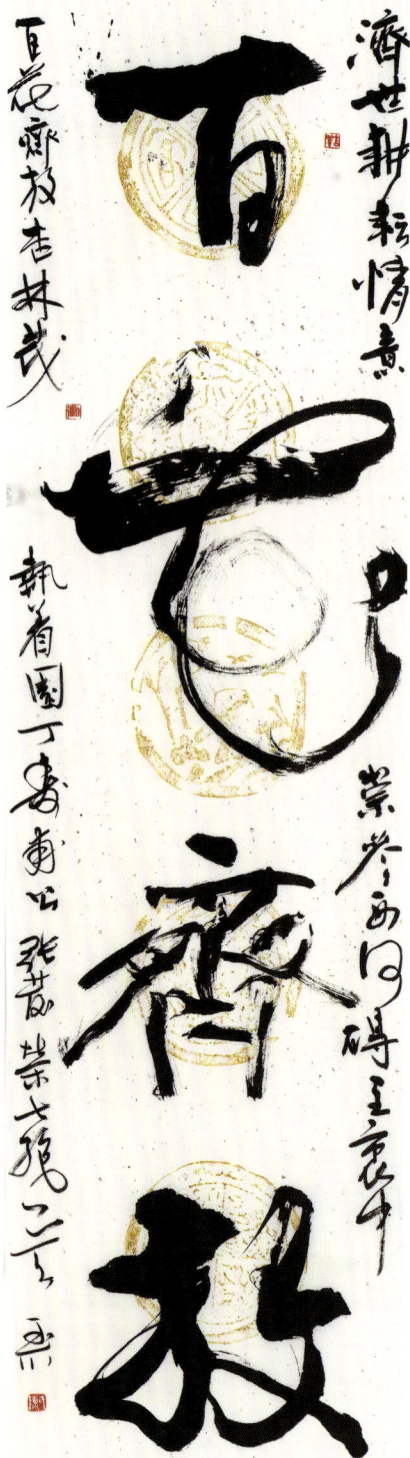

（张发荣撰诗　陈玉川书）

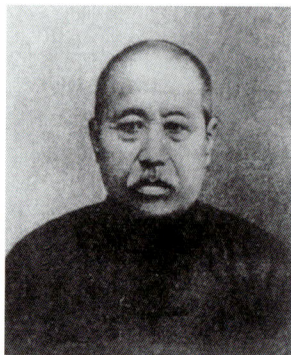

潜心耕耘情志笃
参西衷中研主衷中
百花齐放杏林茂枳
著园丁寿甫云

（张发荣撰诗 杨殿兴书）

张锡纯（1860 – 1933），又名寿甫，清末民初河北盐山县人。出身书香之家，科举不第后，遵父命学医，上自《黄帝内经》《伤寒论》，下至历代各家之说，无不披览，同时开始接触西医及其他西学。后来中国废科举，兴学校，张锡纯成为当地唯一可教代数和几何学的教员。受时代思潮的影响，张氏萌发了衷中参西的思想，遂潜心医学。他的代表著作是《医学衷中参西录》，内容多为生动详细的实践记录和总结。其中张锡纯自拟方约 200 首，古人成方或民间验方亦约 200 首，重要医论百余处，涉及中西医基础和临床大部分内容，几乎无一方、一药、一法、一论不结合临床治验进行说明。重要方法所附医案多达数十例，重要论点在几十年临证和著述中反复探讨，反复印证，不断深化。

一剪梅·唐宗海

放眼功名若白云，乡试高才，郡试名人。朝廷进士榜荣登，大爱坚贞，情洒医门。

挽救双亲与庶民，不论亲疏，一视同仁。回生血证药方精，融汇中西，建树长存。

（张发荣）

咏中西医汇通派唐宗海（七古）

医道艰辛典籍多，中西结合开先河。

血证精通创法则，师古学今众人歌。

杏林妙手留青史，诗画俱佳知两科。

经典著成传奇颂，丰碑千载飞云过。

（田兴望）

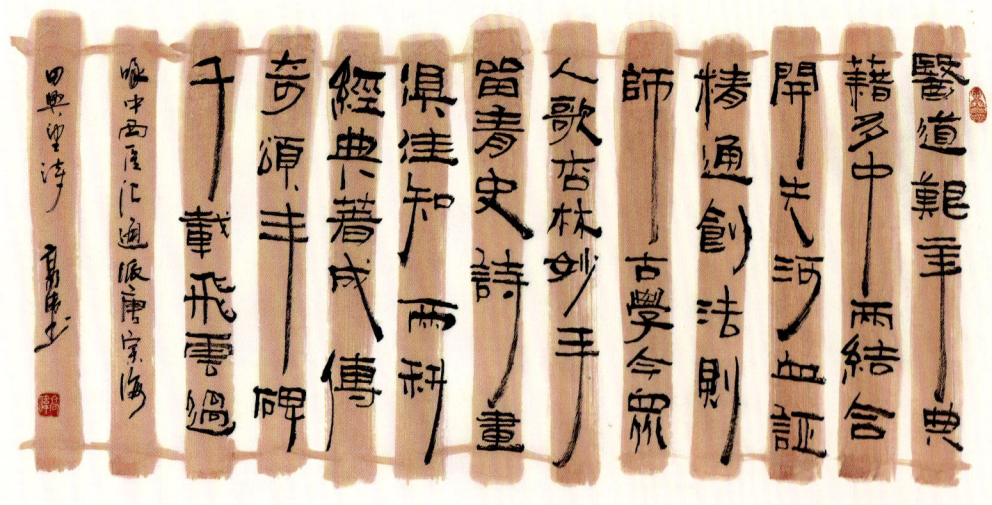

（田兴望撰诗　高伟书）

唐宗海（对联）

雄才大展，著书立说，撰血证宏篇，创诊治术方，功垂后辈。
妙手频施，医痼疗疴，载津梁美誉，倡中西融汇，德启先河。

（程立家）

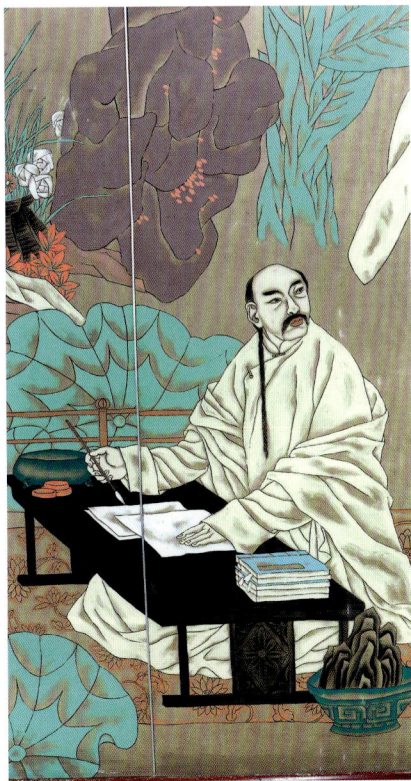

（唐宗海著书图　成都中医药大学博物馆供稿）

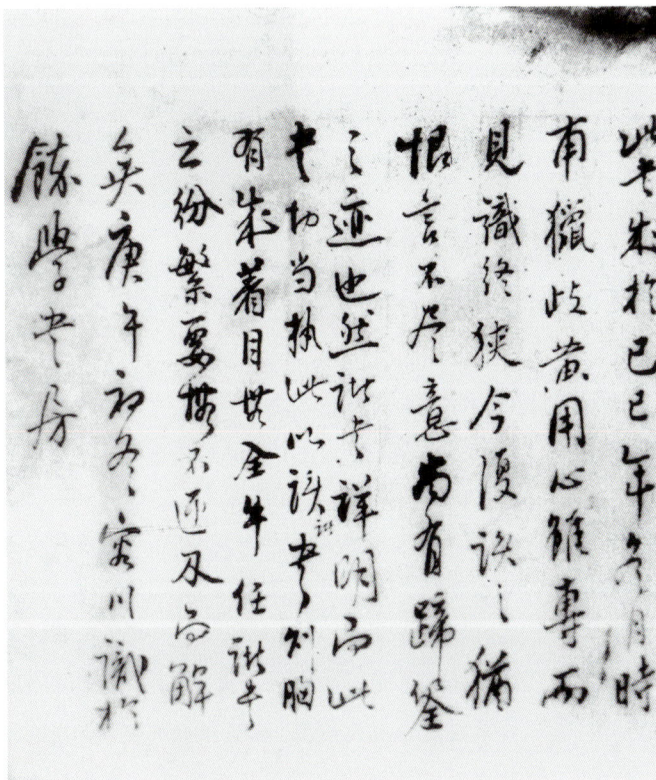

（唐宗海书法）

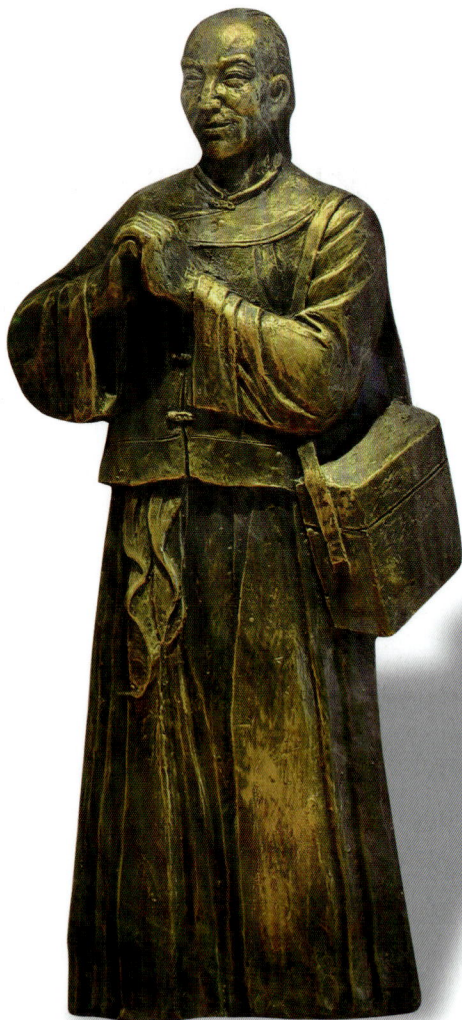

（唐宗海塑像　西南医科大学附属中医院博物馆供稿）

　　唐宗海（1862－1918），字容川，清末四川彭县（今四川省彭州）人。他先攻儒学，16 岁成秀才，23 岁开始钻研医学，24 岁著成《医柄》一书，后又著成《医学一见能》。后因其父患吐血、下血症多方求治无效后，开始潜心探索血证，经过 11 年时间写成《血证论》，集血证诊治之大成，创"止、消、宁、补"之要法，精辟独到，至今仍为临床医家诊治血证所遵循。此书一出，让他名闻三蜀，声誉远播。后来西医学进入中国，他认识到西医、中医各有所长，力主汇通中西，厘正医道，便以中国古代医学理论为基础，吸取西医解剖学生理学知识，撰成《中西汇通医经精义》2 卷，成为中国医学"中西医汇通派"先驱者。

痔瘘名医黄济川（七律）

岐轩国粹各科齐，痔瘘精工数锦西。
百载探研除病术，三朝砺炼育名医。
回春妙手施仁爱，厚德诚心展秘机。
济世黄公人赞颂，芙蓉蜀苑续传奇。

（杨殿兴）

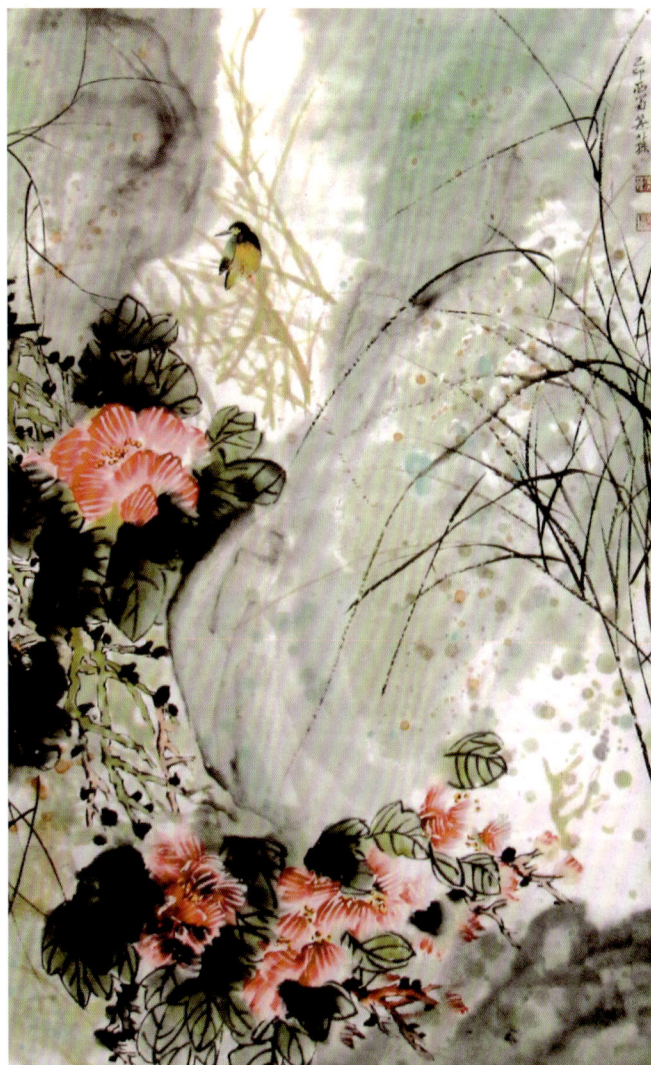

（芙蓉蜀苑　贾宗嵘作）

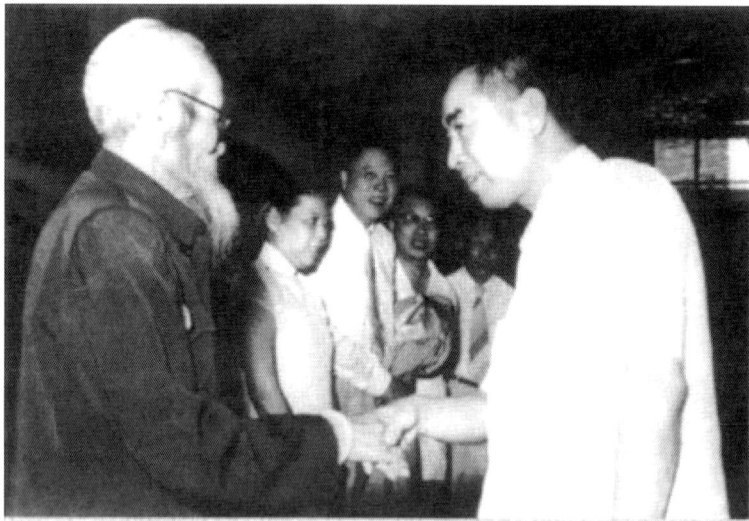

（周恩来总理接见黄济川）

黄济川（1862－1960），原名黄锡正，四川内江人。黄济川是成都肛肠专科医院（原成都痔瘘专科医院）创始人，新中国肛肠学科奠基人之一。曾任中华医学会第五届外科学会副主任委员、四川省第一和第二届人大代表、四川省政协委员、中国农工民主党四川省第一届省委委员。著有中国第一本肛肠科专著《痔漏治疗法》一书。

黄济川幼读私塾，1879年跟随川南名医龚心裕学医，1884年学成后自立医馆，先后在泸州、重庆、成都等地行医。1904年黄济川在成都少城（现人民公园）开办黄济川痔漏诊所。1907年黄济川痔漏诊所迁到成都皇城东华门南街，扩大规模，开门授徒。他历经三朝，享年99岁，博学善教，擅长肛瘘挂线和枯痔疗法，弟子遍及全国，也是享誉全国的著名痔瘘科专家。

1954年黄济川将一生秘技绝学公之于众。1956年在北京受到周恩来总理的亲切接见。1956年黄济川提出"诊断确实，医治彻底，胆大心细，体人如己，戒骄戒躁，勤钻互学，全心全意，尊党为民。"以勉励后学。

青玉案·丁甘仁

树人卓识开新境，育桃李，高风盛。抚育英才功彪炳，
大江南北，门徒引领。薪火传承晟。

博施济众疑难症，治疗沉疴效灵应。首倡寒温相合并，
益彰相得，春风强劲。近代医宗圣。

（张发荣）

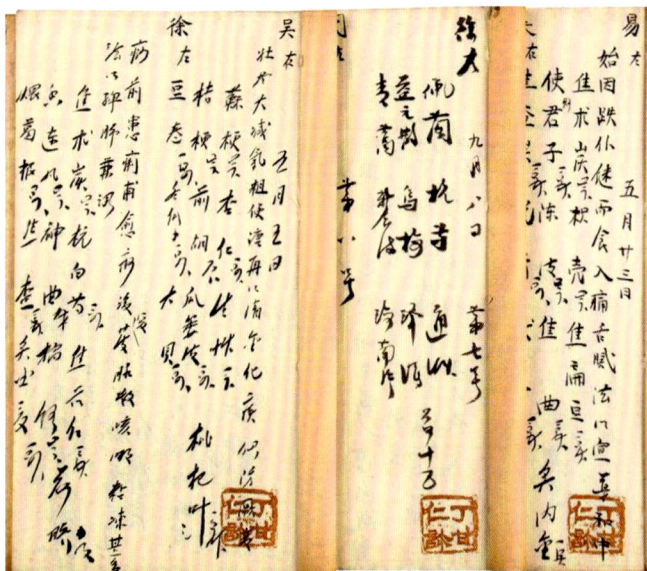

（丁甘仁处方）

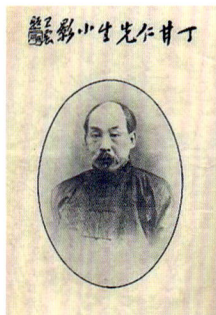

（丁甘仁画像）

　　丁甘仁（1866－1926），字泽周，清末民初江苏武进县人，近代杰出中医教育家、临床家。早期创办上海中医专门学校，培养了一大批高水平的中医人才。其后在沪南、沪北设立两所广益中医院，两院均设有门诊及住院部，以备学生见习与实习之用。1920年，丁甘仁又发起成立"国医学会"，首次把中医师组织起来，相互切磋，开团结协作之风。为了加强中医学术研究，又发行《国医杂志》，成立"江苏省中医联合会"，亲任会长，从而使医林同道得以互通声气，加强了全国中医界的联系。丁氏精于对外感热病的研究，临床上打破常规，经方、时方并用治疗急症热病，开中医学术界伤寒、温病统一论之先河。

咏曹颖甫（七律）

德才兼备一豪英，博学诗书仁术精。
执教杏坛尊仲景，献身患者尽忠诚。
流芳巨著操行健，反抗胡倭气节贞。
无愧炎黄真烈士，忠魂犹作愤龙鸣。

（张发荣）

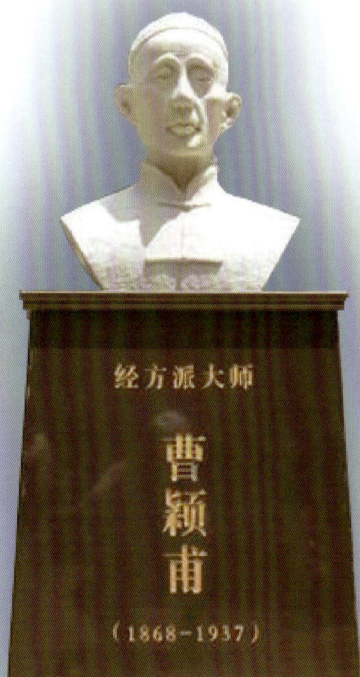

（曹颖甫雕像）

经方派大师
曹颖甫
（1868—1937）

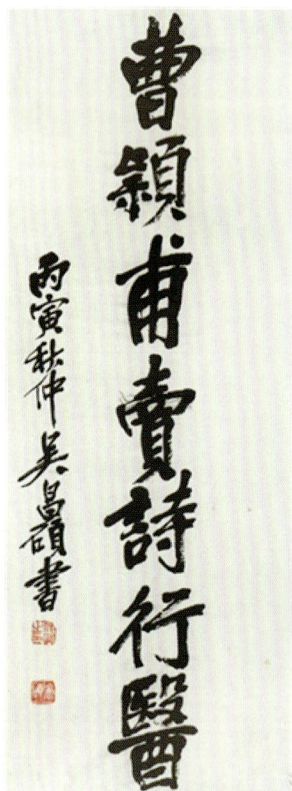

（吴昌硕为曹颖甫题字）

曹颖甫卖诗行医
丙寅秋仲 吴昌硕书

經方實驗錄

曹穎甫先生醫案
門人姜佐景編按

穎甫題

第一集

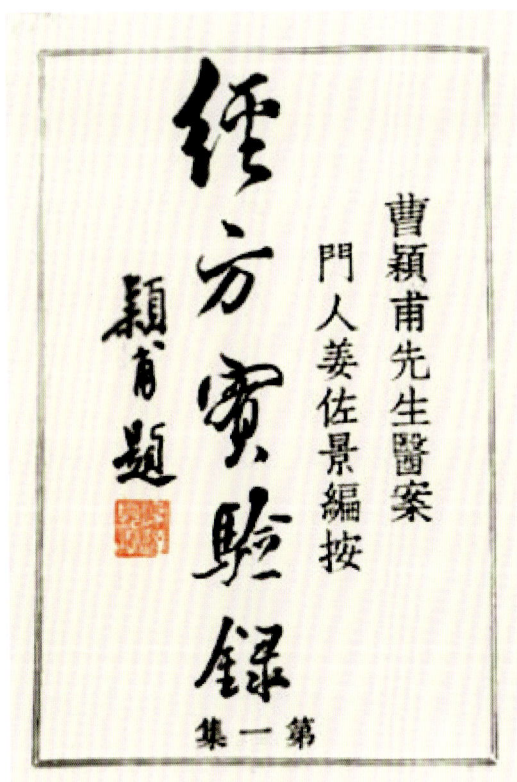

（曹穎甫題寫書名）

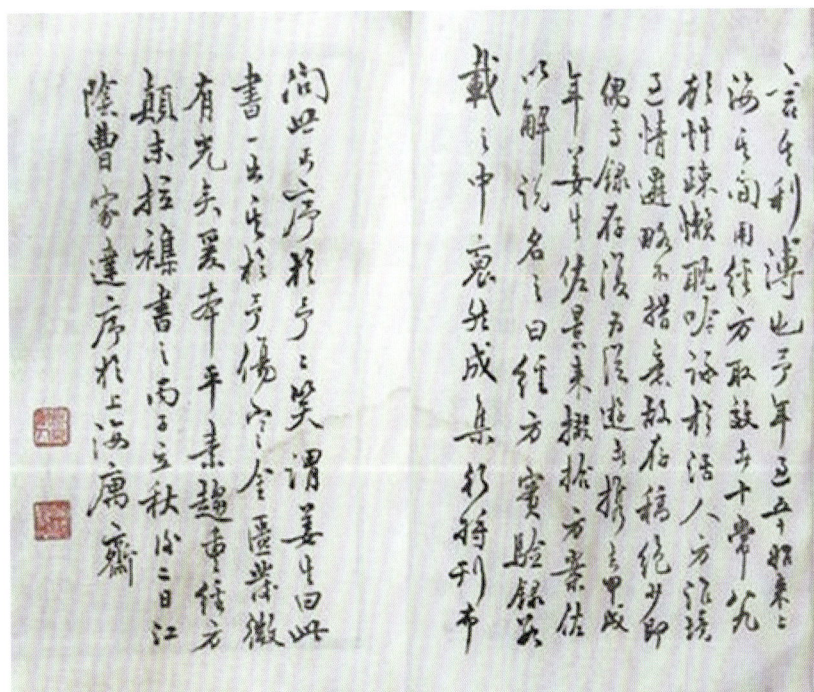

（曹穎甫書法）

曹家达（1868－1938），字颖甫，江苏江阴人，中医经方大家。年轻时曾中举人，入南菁书院，研究经书及诗文。废科举后，他深入研读《伤寒论》《金匮要略》，医技日精。后应丁甘仁之聘出任上海中医专门学校教务长，主讲《伤寒》《金匮》。他的启发教授使学生心悦诚服，学生称他"经方派典型"。著有《伤寒发微》《金匮发微》《经方实验录》《曹颖甫医案》。其中《经方实验录》是他一生临床应用经方的经验总结，由学生姜佐景整理出版，流传极广。1938年，因严词拒绝与侵华日军合作，惨遭杀害，壮烈牺牲。其忠贞不屈的民族气节，为后人所称道。

附：曹颖甫诗二首

其一

曾是江南二月时，落花如片雨如丝。
相思又逐春归后，闷对东风画折枝。

其二

扬子东流接大荒，江潭烟树正茫茫。
风驱海势倾鳌背，天逼山光入女墙。
洒胆纵横通灝气，剑花芒角截空肠。
嗟予萍梗经三载，几度登临睨旧乡。

杰出医家恽铁樵（七律）

江南馥郁孟河春，杏苑名医自此殷。
御院前贤成榜样，秀才后学步其尘。
折儿震痛思优劣，继晷焚膏阅古今。
沥血呕心弘授教，春蚕到死尽忠贞。

（杨殿兴）

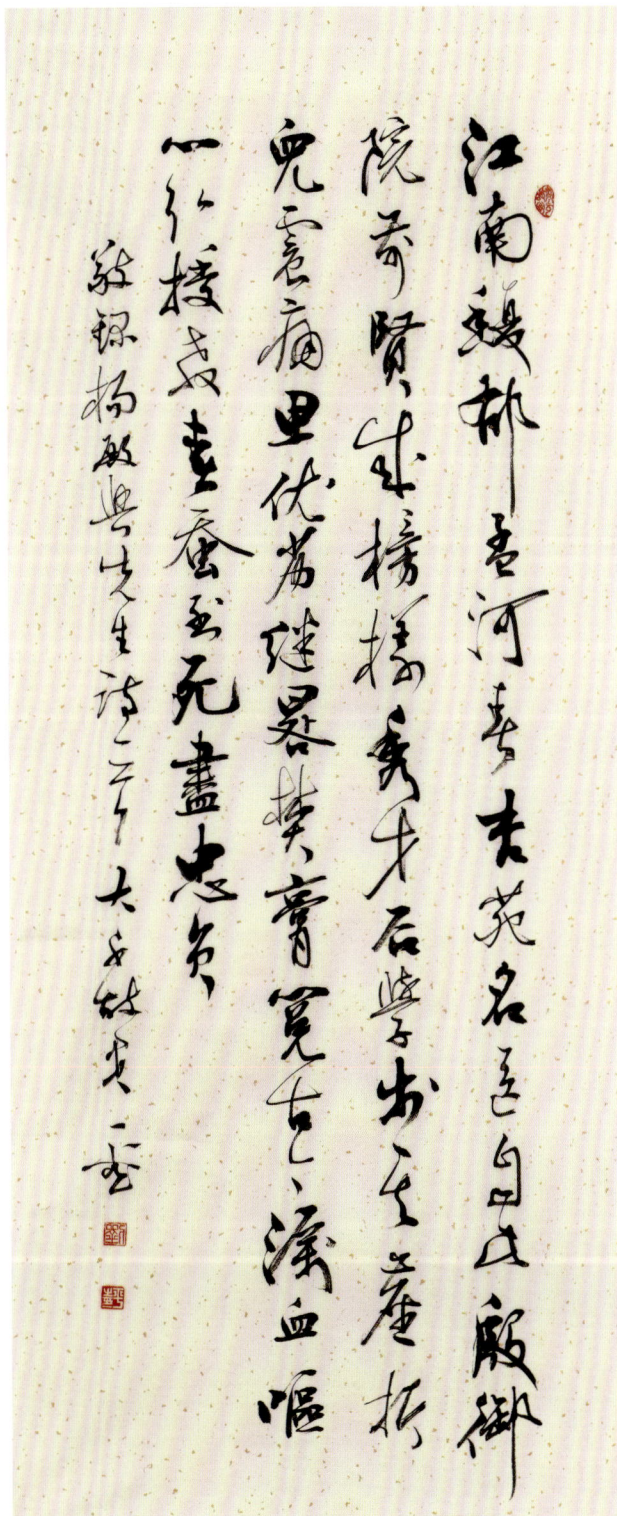

（杨殿兴撰诗　刘平书）

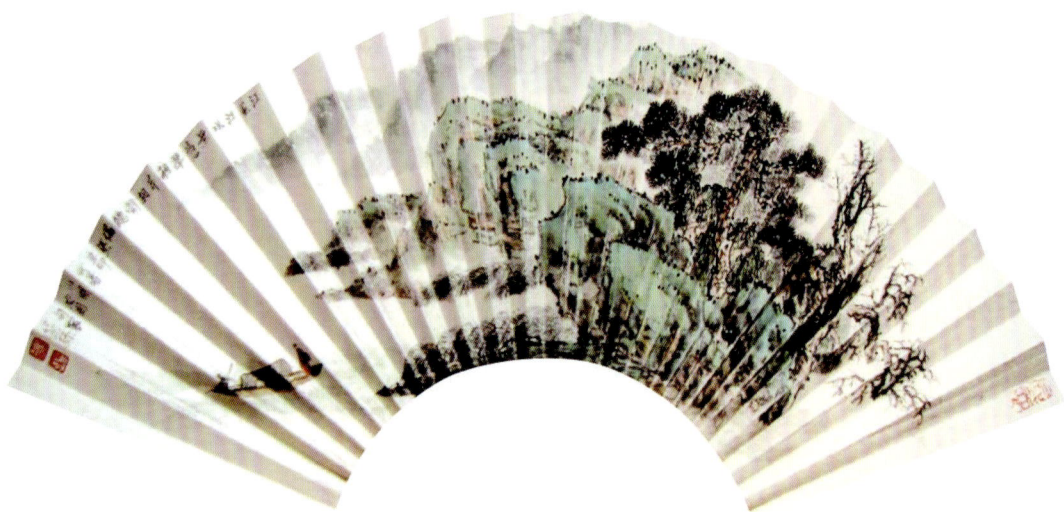

（扇面 江南馥郁孟河春　贾宗嵘作）

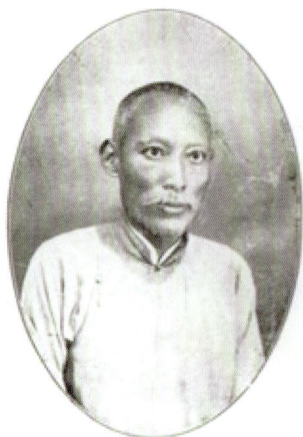

（恽铁樵像）

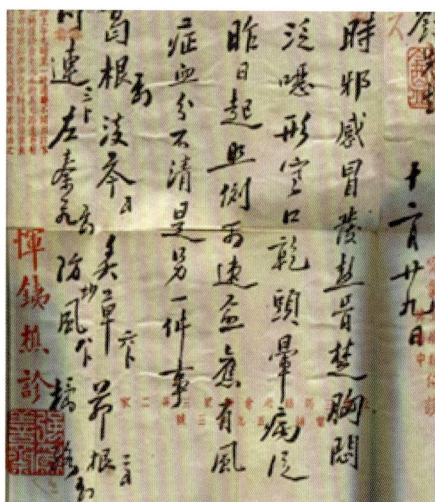

（恽铁樵处方）

　　恽铁樵（1878－1935），杰出中医学家。名树珏，别号冷风、焦木，江苏省武进县孟河人。13岁就读于私塾，16岁考中秀才。1911年，任商务印书馆编译。次年，主编《小说月报》，以翻译西洋小说而著称于文坛，风靡一时。后因长子病故，发奋学医，曾就学于名医汪莲石。1920年，辞去《小说月报》主编职务，正式挂牌行医，尤其擅长儿科，于1925年创办了"铁樵中医函授学校"，从学者众，培育了像陆渊雷、章巨膺、顾雨时等一批具有创新思想的优秀人才，有力推动了中医事业的发展。一生勤奋，著述宏丰，力主西为中用，著有《群经见智录》《论医集》《伤寒论研究》《温病明理》《热病学》等24部著作，有独特新见。他终年累月，积劳成疾，去世时年仅58岁，临终前一天犹改定《霍乱新论》，为中医学术的发展鞠躬尽瘁。

　　孟河是江苏省武进县的一个镇，史上以出中医大家、御医闻名，孟河医派在清代达到鼎盛，著名医学世家有费伯雄、马培之、巢崇山、丁甘仁等，许多著名中医专家也都传承于孟河医派。

咏近代京城名医汪逢春（七绝）

医风海派誉京城，善化险痎春又生。
湿热留连清透解，处方轻巧效堪惊。

（张发荣）

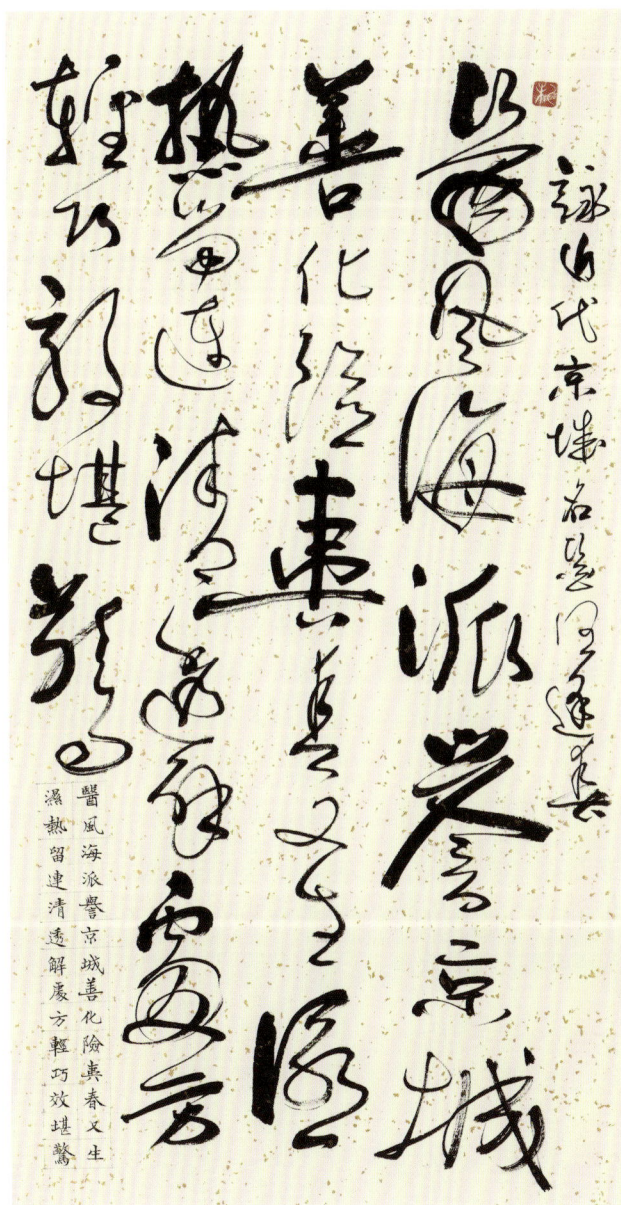

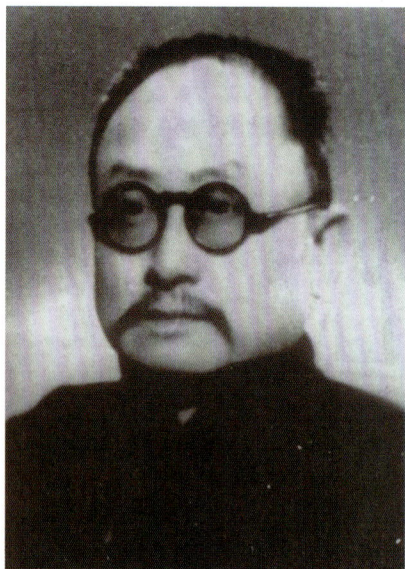

（汪逢春像）

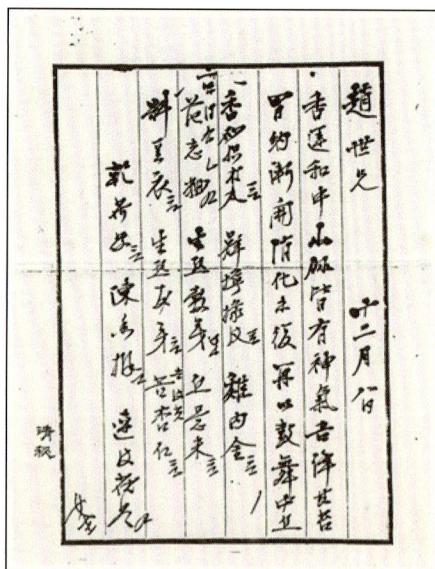

（汪逢春处方）

汪逢春（1884－1949），江苏省吴县（今苏州）人。幼年得晚清名医艾
步蟾真传，精究医学。光绪末年赴京，供职于当时的法部。清宣统三年后辞职，
专门以医为业，在北京前门外西河沿五斗斋应诊。后诊所迁至西河沿江苏会
馆，言其斋为泊庐，有不求闻达利禄之意。民国18年担任北平中医考试委员。
1938年成立国医职业公会，汪逢春被选为公会会长，同时筹备《北京医药月刊》。
1939年1月创刊后，他亲自主持笔政，并为该刊撰文，以资号召倡导。1942
年曾创办国药会馆讲习班，为中医中药界培养人才。擅长治疗时令病及胃肠病，
对于湿温病多所阐发，启迪后学。

中医悍将陆渊雷（七律）

善辩雄才语简赅，蜚声杏苑战兰台。

发皇古义岐黄继，融会新知眼界开。

国粹西医双向顾，遥函学子八方来。

争鸣重击余汪案，激荡人心唾孽埃。

（杨殿兴）

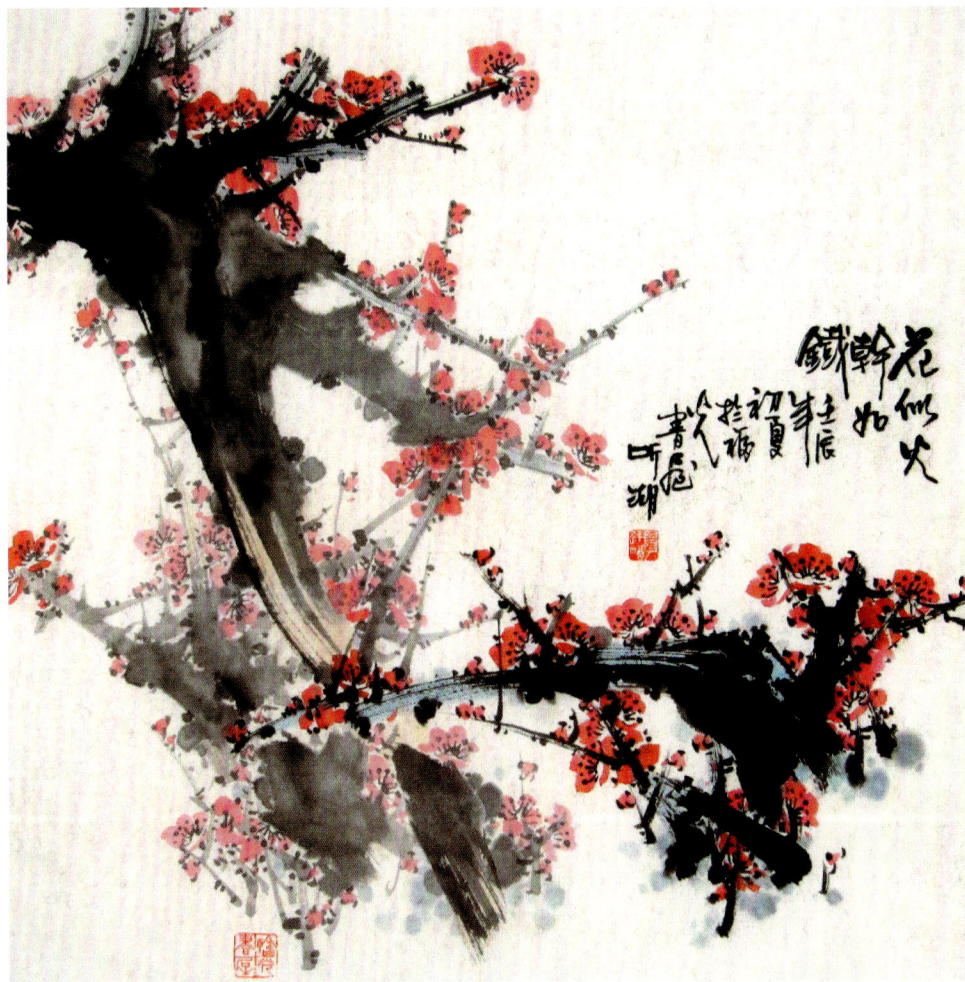

（花似火干如铁　阳廷福作）

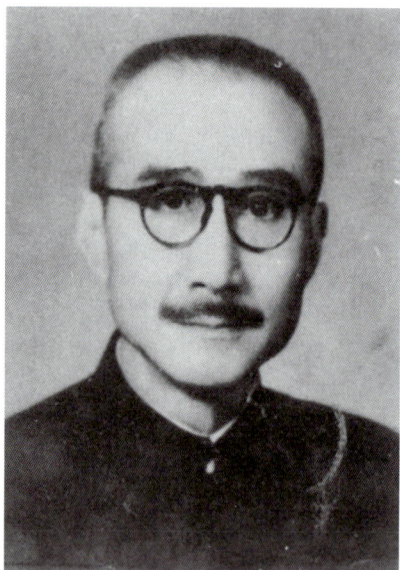
（陆渊雷像）

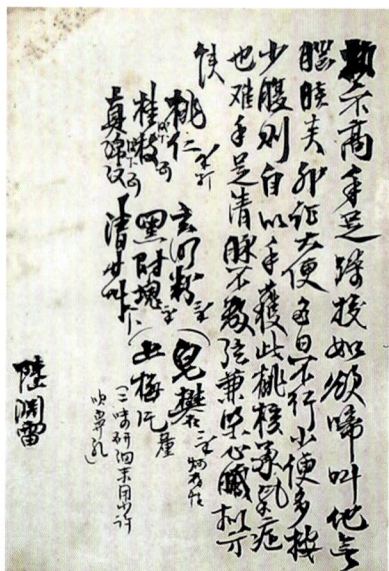
（陆渊雷处方）

陆渊雷（1894－1955），字彭年，江苏川沙（今上海川沙）人。1912年就读于江苏省立第一师范学校，从朴学大师姚孟醺学习经学，诸子百家无所不读。毕业后先后在武昌高等师范学校、江苏省立师范学校、暨南大学等处任教并自学中医。陆渊雷工书法、金石，对天文历算及医术造诣尤深，通晓英、法、德、日诸国语言。1925年，恽铁樵创办医学函授学校，陆渊雷拜恽氏为师，协助办校。1929年与徐衡之、章次公共同创办上海国医学院，任教务长，以"发皇古义，融会新知"为办学宗旨，率先于教育计划中列入理化、解剖等课程。1932年应四方学者之请，办遥从部，函授中医学，一时遥从函授业者遍及国内与南洋诸地。

陆氏性情耿直，能文好辩，在与"废止中医派"的代表人物余云岫、汪企张等人论争中，言辞激烈，针锋相对，坚定地捍卫中医学，蜚声杏林，闻名于医界。1928年至1930年间，陆渊雷在《医界春秋》《中国医学月刊》《中医新生命》等刊物上发表论争文章数十篇，并且还在《金刚钻报》上连篇累牍地发表医学见解和评论，人们赞誉其论"乃渊博而雷声"，被推为"中医界之打手"，尤其是1928年，陆渊雷在《医界春秋》第3期发表"西医界之奴隶派"，被称为抨击余云岫等的重拳，文字尖刻。1934年8月至1937年6月间他所主编的《中医新生命》，对中西医论争影响颇大，甚至涉及海外，共鸣者不乏其人。

陆渊雷一生著作甚丰，有《伤寒论今释》《金匮要略今释》《生理补证》《病理补证》《诊断治疗学》《陆氏论医集》《脉学新论》等书，刊行于世。

取消"废止旧医案"感怀（五律）

沪上风云急，狂飚废国医。
立新宁忘祖，除旧敢欺师？
业界铮言会，民间厚论驰。
终情成往史，后辈要深思。

（任清良）

1929年2月，国民政府召开卫生部第一届中央卫生委员会议，通过了时任上海医师公会会长的余云岫提出的"废止旧医以扫除医事卫生之障碍"议案。此举遭到中医界的奋力反抗，全国281名代表在上海召开全国医药团体代表大会，成立了"全国医药团体联合会"，并组成请愿团，要求政府立即取消议案。社会舆论也对中医界给予大力支持，提出"取缔中医就是致病民于死命"等口号，终于迫使国民政府取消了"废止旧医案"。

（任清良撰诗 高伟书）

访红四方面军总医院有感（五古）

忆昔川陕边，来了徐向前。

力克通南巴，血浴保万源。

大小百数战，战战皆辛艰。

敌死吾亦伤，伤者何惨然。

赞我总医院，功能好齐全。

医疗乃主体，亦军亦教研。

西医人十二，中医卅余贤。

护理有百五，分院总院连。

敌来我即走，三年五徙迁。

麻醉哥乐剂，缺药问巴山。

战事时吃紧，日治逾三千。

长征向陕北，伤员四个团。

兵力得存续，红军火种延。

领头张琴秋，光坦并井观。

硝烟日已远，功勋代代传。

（任清良）

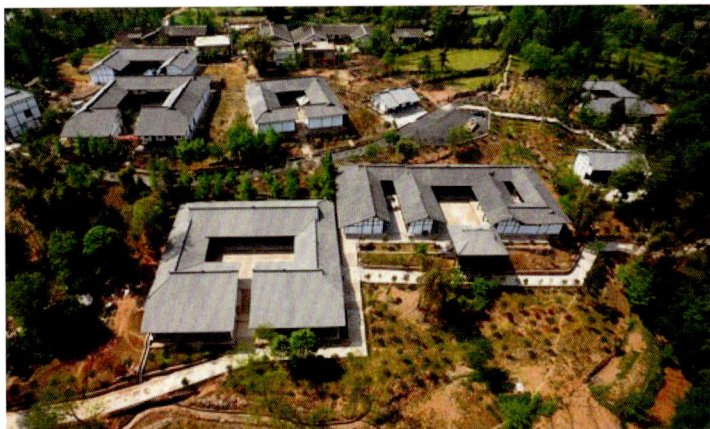

（红四方面军总医院旧址群）

注：红四方面军总医院旧址群由 17 套川东北民居风格老建筑组成，年代均在 100 年左右，建筑面积达 3 万多平方米。红四方面军总医院旧址群遗址包括中医部、红色卫校、医务部、手术室、政治部、总务处、招待所、被服厂、住院部（重伤连、轻伤连）、木工厂、担架队等。　红四方面军在川陕革命根据地时期，总医院是一个相当于军级的直属单位，集医、政、军、教于一体，是我军当时规模最大、机构最健全、功能最完善的后方医院。

红四方面军总医院诞生于 20 世纪 30 年代的鄂豫皖革命根据地，其前身是红四方面军总指挥部医院。1932 年冬，红四方面军到达川北后，抽调人员，成立了西北革命军事委员会总医院。因战事频繁，总医院在不到三年的时间里曾 5 次转移。总医院集医政军教研于一体，中西医并重，辖 7 个分院及 5 个军师所属医院，有医护人员 189 人，其中

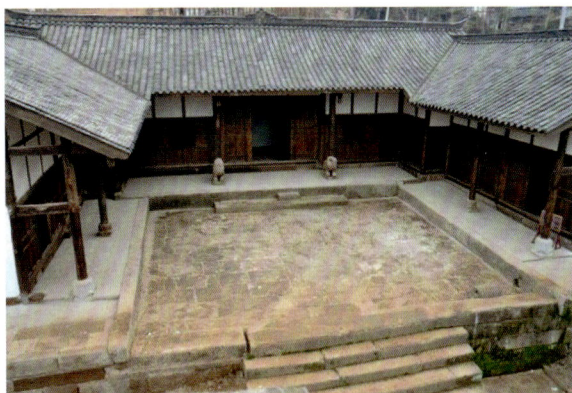

（中医部）

中医 32 人、西医 12 人，高峰时日均收治伤病员 3000 人以上。由于缺医少药，曾用漂白粉和白酒混合蒸馏成名为"哥乐方"的麻醉剂，并组织采药队，负责中草药采集。1935 年红军撤离时，总医院将伤病员编成 4 个团，随大部队一道长征。总医院主要领导人是政治部主任张琴秋、管委会主席周光坦、"红色卫校"奠基人——红军总卫生部医政局局长苏井观。总医院在救治红军伤员、保存壮大红军实力、扩大根据地等方面做出了重要贡献，留下了中国军事医学史鲜为人知的辉煌与骄傲。

第八章　繁荣新生

（中华人民共和国成立后，1949 年后）

1949 年，在中国共产党的领导下，中国人民取得了革命斗争的胜利，建立了中华人民共和国。中华民族的历史揭开了新的一页，中华医药学也获得了新生，进入了崭新的发展阶段。

新中国成立后，确定了"面向工农兵"、"预防为主"、"团结中西医"等卫生工作的方针，肯定和支持了中医事业。1956 年，北京、上海、成都、广州 4 所中医学院建立，中医教育纳入国家高等教育轨道。1958 年，毛泽东主席提出"中国医药学是一个伟大的宝库，应当努力发掘，加以提高。"明确强调了发扬中医学遗产的意义和价值。1982 年，又将"发展现代医药和我国传统医药"正式载入《宪法》。从此，中医事业不仅有了政策支持，更从法律上得到了保证。

1986 年，国家中医管理局（后变更为国家中医药管理局）成立，专门管理中医药各项事业的发展，中医事业又呈现出一个蓬勃繁荣的局面。

随着中医教育走上正轨，中医人才辈出，中医科研如火如荼，取得了显著的成就。中医的独特学术体系，独到的疗效受到国际广泛关注，出现了国际性的"中医热"。很多国家成立了中医学术团体、中医院校。一些国家还立法承认中医，中医诊所如雨后春笋般增加。中医已走出中国，为世界各地人民的健康发挥着重要作用。

目前，中医学术思想空前活跃，国家对中医事业的重视和支持力度不断加大，科研成果日益丰硕。展望未来，有理由相信，中医药学将一定更加辉煌！

满庭芳·萧龙友

饱读经书，精研仁术，少壮巴蜀闻名。不图官大，归隐做医生。园梦京城济世，求治者，簇拥门庭。孙文等，名流患疾，谁个不恭迎。

峥嵘，雷雨后，风平浪静，海宴河清。便谋重岐黄，大展鹏程。促办中医教育，建医院，苦苦耘耕。今天下，杏林茂盛，犹念老园丁。

（张发荣）

诉衷情·赞萧龙友

杏林烂漫绽馨香，蜀苑咏华章。京城四大魁首，旷世美名扬。

轻仕禄，弃官场，抚民伤。儒家风范，济世仁心，不息之光。

（杨殿兴）

（杨殿兴撰词并书）

萧龙友（对联）

心系民生，弃宦从医，精病理，解疑难，处方平正轻灵，出神入化，名居四大京师首。

志兴国粹，办学授徒，顶逆流，挽危厄，品格清高洁雅，救死扶伤，寿享九旬不息翁。

（程立家）

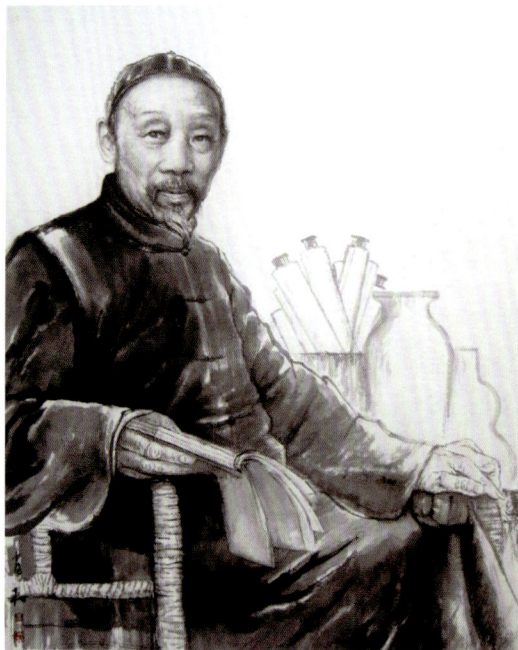

（萧龙友画像　肖和作）

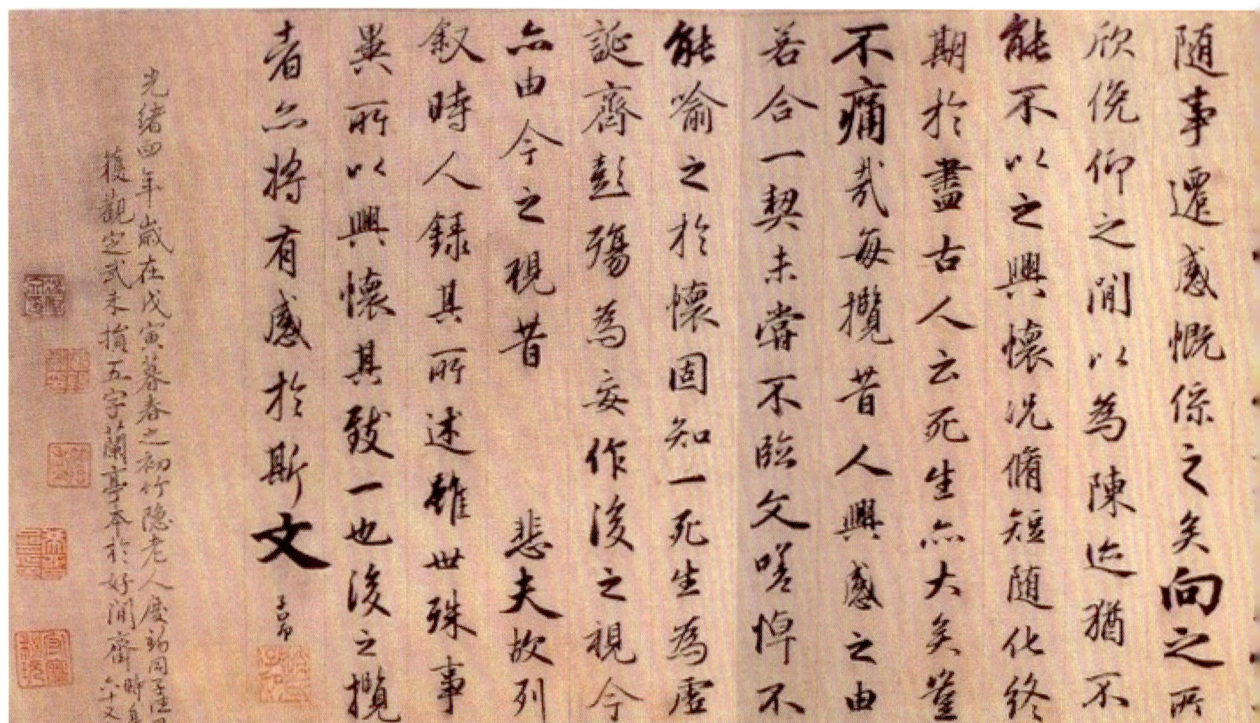

20 世纪初，在中国社会大动荡的时代背景之下，多位杰出的中医学家崛起于华夏大地。在北京、上海等大城市，逐渐形成了名医荟萃的局面。1935 年，国民政府颁布中医条例，规定对所有中医实行考核立案。医术精湛、颇负盛名的萧龙友、施今墨、孔伯华、汪逢春作为主考官，负责命题与阅卷，从此即有"京城四大名医"之称。"四大名医"不仅因其妙手回春的医术成为政界名流的座上客，更因其普救含灵的仁心成为贫苦患者的救命人。他们的人生道路，也是一部中医百年兴衰史的缩影。其中，最有代表性的是萧龙友。

萧龙友（1870 - 1960），名方骏，字龙友，后以字行，别号"息翁"，新中国成立后，改为"不息翁"，四川三台人，近代著名中医大师。萧氏自幼诵习诗书，打下了牢固的文、史、哲基础。后入成都书院学习，得以涉猎中医书籍。22 岁时，成都霍乱流行，他用中草药救治，疗效显著，扬名巴蜀。后中科举，步入仕途，历任知县、知府等职，但不舍医学。1928 年萧龙友毅然辞官在京城行医，医名大震，名冠京城四大名医之首。1930 年与孔伯华共同创办了北平国医学院。新中国成立后，兼任国家卫生和科学部门要职，积极推动中医学的继承发扬，对中医学院和中医院的创办和建设做出了杰出贡献。1951 年，被中央人民政府聘为中央文史馆馆员。1954 年，作为第一届人大代表，首次提案建议国家设立中医大学及中医学院，提案被国家采纳，于 1956 年在全国首批成立了北京、上海、成都、广州四所中医院校，开创了高等中医教育的新纪元。1955年，被国务院聘任为中国科学院生物地学部委员（院士）。

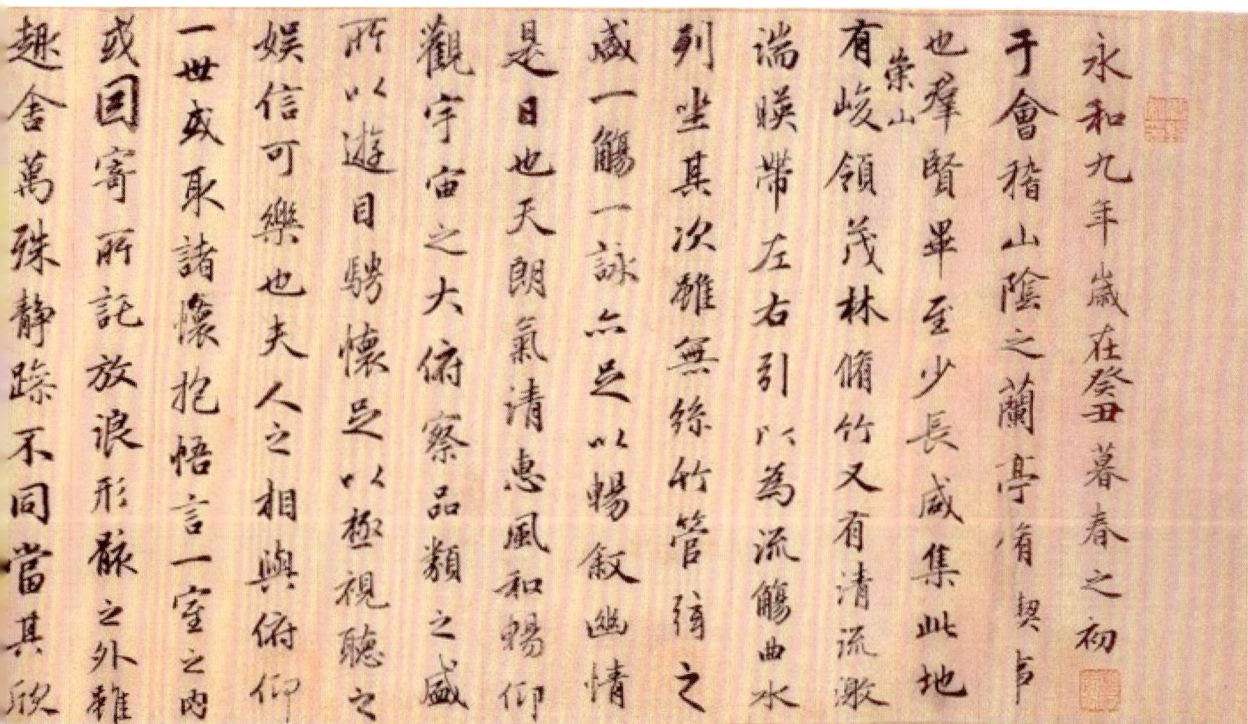

（萧龙友先生捐献给故宫博物院的元代赵孟頫临兰亭卷）

附：萧龙友诗七律三首

闻北平各医校因当局干涉，均已停办，感而赋此，意有所在，不计词之工拙也。

一

不重中医国必危，当年保种是轩岐。
讲明生理人繁衍，说透天元族大滋。
黄帝子孙盈宙合，傲师徒众满中畿。
倘教知本同医国，四万万人孰敢欺。

二

中医无文误文襄，彼对医经不外行。
社会虽开徒聚讼，讲堂能设自多方。
欲从新化分科目，须请明人改学堂。
倘不同谋存国粹，有心甘让刘邦强。

三

医判中西徒不名，天公都是为民生。
学人何苦交相诟，志士终归要有成。
友国维新真得计，吾华蔑古太无情。
一兴一废关强弱，不敢本从要品评。

注：1930 年，国民党当局试图废止中医，萧龙友毅然与孔伯华先生创办北平国医学院，后因国家局势，北平国医学院被迫停办。停办之际，焦易堂先生所主持的国医馆请设学校又不获准时，萧龙友义愤填膺，作《七律》三首，以示对当局的不满。

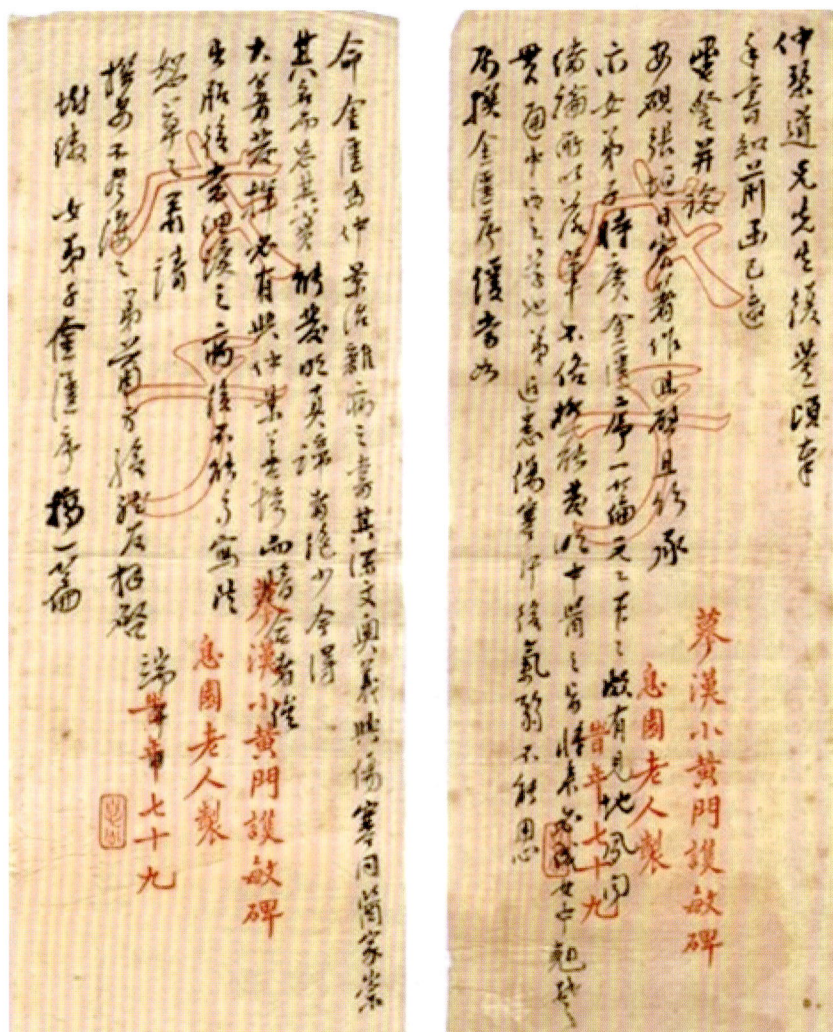

（萧龙友手书）

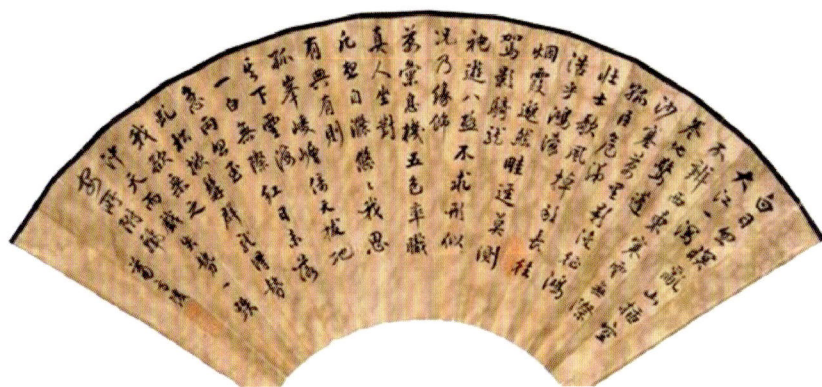

（萧龙友扇面书法作品）

咏杜自明（七古）

悬壶锦里少年行，精擅伤科有令名。

内外随心技巧出，实虚应手病邪轻。

拨弹分理经筋正，升降滚摇气血平。

更有少林功独步，医林绝响后人倾。

（周志彬）

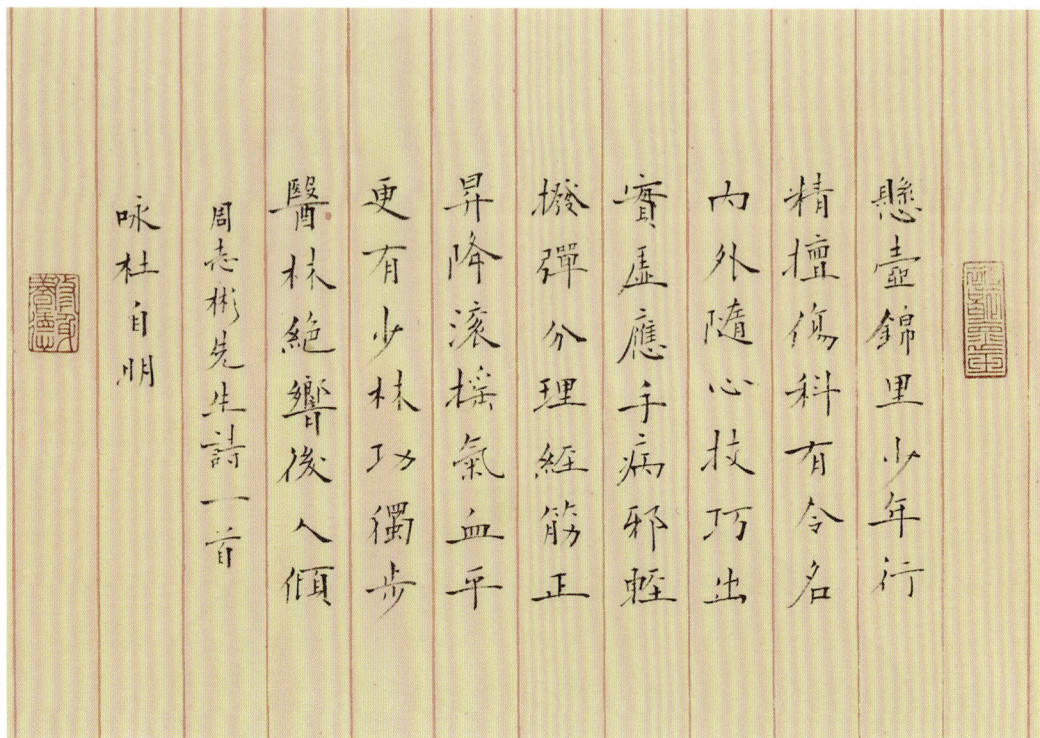

（周志彬撰诗　叶蓉光书）

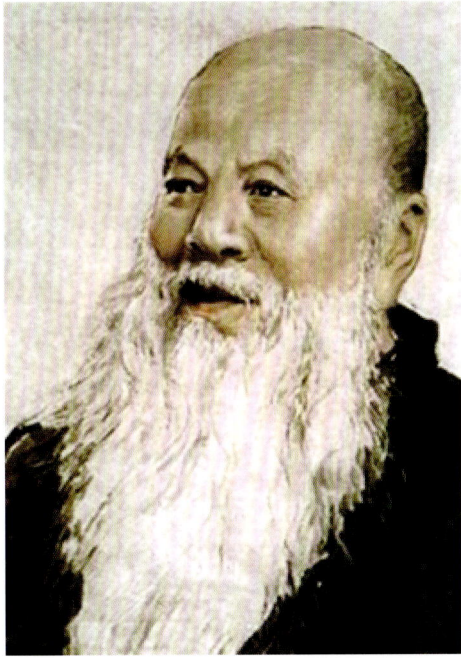

（杜自明画像）

杜自明（1878－1961），满族，四川成都人。从小随父习练武术并学习家传的理伤正骨技术。1902年开始在成都悬壶应诊，1955年被调往北京担任中国中医研究院外科研究所骨科主任。他把长期临床实践所积累的伤科手法归纳为理筋手法与正骨手法两大类。前者又分为分筋理筋、弹筋拨络、摇升降、按摩镇定；后者则分为接、卡、挤、分、旋、端、靠。临证时，根据临床实际需要选择运用。特别在治疗软组织损伤时，他非常重视理筋手法与按摩、捏按的合理配合，认为后者手法有理通经络、摩散肿结的作用，是分筋理筋的辅助手法。他将全部精力投入到正骨临床工作，并毫无保留地把多年积累的正骨经验传给下一代，培养了不少骨伤科人才。杜自明的学术经验比较集中地记载于《中医正骨经验概述》一书中。该书根据杜自明的口述与临床示范，由学生整理编撰而成。

美髯名医冉雪峰（七律）

巫峡叠嶂翠幽深，峻峭峰峦似女神。

故里悬壶承祖业，瞿塘采药为黎民。

一融三合虚怀咏，南冉北张佳誉尊。

造诣精深扬国粹，功高雪老美髯绅。

（杨殿兴）

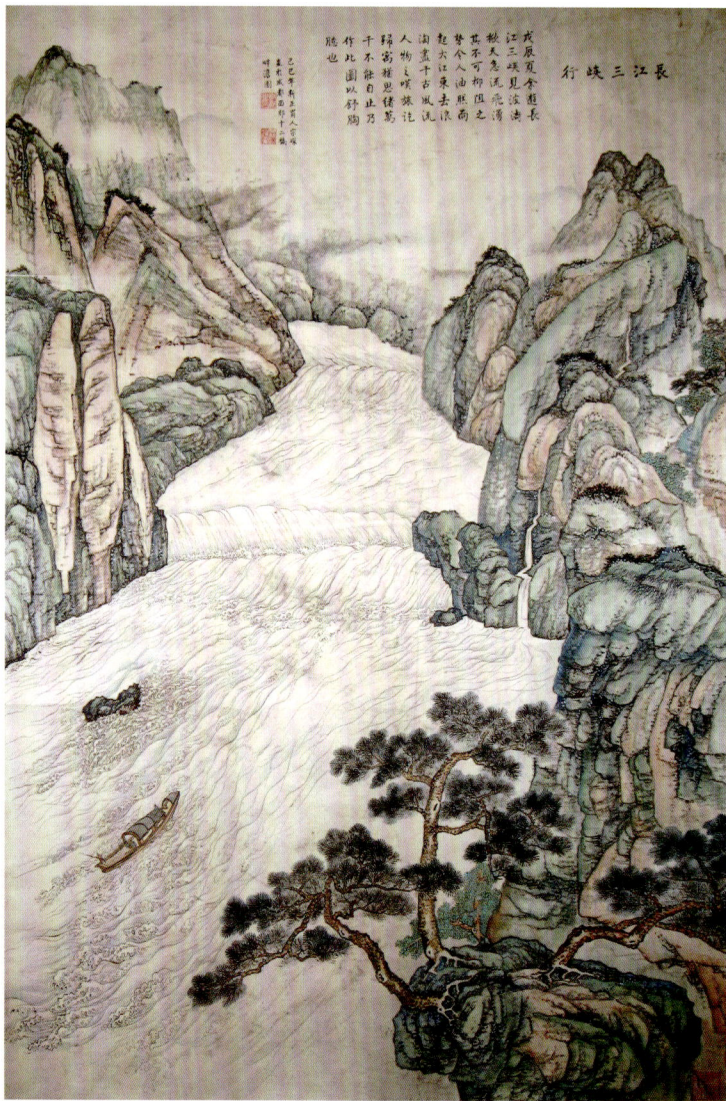

（长江三峡图　贾宗嵘作）

（冉雪峰书法）

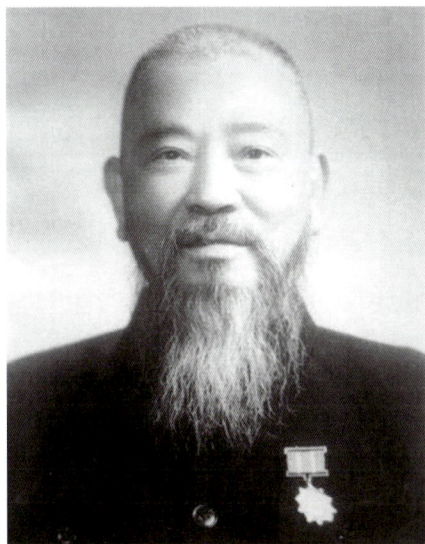

冉雪峰（1879－1963），名敬典，字剑虹，四川省巫山县人。冉氏出生于中医世家，12岁起随父习医，经常进山采药，17岁开诊于故里。1950～1955年间曾在重庆卫生工作者协会、重庆中医进修学校工作。1955年11月奉调入京，到中医研究院工作。冉氏一生虚怀若谷，勤学苦研，尊古不泥，学识渊博。其学术思想可以概括为"一融三合"。一融，即伤寒与温病相融汇；三合，即哲学与科学、中医与西医、理论与实践相结合。冉雪峰先生六世医传，早在20世纪30年代，在医坛上便享有"南冉（雪峰）北张（锡纯）"之誉。冉氏有《冉雪峰医著全集》留世，共计12种：《冉氏易理》《冉氏内经举要》《冉氏伤寒论》《冉氏本草》《冉氏方剂学》《冉氏温病鼠疫合篇》等。冉雪峰一生致力于中医学，在学术上有精湛的造诣，在近世中医学界，有深远影响，为我国著名医学家、中医教育家、一代中医大师。

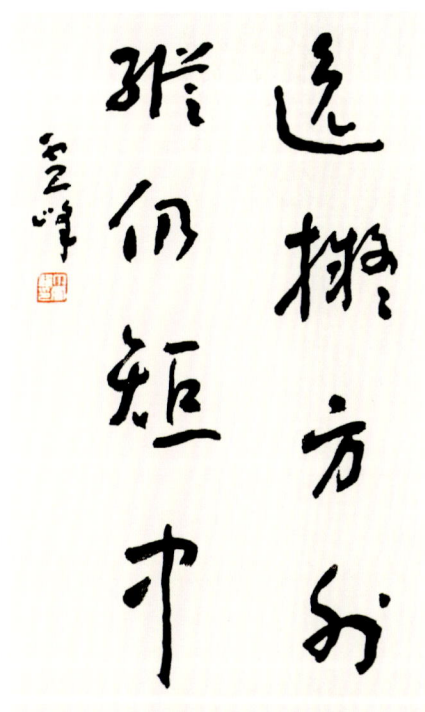

附：岳美中赠冉雪峰老大夫（1957年）诗一首

百代医编归郎鉴，千秋大业启珍藏。
席登政协议容古，会集耆英岁月长。
药式咸钦张易老，医班尽拜鲁灵光。
春明自昔传经地，学问追随愿共商。

咏近代京城名医施今墨（七律）

大家风范艺雍容，方阵庞然配伍工。
扶正祛邪章法妙，回生起死效能宏。
七情和合臻完善，四气相须是谓雄。
对药钩玄添锦绣，功夫独到仰施翁。

（张发荣）

（张发荣撰诗 唐建新书）

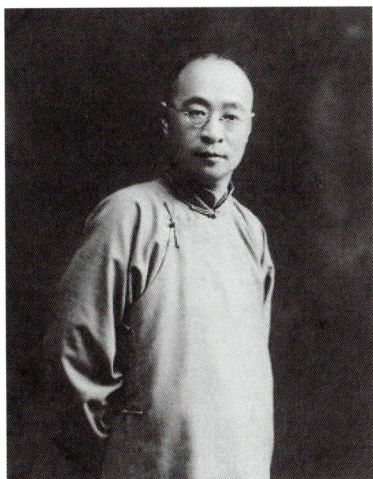

（施今墨像）

　　施今墨（1881－1969），祖籍浙江萧山县，原名施毓黔，字奖生。中医临床家、教育家、北京四大名医之一。因其祖父在云南和贵州做过官，施今墨出生在贵州，故取名"毓黔"。他13岁时随舅父河南安阳名医李可亭学习中医，学医刻苦，20岁左右已经通晓中医理论，开始独立行医。施今墨毕生致力于中医事业的发展。提倡中西医结合，培养了许多中医人才。长期从事中医临床，他遣方用药自成一格，其处方配伍精当，药品繁多，前后搭配无不相合，博得了"雍容华贵"的美誉。他擅用大方，药品的搭配极有法度，遣方用药，每药的使用都必与他药相互为用，七情和合。治愈了许多疑难重症，创制了许多新成药，献出700个验方，为中医事业做出了突出贡献，在国内外享有很高的声望。为继承其宝贵经验，经门人整理，出版了《施今墨临床经验集》《施今墨对药临床经验集》等书。

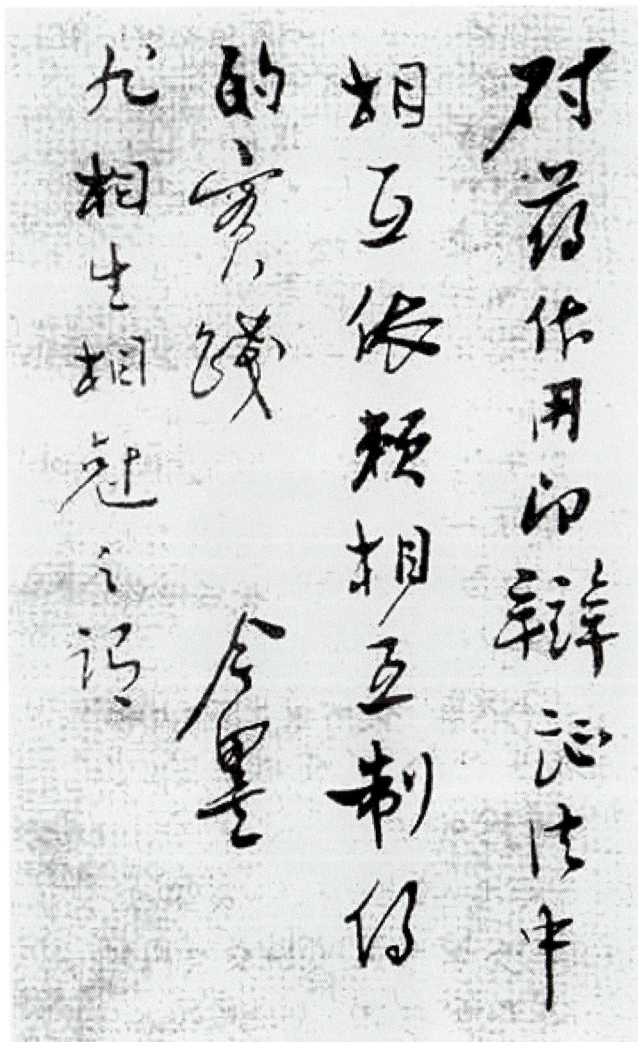

（施今墨书法）

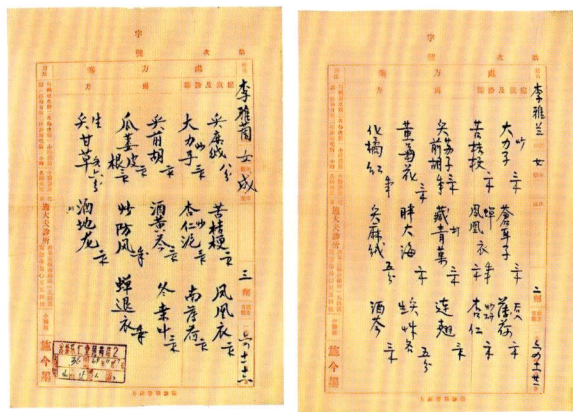

（施今墨处方）

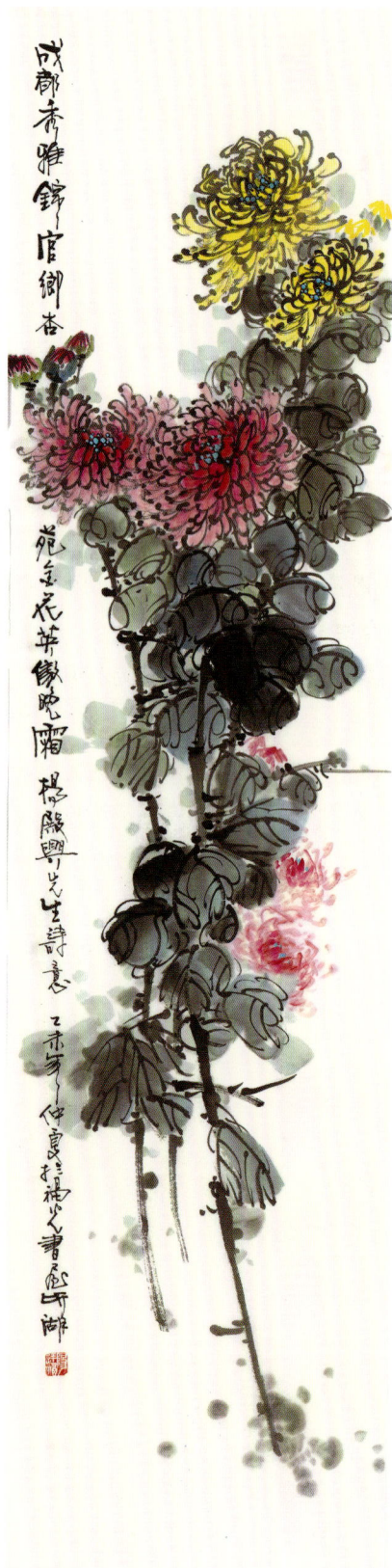

名医"祝附子"（七律）

成都秀雅锦官乡，杏苑金英傲晚霜。
赴日研修开眼界，归华探索办医堂。
中西学贯求双善，重镇温阳崇二张。
救治童儿安小圃，医林盛赞美名扬。

（杨殿兴）

（杏苑金英傲晚霜诗意画　阳廷福作）

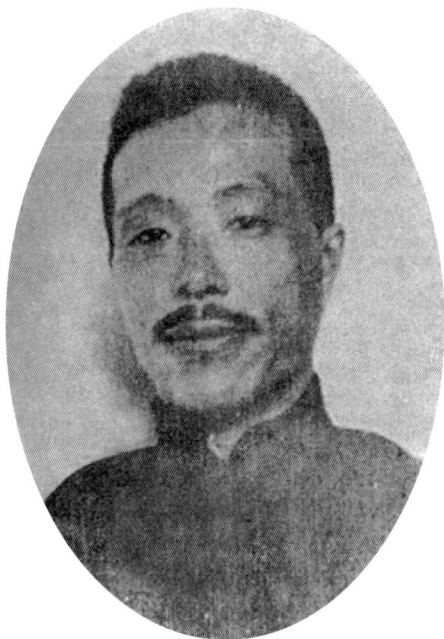

（祝味菊像）

祝味菊（1884－1951），别号傲霜轩主，祖籍浙江山阴（今绍兴），出生于四川成都。青年时代在四川拜名医学习中医，后就读于军医学校，以后东渡日本学习西医，回国后在成都四川省立医院任职，颇有医名。1917年移居上海，先后执教于上海中医专门学校及中国医学院。1927年与徐小圃等筹办景和医科大学。1937年与西医梅卓生、兰纳等合组中西医会诊所。

祝氏治学，极其推崇张仲景、张景岳两位大家。曾提出以八纲论杂病，以五段论伤寒的辨证方法。他学贯中西，临证重视温热扶阳法则，曾广征博引历代医家有关扶助阳气的论述而概括地说："气足则抗能旺盛，阳和则抗力滋生"。故其临证多用附子、干姜、麻黄、桂枝等一类药物，尤其擅用附子一类温阳药物和重镇潜阳之品的配伍，卓然自成一派。早在30年代初，儿科名医徐小圃之子患染伤寒重症，几致不救，祝氏力主重用附子为主的温热峻剂挽危而愈。由此医名益盛，并获有"祝附子"之誉称。

1931年，出版有《祝味菊医书四种》（《病理发挥》《诊断提纲》《伤寒新义》和《伤寒方解》四书）。2008年邢斌、黄力等将祝味菊5部医著及部分医学论文整理评按，出版了《祝味菊医学五书评按》一书。

咏近代京城名医孔伯华（七律）

医门修炼道纯清，拓展伤寒遗世名。
方剂妙投如虎啸，石膏神用似龙腾。
巧施桂附沉疴解，笑遣硝黄仁寿增。
绝技高明扁鹊叹，情丝织锦永传承。

（张发荣）

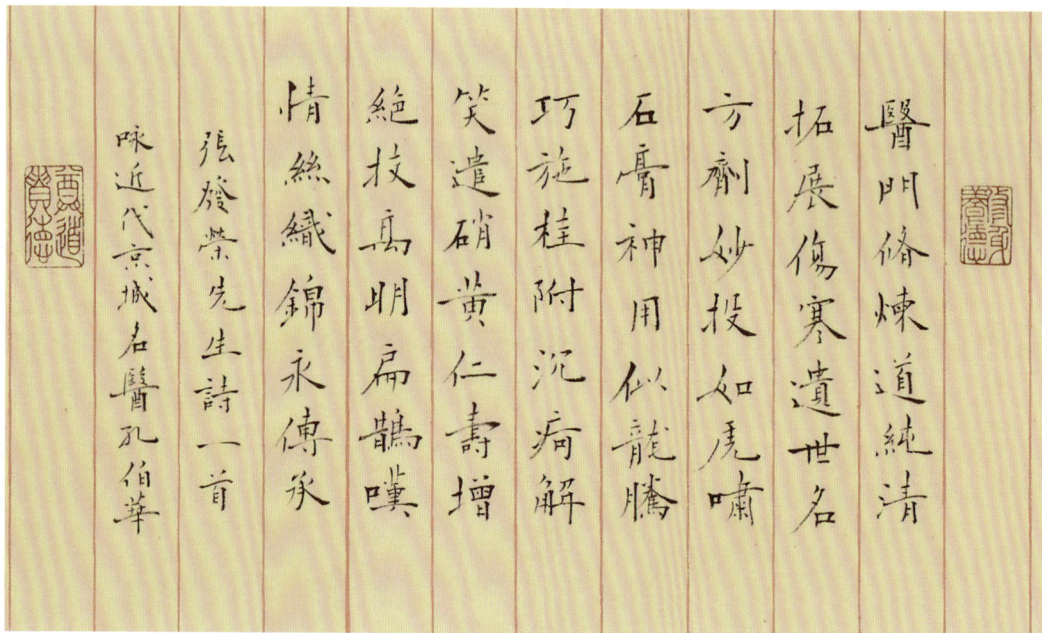

（张发荣撰诗　叶蓉光书）

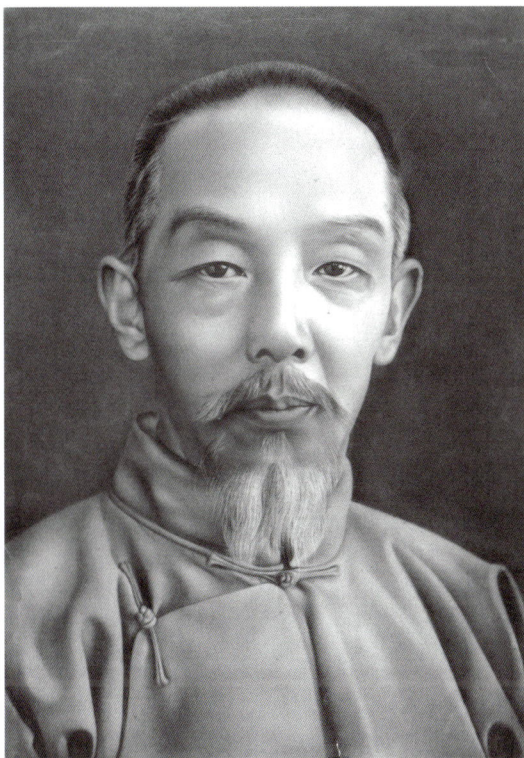

（孔伯华画像）

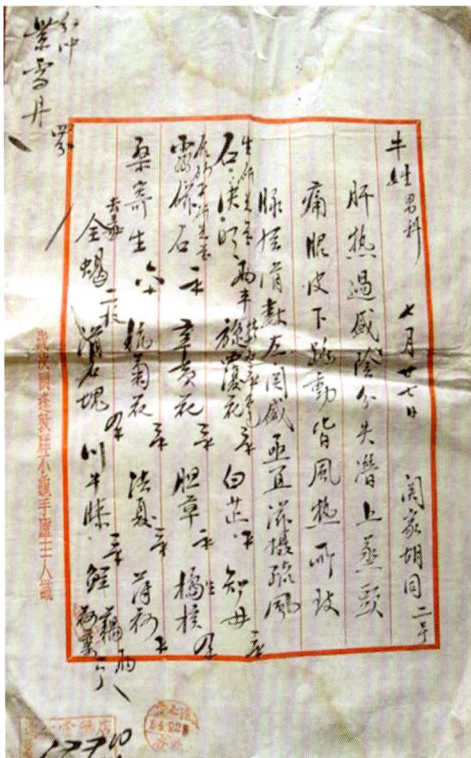

（孔伯华处方）

孔伯华（1885－1955），山东曲阜人，中医学家。与汪逢春、萧龙友、施今墨并称北京四大名医。学自家传。早年任北京外城官医院医官。1929年被选为全国医药团体联合会临时主席，率请愿团赴南京，迫使国民党政府收回"取缔中医"的成命。后与萧龙友合办北京国医学院并任院长。新中国成立后，任卫生部顾问、中华医学会中西医学术交流委员会副主任。是第二届全国政协委员。学术上，主张病必求其本，临证注重湿与热。以善治温病著名，更以善用石膏一药，为医林所景仰。著有《时斋医话》《传染病八种证治晰疑》及后人整理的《孔伯华医集》。

川滇名医"吴附子"（七律）

川滇会理两相交，古往今来盛况韶。
拜谒名师于蜀里，行医授业在滇瑶。
温阳益火如炎日，散翳消阴若赤苗。
载誉民称吴附子，回阳救逆乃人骄。

（杨殿兴）

（杨殿兴撰诗并书）

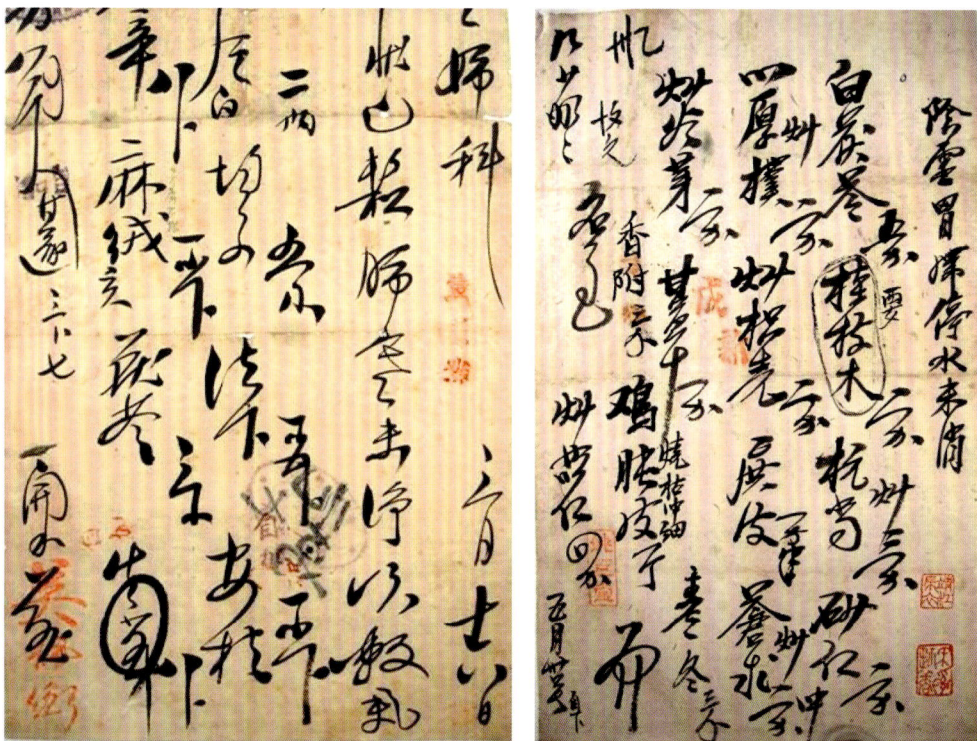

（吴佩衡处方）

吴佩衡（1888－1971），名钟权，四川会理人，中医火神派重要传承人之一，云南中医学院首任院长。

吴佩衡18岁时，受业于四川当地名医彭思溥，20岁左右曾听学于火神派真传弟子卢铸之的"扶阳医坛"，其后精研火神派创始人郑钦安的《医理真传》《医法圆通》《伤寒恒论》三部著作，中年以后集中精力研究张仲景《伤寒论》学术思想。1921年至云南行医，是云南四大名医之一。新中国成立后，先后任云南中医进修学校副校长、云南中医药学校校长、云南中医学院院长等职。

吴氏得学于郑钦安火神派学术思想，多注重扶人之阳气，擅用附子，长于使用经方，应用附子，胆识过人，对疑难重证、失治、误治之阴寒重症，每以大剂附子力挽沉疴，处方每剂附子辄用60g，重则每剂250～500g。吴氏对附子的应用堪称大家，达到了很高的造诣，素有"吴附子"的美誉。主要著述有《中医病理学》《伤寒论条解》《伤寒与瘟疫之分辨》《麻疹发微》《吴佩衡医案》《吴佩衡中药十大主帅古今谈》《附子的药理及临床应用问题》《医药简述》《伤寒论新注》等。

满庭芳·蒲辅周

执业家乡，流行霍乱，少壮方效如神。
锦城开业，声誉震祥云。奉命京城赴任，
治乙脑，起死回春。逢顽疾，出奇制胜，
四两拨千钧。

名闻，医德美，高风亮节，慈善扶贫。
叹医药捐施，大爱情真。救治官员百姓，
倾全力，和蔼相亲。周公赞，高明仁术，
济世大功臣。

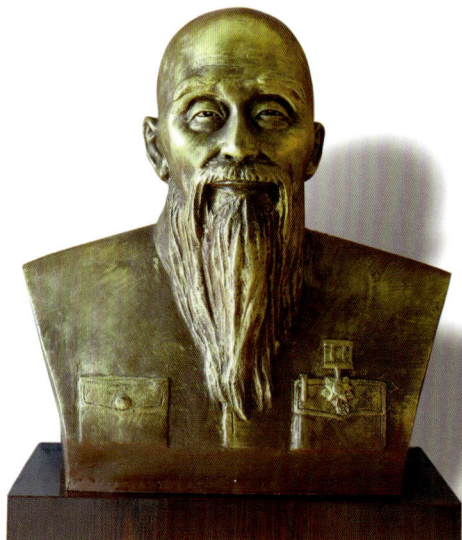

（张发荣）

（张发荣撰诗 贺强书）

（蒲辅周塑像 西南医科大学附属中医院博物馆供稿）

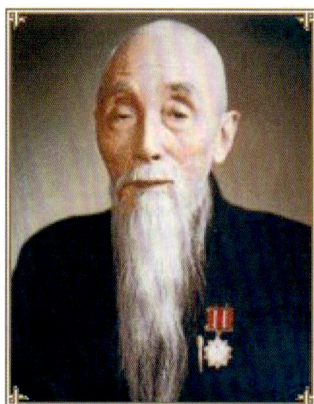

（蒲辅周画像）

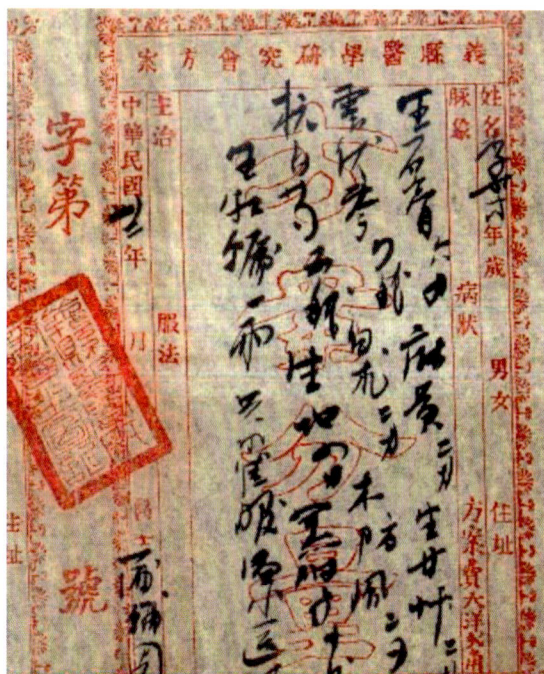

（蒲辅周处方）

蒲辅周（1888－1975），四川梓潼人，原名启宇，现代中医临床大家。世医出身，其祖父、父亲都是精通医道、名闻乡里的医生。早年在成都、梓潼开业行医。1955年，卫生部中医研究院成立，蒲辅周奉调入京工作。1960年任中医研究院（现中国中医科学院）内科研究所内科主任，1965年任中医研究院副院长，并曾任全国政协第三、四届常委，第四届全国人大代表等职。长期从事中医临床、教学和科研工作，精于内、妇、儿科，尤擅治热病。他将伤寒、温病学说熔于一炉，经方、时方合宜而施。运用中医伤寒温病理论，治疗霍乱、流行性性乙型脑炎、麻疹、肺炎等外感热病，奇效如神。在几次传染病流行时，他辨证论治，独辟蹊径，救治了大量危重病人，名震全国，为丰富、发展中医临床医学做出了宝贵的贡献。周恩来总理称赞他"高明的医生，又懂辩证法"。

附：岳美中赠蒲辅周先生（1959年）诗二首

一

伤寒温病久多纷，中立推公始见真；
家学箕裘能绍世，师承桃李有传人。
虚怀拓自高名后，奖状颁同白发新；
不止医宗资楷模，即论风表亦生春。

二

术能济世渊兼博，德可延厘澹且和；
梦阮胸膺医律细，坡仙风度领髯蟠。
声华已共京华重，心法还同古法多；
馆院都门拓研究，名流几辈乐观摩。

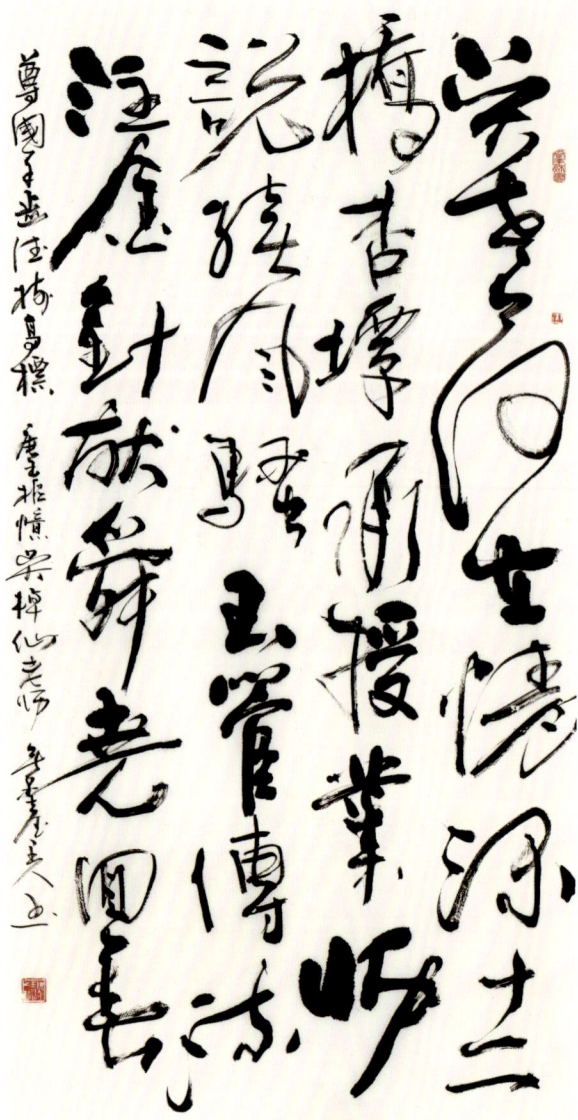

（唐玉枢撰诗　陈玉川书）

吴公九九冥寿祭词（七律）

吴公遗爱颂人豪，难得故交重雅操。
人海苍茫忘尔我，文澜壮阔和诗骚。
济贫济困慈心厚，施药施医仁术高。
英伟成渝贤弟子，春风雨露激新潮。

（张圣奖）

忆吴棹仙老师

其一（五律）

吴老今何在？情深十二桥。
杏坛承授业，师说续风骚。
玉管传《流注》，金针献舜尧。
回春尊国手，齿德树高标。

其二（七律）

桃李芸窗六十年，先生仁术满东川。
灵枢素问称魁首，脉理针灸溯妙缘。
恩重艺高心似雪，情真义厚性尤贤。
杏林师表长追忆，道德仁风俱可传。

（唐玉枢）

咏吴棹仙（七律）

济世扶危六十秋，沧桑变幻挽沉浮。
抗争云岫废医案，奋斗黉门展翅鸥。
崇古德才宗仲景，献图子午震神州。
圣贤形像高风在，沧海扬帆搏激流。

（张发荣）

济世扶危六十秋沧桑變幻挽沉浮抗
爭雲岫廢醫案奮門黌門展翅鷗才德
行為宗仲景子午流注震神州聖賢形
像高風在滄海揚帆搏激流
詠吳棹仙

（张发荣撰诗　谢克庆书）

吴棹仙（对联）

博学多才，神针不负师传，兴国医院，深期桃李绿天涯，为黎民造福。

高风亮节，至宝何须已有，献子午图，诚敞胸怀迎煦日，让医道增辉。

（程立家）

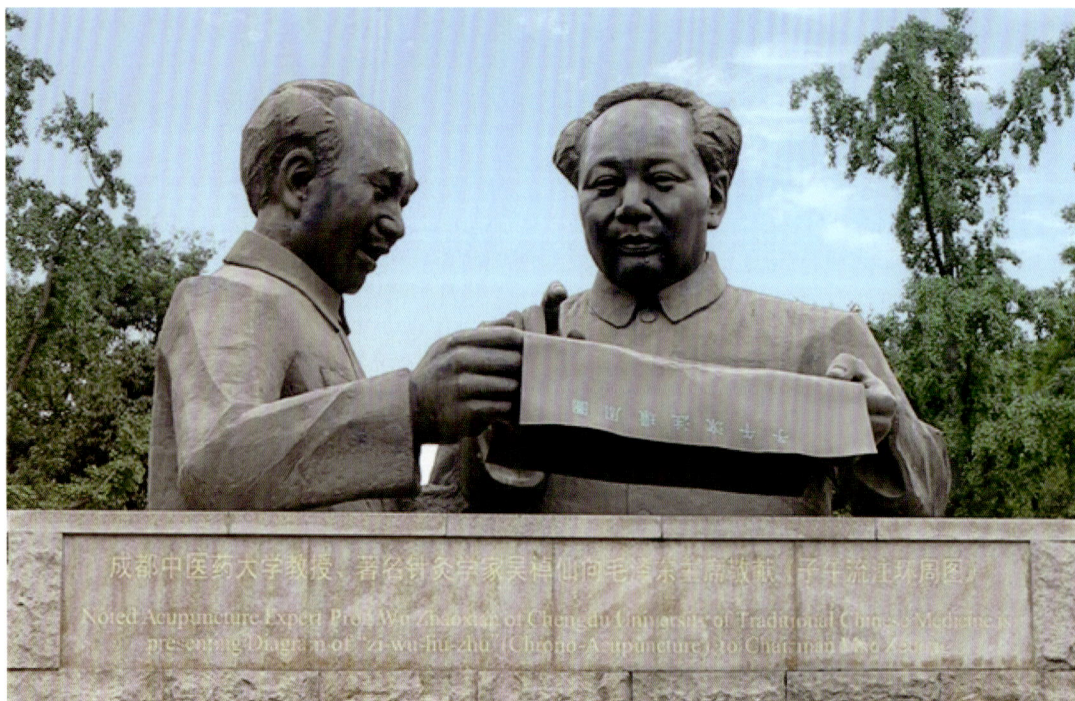

（吴棹仙向毛主席献子午流注图塑像　成都中医药大学供稿）

　　吴棹仙（1892－1976），名显宗，重庆巴县人。1935年任重庆国医药馆馆长，1939年创办重庆中医院和巴县国医学校。1954年后，先后任重庆市第一、第二中医院院长，成都中医学院（现成都中医药大学）医经教研室兼针灸教研室主任。1956年2月，以"特邀代表"参加全国政协二届二次全会，将其珍藏多年的《子午流注环周图》献给毛泽东主席。为纪念此事，塑有献图雕像立于成都中医药大学广场。吴氏治学严谨，崇尚实践，医理精深，经验丰富，临床长用经方，屡起沉疴，为当代著名中医医经学家。著有《子午流注说难》《医经生理学》《医经病理学》《灵枢经浅注》等书。除精通医学，又工书法，通音韵，精辞章，著有《听秋声馆》《性灵集》《养石斋诗稿》等。

附：吴棹仙诗四首

献图碰杯礼（七绝）

昔年伪政太昏昏，欲树长桑无处根。

三世医怀下和璞，今宵一碰入京门。

注： 1955年吴棹仙出席全国政治协商会，向毛主席敬献《子午流注环周图》，并以"献图碰杯礼"为题赋诗纪念。

忆庐山（七律）

古道萦怀洞里仙，金针未敢忘师传。

高登岵岭千钟酒，反棹勾吴万里船。

翠柏苍松培摄影，红桃绿李倍增鲜。

推敲得句云中乐，种秫种粳何用田。

注：吴师针法得道于许直礽先生。

暮春还家（七律）

香山开遍杜鹃红，鸟倦飞还春已终。

浅绿田秧针刺水，长青堤柳绿搓风。

旧游钓处矶仍洁，新涨滩头路不通。

闲话桑麻归太晚，中天凉月挂如弓。

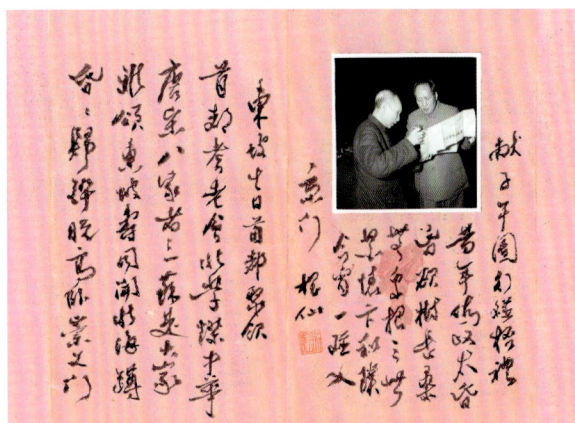

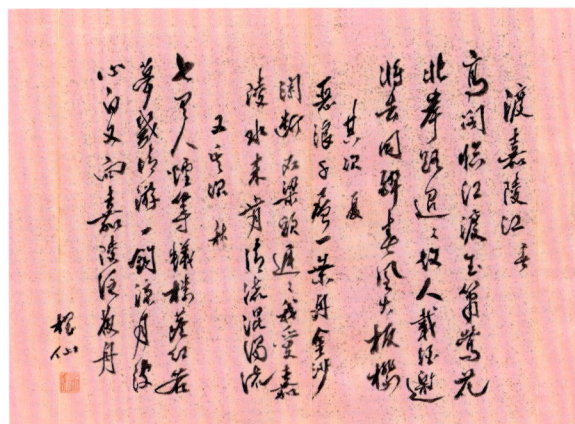

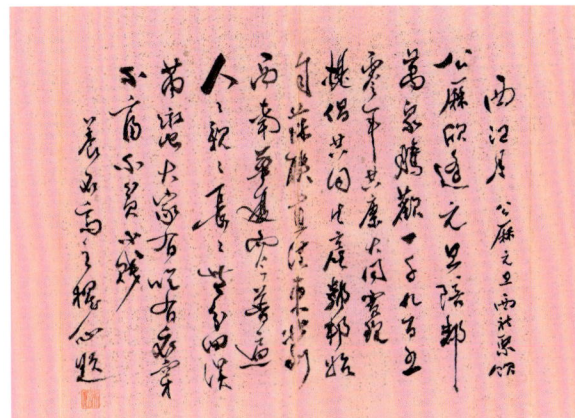

（吴棹仙诗词书法）

饮杂酒（七绝）

万颗明珠一瓮收，君王到此也低头。

五龙捧着朝天柱，汲得黄河水倒流。

注： 吴棹仙"饮杂酒"诗，作于19世纪20至30年代，50年代重庆某报载为李白诗。1964年初，吴氏在大型录音磁带上的谈诗，才得以弄清原委，其诗为吴氏在出诊长寿县时，病家以杂酒与之品尝共饮，即兴之作也。

赞李斯炽先生（七绝）

国医学院著先鞭，金匮灵枢启后贤。
待到长桑林蔽日，沉疴妙手又春天。

（唐玉枢）

（唐玉枢撰诗　熊大经书）

咏李斯炽（七律）

鲲鹏展翅气凌云，名冠两朝堪领军。
治病众多无一失，处方四两拨千斤。
栽培桃李杏林茂，奉献精神环宇闻。
告慰英灵今舜世，宏图宿愿正欣欣。

（张发荣）

鯤鵬展翅氣凌雲名冠兩朝堪領軍治
病衆多無一失處方四兩撥千斤栽培
兼李杏林茂奉獻精神環宇聞告慰英
靈今舜世宏圖宿願正欣欣
詠李斯熾

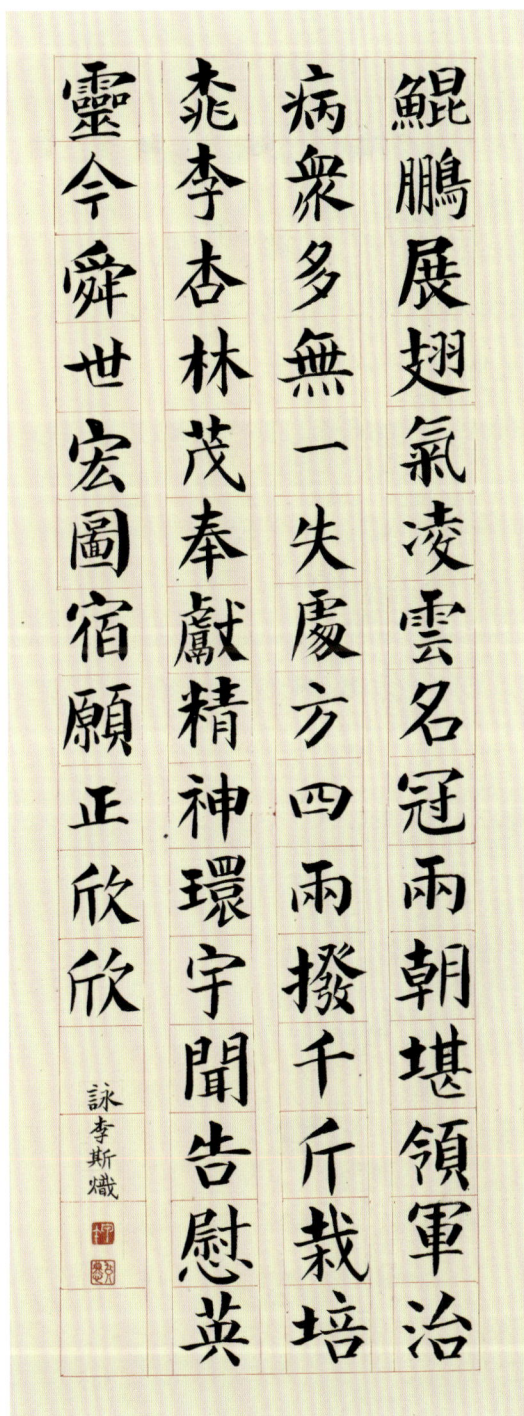

（张发荣撰诗　谢克庆书）　　　　　（鲲鹏展翅气凌云　张廷枢作）

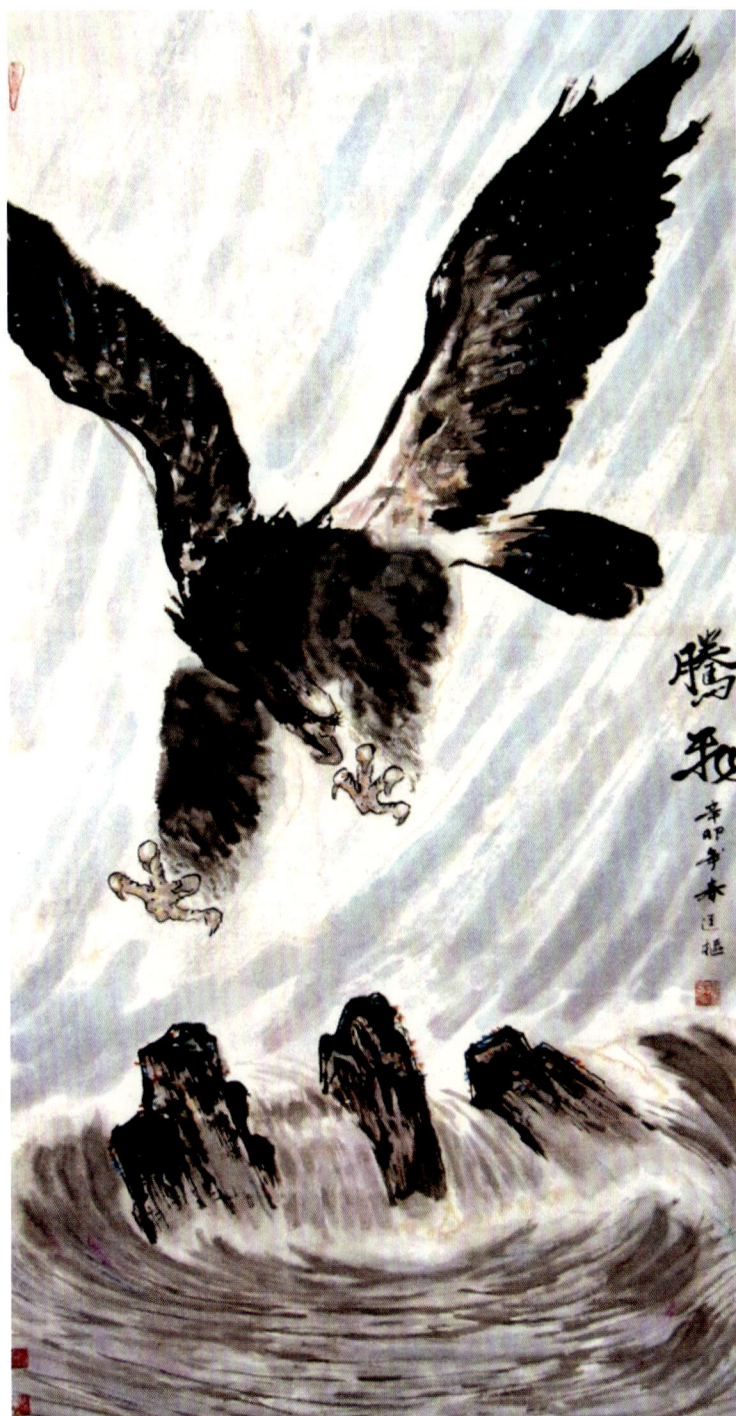

咏李斯炽（七律）

终身奋斗路程艰，孕育门生过五关。
医海扬帆传国宝，黉门创业耀人间。
春风吹拂杏林树，秋实拓开斯炽班。
培育英才新道路，前程锦绣勇登攀。

（张发荣）

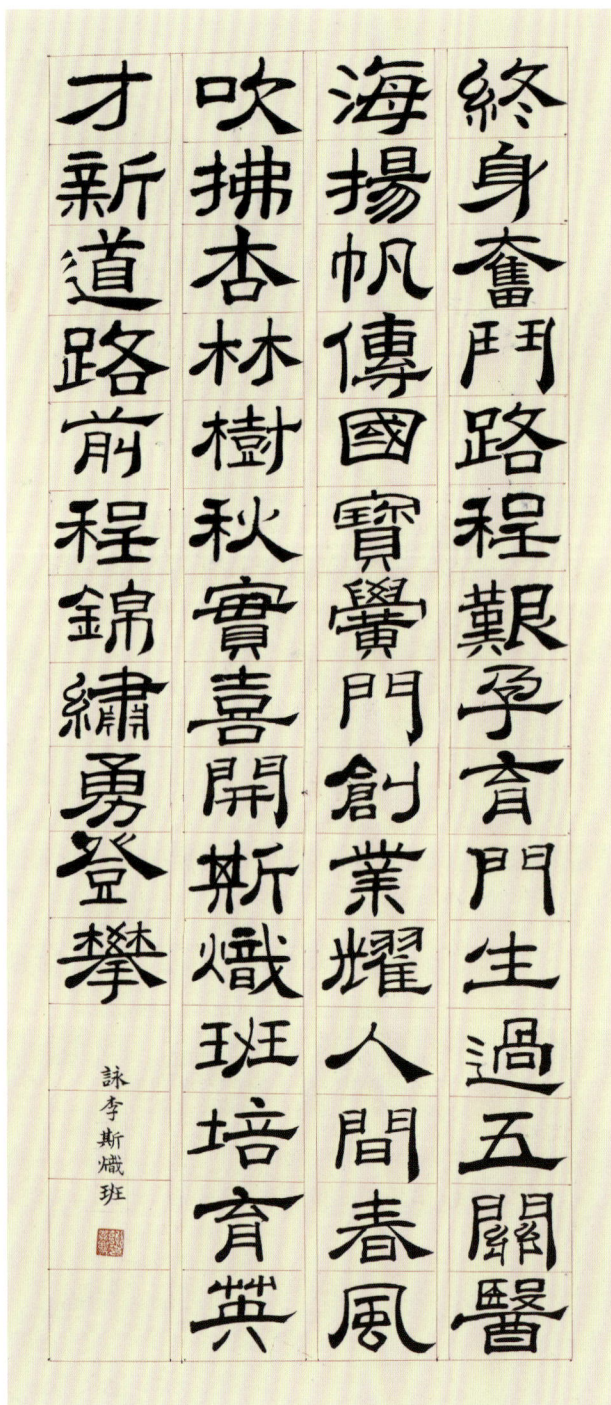

（张发荣撰诗　谢克庆书）

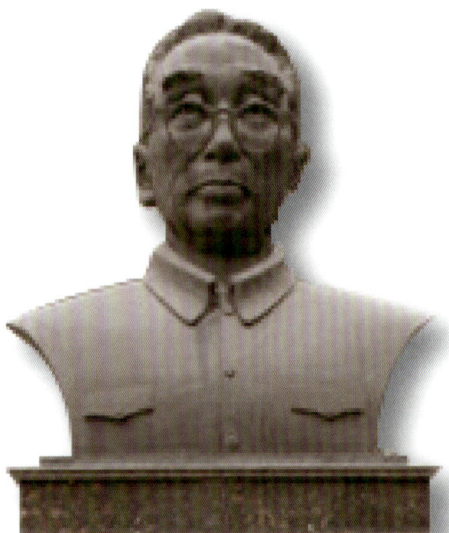

（李斯炽塑像　成都中医药大学供稿）

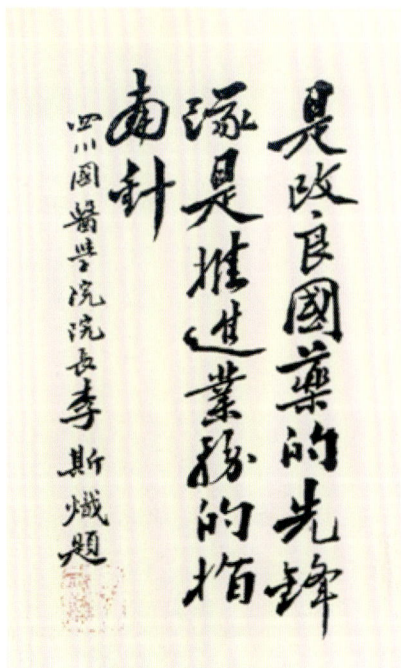

（李斯炽书法）

李斯炽（1892－1979），名焜，四川成都人。著名中医学家、中医教育学家。幼从师学医，1934年正式开业行医。1936年与同道创办四川国医学院（成都中医学院前身）。1956年成都中医学院成立，李氏担任首任院长，为国家培养了大批中医人才。1959年，获卫生部颁发的金质奖章。1978年，被授予我国第一批中医教授职。李氏在学术思想上主张诸家兼采，推陈致新；在临床上则主张理宜精，法宜巧，方宜平，效宜稳，对各种疑难杂证，常以四两拨千斤之法取得显著疗效。结合教学和临床，著有《中医内科杂病》《医学三字经浅释》《运气学说管窥》《素问玄机原病式初探》《实用内经选释义》《李斯炽医案》（一、二辑）《医学歌诀三种》等二十余种。曾先后当选为第二、三届全国人民代表大会代表，第五届全国政协委员。为纪念李斯炽先生对中医事业的功绩，2011年成都中医药大学开办了李斯炽中医班。

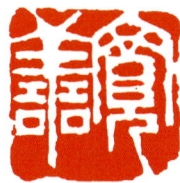

（宽善　阳廷福治印）

颂郑怀贤（七绝）

中华武艺得真传，剑戟刀枪众技全。
更有骨科精湛术，愈伤人颂郑怀贤。

（蓝肇熙）

（蓝肇熙撰诗　蓝锡纯书）

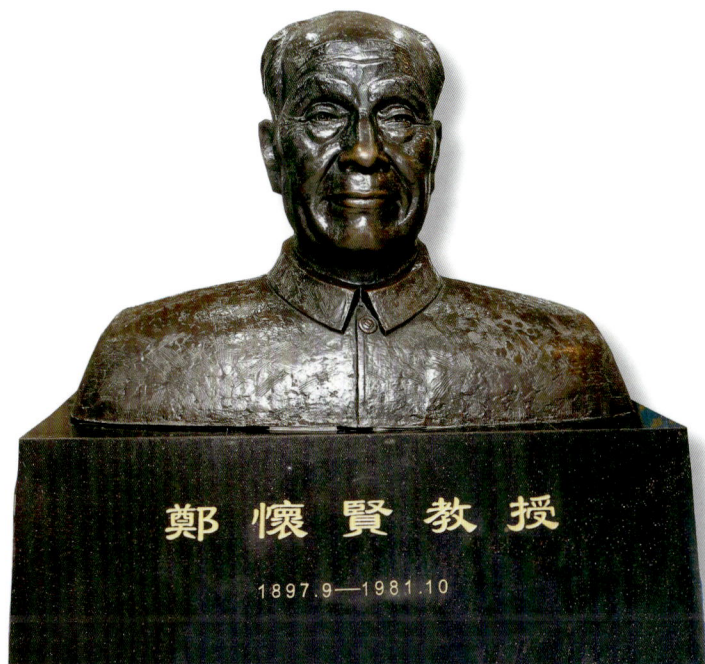

（郑怀贤塑像 四川省骨科医院供稿）

　　郑怀贤（1897 - 1981），河北省白洋淀安新县人。郑氏少年习武兼学接骨治伤本领。后拜当时中国最负盛名的武术家孙禄堂为师，深造武功兼习医术。经年累月，练就了一身过硬武艺，其医术医理也得到系统完善。

　　1936年代表中国赴柏林11届奥运会进行武术表演，这次表演是中国武术第一次集体展现在世界体育大会面前，表演非常成功，为国家争得了荣誉。从奥运会归国后，先后被黄埔军校和中央军官学校聘任为国术教官。

　　1958年，郑怀贤创建了成都体育学院附属医院，亲自担任院长。1960年，郑怀贤又创办了运动保健系和运动医学研究室，担任主任，亲自讲授其正骨、按摩和伤科用药的经验，培养了大批中医骨伤科和运动医学人才。

　　郑氏在武术界和中医骨伤科界都有很高的声誉，被后人尊称为"武医宗师"。

中医名家"邓伤寒"（七律）

蜀都巨子邓伤寒，锦府悬壶美誉翩。

立户医堂弘国道，开门学苑育英贤。

攻研大论呕心血，阐释精华著伟篇。

教授黉门光仲圣，经方惠济世人传。

（杨殿兴）

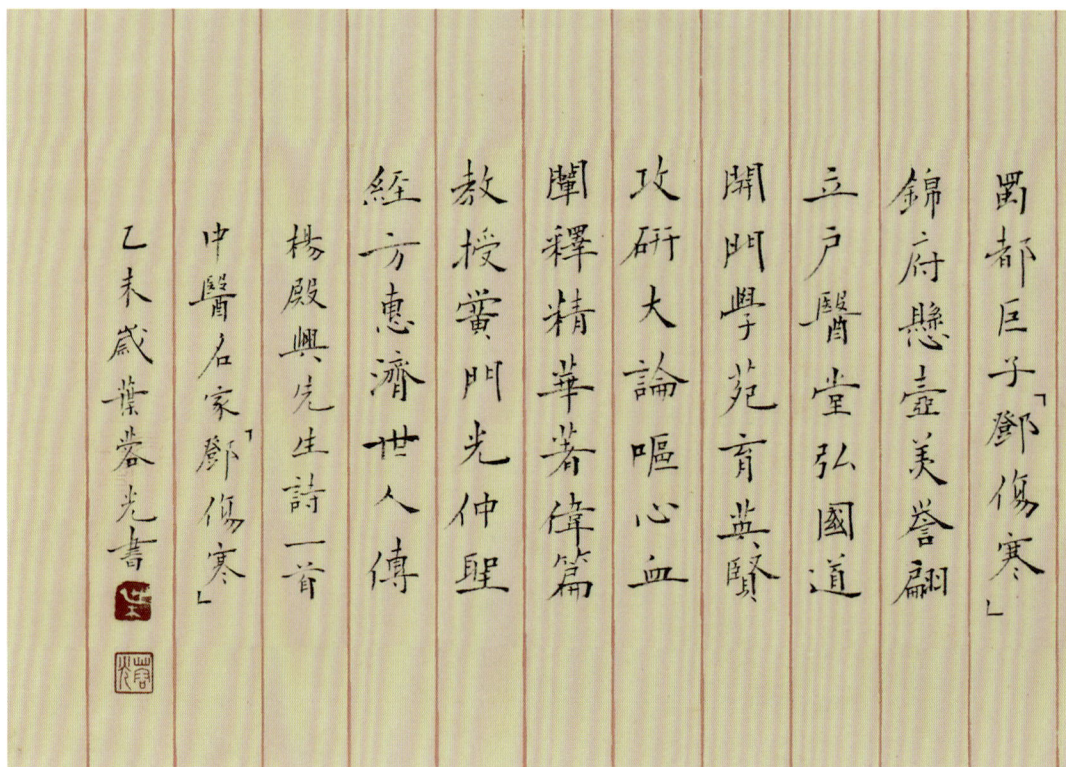

（杨殿兴撰诗　叶蓉光书）

邓绍先（1898－1971），名续成，四川省华阳县（今双流县境内）人。1916 年考入四川省立第一甲种工业学校，专攻化学。因自幼体弱，早在工业学校学习之时，便开始自学中医。后来，又受到谢勋吾老中医的指导，学习兴趣日隆。后因其次子患惊风为医所误，促使他下定了以医为业的决心。20 世纪 30 年代初，开始在成都市中西顺城街、玉泉街行医，医名日盛。1936 年，四川国医学院创办，先后担任教员、教务长、副院长等职。1956 年 9 月，成都中医学院成立，被调入学院任副教务处长，并讲授《伤寒论》。长期坚持《伤寒论》的研究和教学，是全国著名的《伤寒论》专家，故有"邓伤寒"的美誉。

（邓绍先书法）

1960 年，卫生部委托成都中医学院举办全国中医院校《伤寒论》师资培训班，先后举办一、二、三班，均由他担任主讲。同时，主持了全国中医院校试用教材《伤寒论讲义》（人民卫生出版社，1960）的编写工作，为我国高等中医教育《伤寒论》课程教材建设和师资培养工作做出了重要贡献。他刻苦研读《内经》《难经》《伤寒论》《金匮要略》等典籍，对《伤寒论》的研究造诣最深，能流畅地背诵全书。于 1942 年写成《伤寒论释义》一书（中国医学文化服务社出版），从 1960 年起，历时 9 年，又带病完成《伤寒论要义总述》一书。

赠"国医"王渭川（七律）

国医百代几豪雄，七患根除三术宏。

西南烟峦联北斗，南国松竹舞东风。

韦弦缓急需精要，文武弛张遗适中。

万祀凯歌垂宇宙，纵横潇洒泻长虹。

（张圣奘）

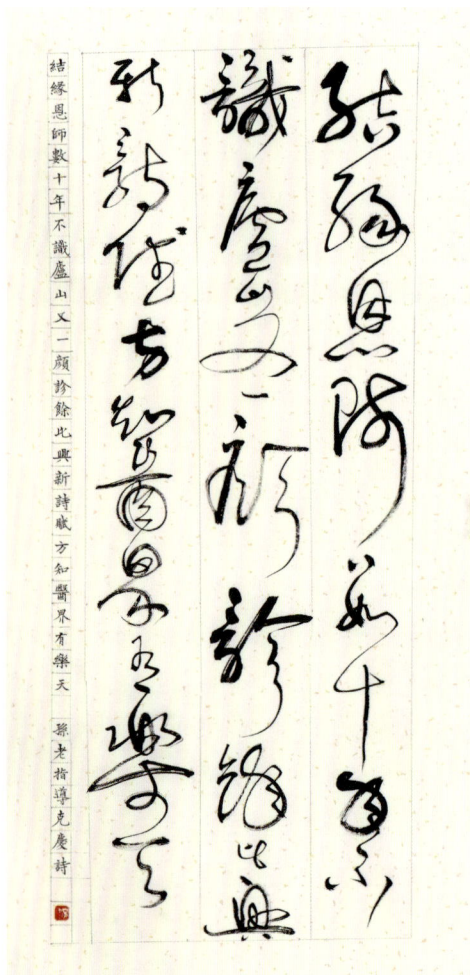

（谢克庆撰诗并书）

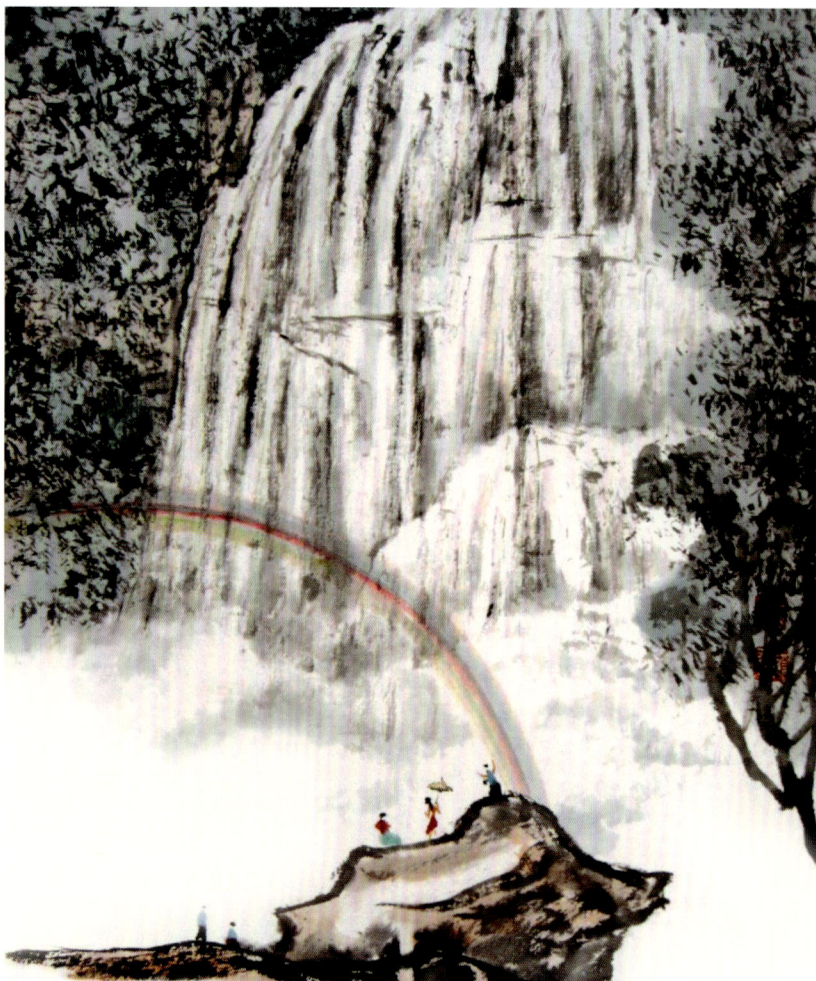

（万祀凯歌垂宇宙，纵横潇洒泻长虹　贾宗嵘作）

咏王渭川（七古）

结缘恩师数十年，不识庐山又一颜。
诊余比兴新诗赋，方知医界有乐天。

（谢克庆）

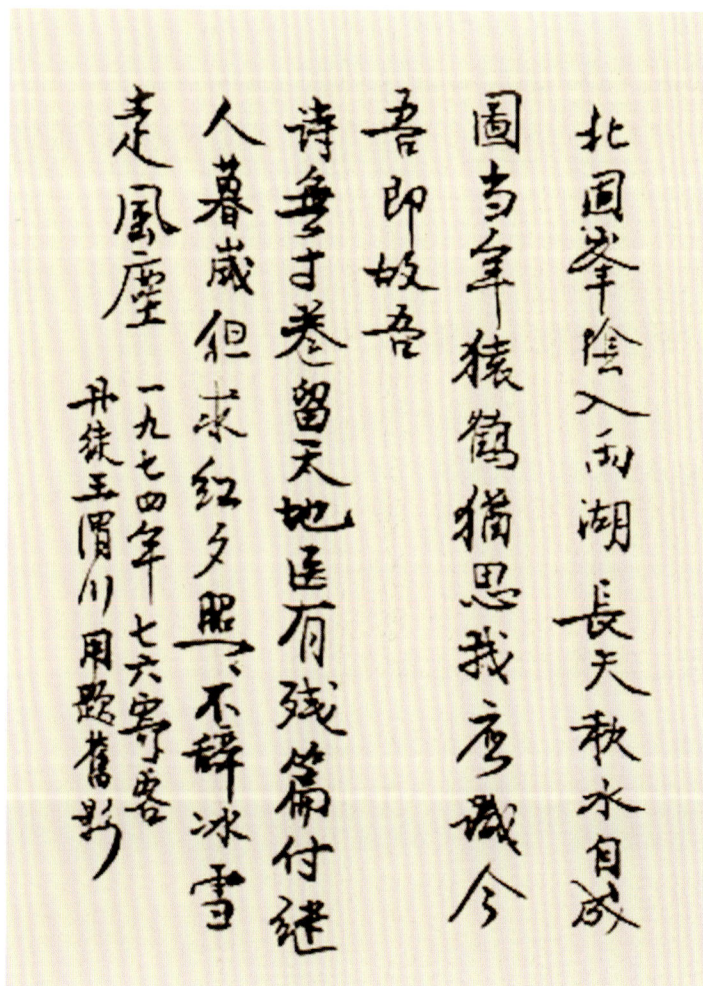

（王渭川书法）

王渭川（1898－1988），号鲁同，江苏丹徒人。三岁丧父，六岁随祖父（清末举人）习读《四书》《五经》《内经》《难经》等经典著作。奠定了厚实的古文、医学基础。18岁拜名医为师。22岁独自在芜湖开业行诊。后因抗日战争爆发，举室西迁。先后在湖北麻城、汉口、四川万县设诊。新中国成立后，1956年调入成都中医学院，先后讲授《金匮要略》《中国医学史》等课程。1962年调任本院附属医院任妇科主任医师。曾先后任四川省中医学会常务理事、成都市政协第七、八届委员。王渭川一生，潜心医学，有《王渭川临床经验选》《王渭川妇科治疗经验》《王渭川疑难杂病先要》等五部医著和《入蜀行吟》一本诗集问世。

附：王渭川诗词各二首

鹧鸪天慢·咏缓脉

缓脉形迟不似迟，个中消息应先知。往还节律和匀甚。好比那风细细，柳丝丝，袅袅临风绰约姿。逢此脉毋猜疑，微茫指最难知。

灵犀一点，医林千古费长思。但求浮缓沉缓真能辨，纵非"爱克司"光镜，也是曾经饮上池。

增字南歌子·咏浮脉

浮脉竟如何？轻轻肉上过。犹是杨花浮水面，毫不微茫，指下起流波。

病属外邪多，营卫阴阳一汗和。病里转将芄与革，慎投药石，须防起不了沉疴。

故园秋夜（七律）

秋到江南景寂寥，故乡遥望蜀乡遥。
群花经雨香犹在，榆英随风作雪飘。
修竹满园清秋气，新河两岸话渔樵。
桂湖时节迟归计，肯剩余芳入酒瓢。

过三洞桥记事（七律）

何须楚尾向吴头，蜀地烟霞已足幽。
雨过江城鸦噪晚，风高锦水雁鸣秋。
森森古柏芙蓉市，静静星河石闸楼。
新月匀天遍宇宙，朝阳岂独照神州。

刘惠民

齐鲁名家刘惠民（五律）

沂蒙齐鲁地，孕育抗倭英。
制药支前线，扶伤保众生。
弘扬岐扁业，大展杏林旌。
德技人称赞，惠民佳誉萦。

（杨殿兴）

刘惠民（1900－1977），名刘诚恩，字惠民，山东沂水人。20年代考入上海中西医药专门学校，毕业后返故里行医。1938年参加八路军。1955年3月任山东省卫生厅副厅长。1958年领导创建山东省中医学院，并出任院长。曾被选为第二、三届全国人民代表大会代表。1956、1960年两次被授予全国先进工作者称号。

抗日战争爆发后，刘惠民于1938年毅然参加了八路军，任山东人民抗日游击第二支队医务处主任。抗战时期，他先后研制出疟疾灵、金黄散、救急散、救急水、牛黄丸等多种中成药，并被秘密运往各抗日根据地，治疗了很多抗日军民的伤病，为抗战做出了贡献。

1956年，毛泽东主席在青岛视察期间患重感冒，多次治疗不愈，经他诊治后很快痊愈。毛主席称赞说："近30年没吃中药了，这药很好。"1957年，他随同毛主席去前苏联，负责保健工作。后又多次为毛主席、周总理及其他中央和省市领导同志治病。1955年7月，时任山东省卫生厅副厅长的刘惠民创建了山东省立中医院，此后，在他的主持下，创建了山东中医学院、山东省中医药研究所，成为山东省现代中医药事业的主要开拓者和奠基人，著有《刘惠民医案》等多种著作。

一代名医岳美中（七律）

少小辛劳体弱虚，肱三折后自成医。

精勤睿智登堂奥，剑胆琴心系大师。

敬老颐亲开学派，恭医问疾为邦仪。

锄云忘我精神赞，圣惠传方世誉奇。

（杨殿兴）

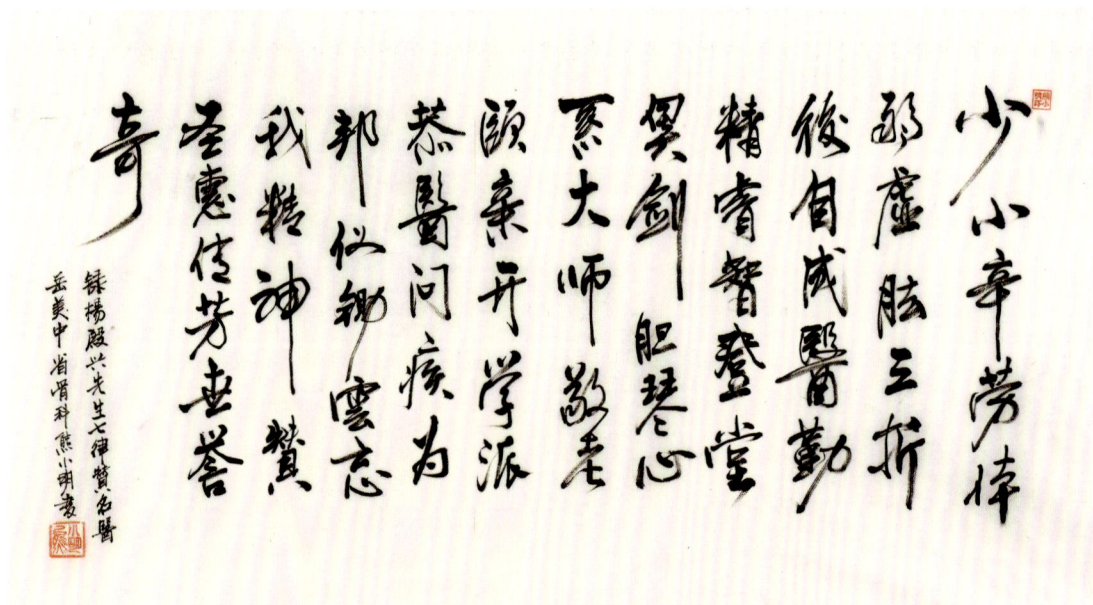

（杨殿兴撰诗　熊小明书）

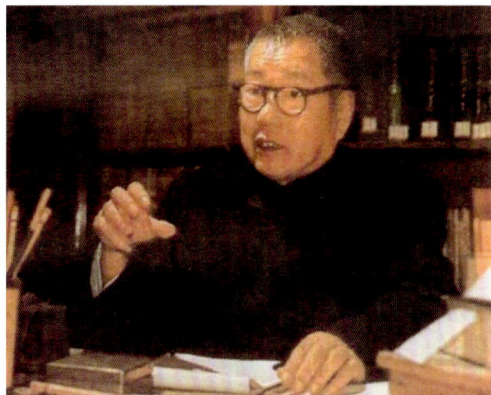

（岳美中像）

岳美中（1900－1982），原名岳中秀，号锄云，河北唐山人，著名中医学家，理论造诣与临床经验堪称一流，医誉传遍海内外。曾多次远涉重洋为外国领导人疗疾治病，取得显著疗效，被誉为"圣惠传方"。岳美中作为中央领导人的医疗保健专家，深得周恩来总理赏识。他较早地提出了专病、专方、专药与辨证论治相结合的原则；善用经方治大病；开拓中医老年医学研究的领域，创立老年疾病补益六法，编写了新中国第一本中国老年医学专著；倡办全国中医研究班和研究生班，培养了一大批中医高级人才。

岳美中出生在河北省滦南县的农民家庭，少进私塾学习，17岁充任小学教员，积劳成疾，肺病咯血，自学中医调治，肺病竟获痊愈，遂决心钻研医学，自救救人，是中医界自学成才的典范。著有《岳美中论医集》《岳美中医案集》《岳美中老中医治疗老年病经验》《岳美中医话集》等著作，1999年《岳美中医学文集》问世。

附：岳美中诗二首

八十自寿——晚菘

篱豆花残韭退襟，独当老圃正秋深；
金风不剪抽焦叶，玉露常滋卷苴心。
青夺碧光堪湛湛，肥添霜气待森森；
三冬贮老鲜无碍，膳佐春来筋喜寻。

赠全国中医研究班第一届毕业生

东阁宏开廿七年，尖飞紫陌集高贤；
名师喜自天边降，学子欣看国内全。
奇锷干将经屡淬，道心古瑟领常谈；
提高发掘应挨次，继述须居创造先。

青玉案·秦伯未

江南才子京城汇，显本色，凌云志。独具良方人敬佩，研经高手，临床拔萃，杰出岐黄技。

杏坛授业传真谛，巨著宏篇献心意。学艺双馨诚可贵，兼长诗画，博施广济。功德盈天地。

（张发荣）

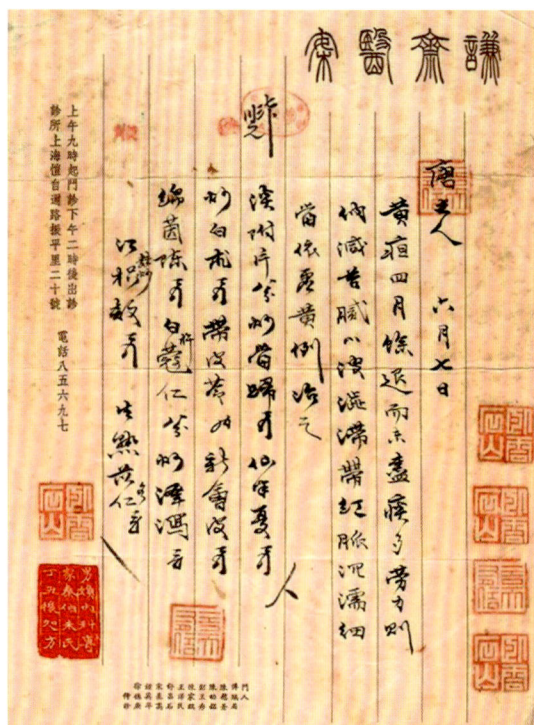

（秦伯未处方）

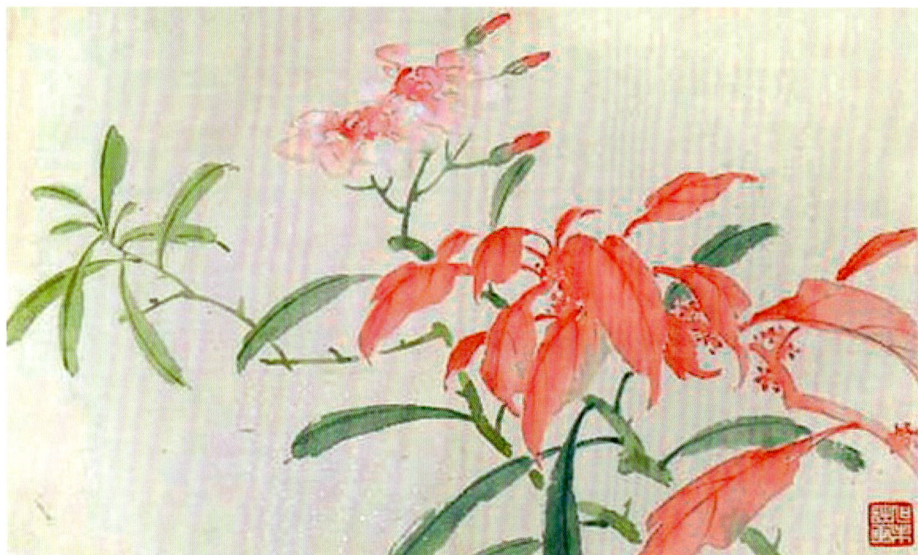

（秦伯未绘画作品）

秦伯未（1901－1970），又名之济，号谦斋，上海市人，现代著名中医学家、中医教育家。出身于儒医世家，青中年时期，在上海执教杏坛，悬壶济世，兼精诗词书画，是有名的江南才子之一。1954年奉调北京卫生部担任中医顾问，同时兼任北京中医药大学教授。秦氏重视对《内经》的钻研，享有"秦内经"之美称。生平著述甚丰，医文并茂。有《内经知要浅解》《清代名医医案精华》《中医入门》《中医临证备要》《谦斋医学讲稿》等著作50余种，影响广泛。

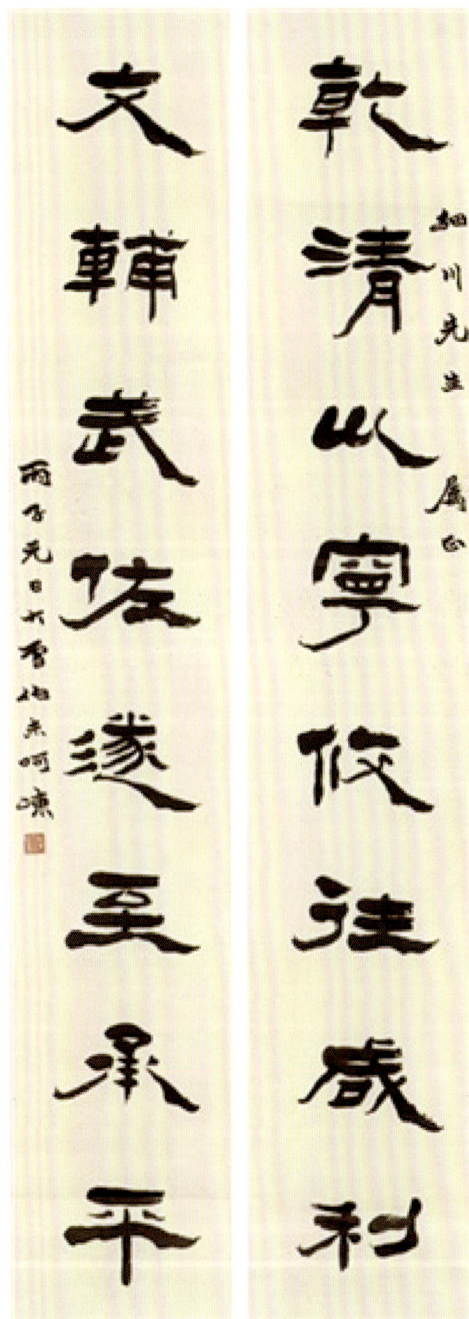

（秦伯未书法）

附1：裘沛然赠秦伯未诗一首

一九六三年合肥召开全国中医教材会议秦伯未先生
惠赐佳句赋此奉答。

神州佳气拂兰台，艳说龙华会又开。

好句如从天上落，良医多自日边来。

初酣沁水逍遥梦，便覆濉溪滟灏杯。

我是江东疏野客，明堂论道许追陪。

附2：秦伯未诗三首

宛平城楼望芦沟河

树锁孤城暗，潮声北战场。

高冈吹晓角，残月在河梁。

野草三春绿，流沙一线黄。

不因来惜别，杜宇断人肠。

秋仲重过湖上

听钟南屏下，掬水南湖滨。

幽境有独得，四顾谁相亲。

山头旧时月，空照今时人。

逝者无消息，存者多悲辛。

平生敦交谊，眷念俱成尘。

迂怀暂披豁，邀余七尺身。

一朝委黄土，秋至徒思春。

秋雪庵观芦花并谒两浙词人祠

晴风卷雪飞不起，十里芦花一湾水。

片云飘落北山阴，秋光尽贮孤庵里。

庵荒僧去寂钟鱼，萧萧簌簌堆庭除。

小楼高奇得幽意，微吟犹接古欢余。

举杯相酹娱清景，俯仰百年弹指顷。

问谁低按玉田词，白鹭下滩悄无影。

悼胡伯安（七律）

方期坐上问钱乙，岂意峨眉雪易消。

露冷锦官云漠漠，魂依苏墓草萧萧。

秋山一夕埋清骨，蜀馆三更入梦遥。

知否江南垂暮客，为君挥泪续离骚。

（王渭川）

咏胡伯安（五言排律）

名出东坡里，悬壶号义元。

情牵黎众寿，志向峻嵋巅。

妙法除疴疾，佳方制散丸。

爱贤挥玉盏，嫉恶舞烟竿。

为究真医奥，不辞长路难。

问君何所愿，喜看稚颜欢。

（胡波）

（胡波撰诗　谢克庆书）

胡伯安（1901－1973），四川眉山人，中医内儿科学家，尤其擅长儿科。出身于中医世家，早年在眉山开设"义元堂"药房，后奉调至成都中医学院附属医院，为成都中医学院附属医院首任儿科主任。喜好烟酒，爱憎分明，恨铁不成钢时常用烟杆敲打以示激励。一生追求成为不仅能愈常病，还能愈难病的"真医"。对"胡氏儿科"的学术发展做出了重要贡献。

赠沈仲圭（七律）

高风冀北慕垂纶，积学深情许问津。

万里风云同作客，千秋怀抱四时春。

沦桑已逐乾坤转，四化长随日月新。

大道鸿蒙期共勉，雄篇问世笔通神。

（王渭川）

沈仲圭（1901－1986），浙江省杭州市人，主任中医师。青年时期曾充任小学教员，弱冠后拜杭州名老王香岩为师。结业后，曾在上海市中医专门学校、上海国医学院等执教。抗日战争爆发后，沈仲圭只身逃难入蜀，到达重庆，任北碚中医院院长等职。

新中国成立后，沈仲圭在四川重庆中医进修学校任教，讲授方剂、温病。那时副校长胡光慈，教务主任任应秋，均为西南中医优秀之士。1955年底中国中医研究院在北京建院，沈仲圭与蒲辅周、李重人等一大批医生从四川奉调入京，参加中医研究院工作。先后编写了中医书籍十多本，出版有《仲圭医论汇选》《中医温病概要》等著作。

附：岳美中寄沈仲圭医师诗一首

燕市研医馆，鹓班素业人；

瘦梅真傲雪，劲竹自标神。

书到同言接，德知与日新；

敢辞双鬓白，缓进后车尘。

沪上名家程门雪（七律）

程门立雪拜先尊，沪上壶公礼数敦。
饱读经书研素难，深探病理辨寒温。
岐黄妙论培才子，仲叶精神奉祖根。
品性冰清犹玉雪，谦和德雅乃师魂。

（杨殿兴）

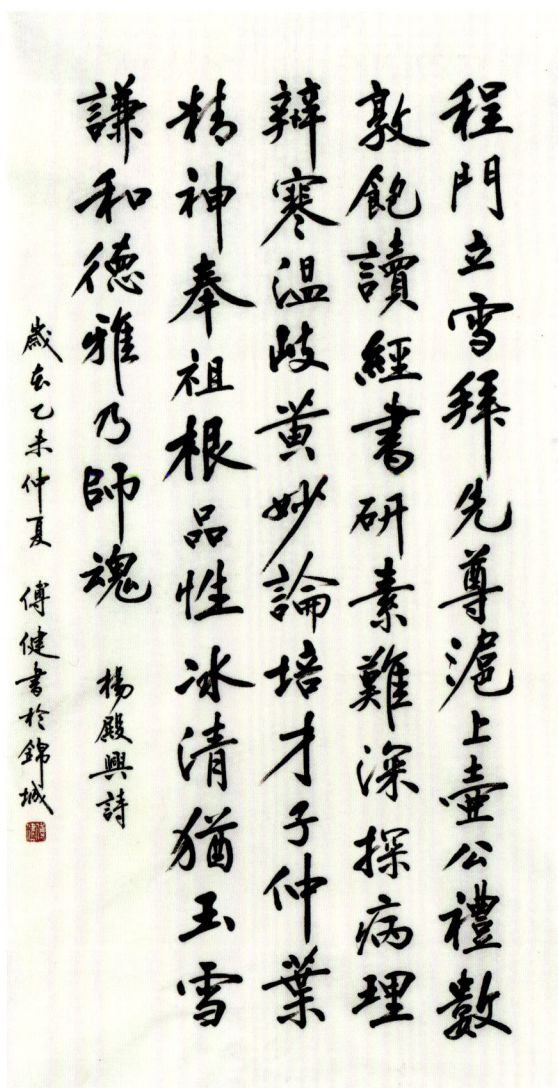

（杨殿兴撰诗　傅健书）

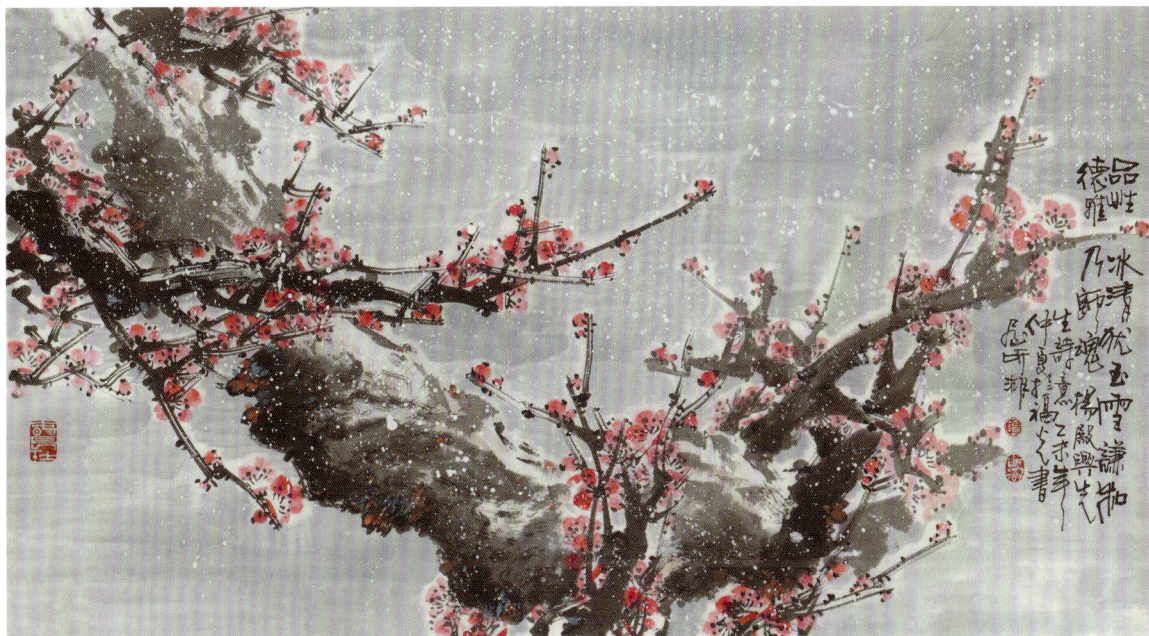

（品性冰清犹玉雪诗意画　阳廷福作）

程门雪（对联）

　　幼承庭训，大仁播爱，崇儒尚礼，做人敦雅真诚，披肝沥胆，治学育才，拳拳心可鉴可歌，偶得闲，诗书画抒怀泼墨，风清骨峻。

　　少拜名师，天道酬勤，融古汇今，用药轻灵机巧，继往开来，论经立说，笃笃志堪欣堪敬，尤须赞，精气神救死扶伤，德厚艺高。

（程立家）

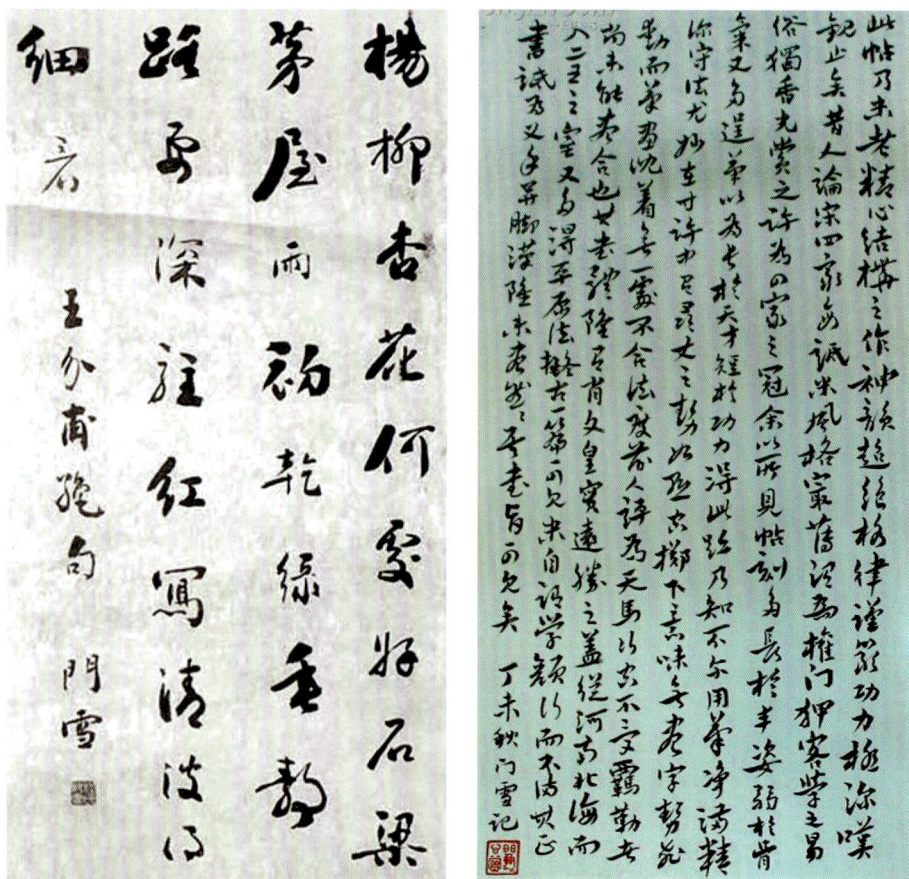

（程门雪书法）

程门雪（1902－1972），名振辉，号壶公，江西省婺源县人。少年时从安徽省歙县名医汪莲石学习，后拜江苏孟河名医丁甘仁为师，并就读于丁氏于1916年初创立的上海中医专门学校，为该校第一届毕业生，因成绩优异，毕业后留校任教。新中国成立后，于1956年中央指定于北京、上海、成都、广州设立四所中医学院，被国务院聘任为上海中医学院首任院长。

程门雪一生治学严谨，尊崇张仲景和叶天士，对伤寒和温病学说有深邃的学术造诣。毕生笔耕不辍，著作颇多，曾著有《金匮讲义》，后经修订，出版为《金匮篇解》；《伤寒论》批注手稿数种，并撰成《伤寒论歌诀》出版。曾精细评注喻嘉言《温症朗照》《尚论后篇》，批注各种版本《叶天士医案》。已出版的著作还有《校注未刻本叶氏医案》《妇女经带胎产歌诀》，1932～1971年期间的诊疗验案《程门雪医案》也已于1982年出版。尝著有《书种庐论书随笔》《晚学轩吟稿》，由其高足何时希辑《程门雪诗书画集》两集等。国画大师王个簃称其"不以诗名而境界高雅，时手鲜有其匹"，可见程门雪清雅高洁的品性和广博深邃的文化底蕴。

附 1：裘沛然赠程门雪诗一首

追怀程门雪先生

门雪先生为近时医学名家，并以擅书法能诗文见称于世。与予共事二十余年备蒙青睐，晚年同遭坎坷，形景相随相知益深。今程老谢世已久，回首前尘，感伤何似。

风谊兼师友，医高老更成。
茶烟连笑语，灯火话平生。
莫问前尘事，谁知后世名。
斯人难再得，何计学忘情。

附 2：程门雪诗、联各一首

七绝

每于漫烂见天真，草草芳笺手自亲。
不独医林仰宗匠，即论书法亦传人。

时希收藏先人墨宝，壬寅春暮，六一翁门雪题。时希示我先德鸿舫先生手书方笺四册，不特处方精当，用药有味，而书法之佳，尤令人爱不释手。

楹联

客至肯空谈，四壁图书聊当酒。
春来无别事，一帘风雨欲催诗。

咏眼科大家陈达夫（七律）

凉山雏凤响清音，善用经方誉杏林。
三代传承怀妙术，独家领悟献仁心。
黉门授业擎天柱，银海立言指路针。
叶障扫除呈慧眼，光明重见胜千金。

（张发荣）

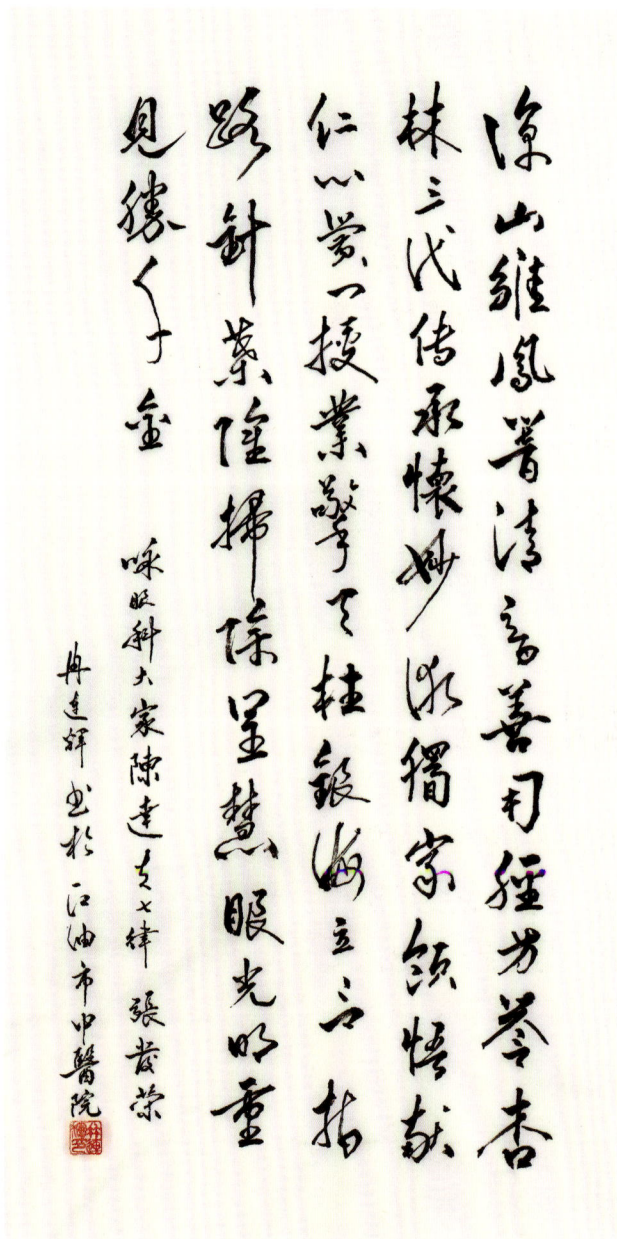

（张发荣撰诗　舟连辉书）

陈达夫（1905－1979），四川西昌人。出身于中医世家，自幼随父学四书、五经，后又学医，尤精眼科。在西昌悬壶济世之后赴成都中医学院担任眼科教学和临床工作。陈氏认为治疗眼病须分五轮，审八廓，辨六经，他将五脏与眼部分别对属，创立了中医眼科六经学说，发展了中医眼科理论。他用六经辨证治疗许多疑难眼疾患者，使他们重见光明。代表著作《中医眼科六经法要》。

悼卓雨农二首（七绝）

其一

黯黯烟云四野昏，满城桃李吊公门。

生平事业真千古，火尽薪传世所尊。

其二

相见时难别亦难，伤心五月一棺寒。

他年我欲东归去，抚墓临风泪不干。

（王渭川）

咏妇科大家卓雨农（七律）

妇幼皆知卓半城，家传医术久扬名。

调经活血药方妙，优育安胎理法明。

慷慨解囊兴教育，辛勤传宝诲门生。

春风沐浴人心暖，秋实芬芳永向荣。

（张发荣）

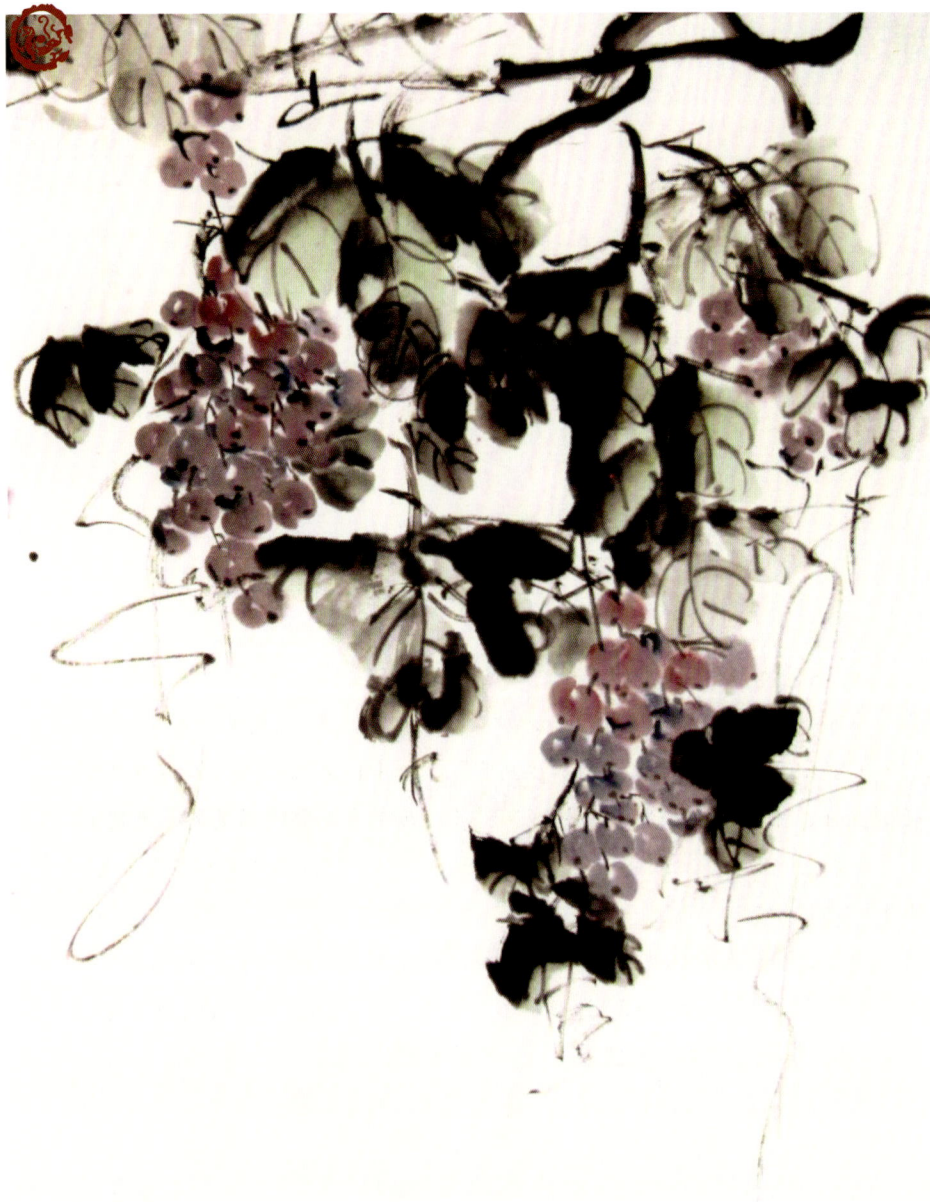

（秋实芬芳 官永菊作）

卓雨农（1906－1963），四川成都人，中医妇科专家。幼年随父学医，后开业行医。因每日坐车奔走于患者家中治病，医术高明，载誉蓉城，故有"卓半城"之称。新中国成立后，历任成都市第一人民医院中医师、妇科主任、副院长，成都中医学院妇科教研组组长、附属医院副院长等职。善治月经不调、不孕等病。提出了"妇人疾病本冲、任二脉，责之肝、脾、肾三经，并以调气血，和脾胃，养肝肾"之观点。临终前献出《经断前后诸症》一文。

李重人

赠重人（五古）

蜀中逢李子，佳士艳夔门。
诗与人俱秀，情亲酹共温。
平生江海气，荦落日星尊。
犹有千秋业，同君且细论。

（徐澄宇）

李重人（1909－1969），原名伦敦，小名奉生，四川省奉节县（现重庆奉节）人。自幼习医，19岁行医，后移居万县，开"尊生药室"。新中国成立后历任万县市卫生工作者协会副主任、中央卫生部中医司教育科科长、北京中医学院副教务长兼副主任、院务委员会委员，编写有《应用方剂学》《内经讲义》《中医病理与诊断》等书，出版《龙池山馆诗》一册。

自幼聪颖好学，4岁开始读书、练字，12岁能写律书，为人书写对联。由于其文学基础好，又刻苦钻研，勤求古训，博览群书，对内、难、伤寒、金匮等古典医籍，造诣颇深。1954年秋，调到成都中医进修学校（今成都中医药大学）任教，1956年1月，调任中央卫生部中医司教育科科长。经手筹建北京、上海、成都、广州4所中医学院；主持编写中医学院教材第二版。起草卫生部向中共中央、毛泽东主席呈送的《关于组织西医离职学习中医班总结报告》。1962年，李重人调北京中医学院任副教务长兼中医系副主任、院务委员会委员。他与全国著名专家秦伯未、任应秋、陈慎吾、于道济联名写出《对修订中医学院计划的几点意见》（称"五老上书"），建议用四年半学习中医，一年半学习普通课和西医课，"五老上书"系中医学教学改革的大事，在我国中医教育史上有重要影响。

"文化大革命"中，"五老上书"被诬为"五鬼上书"，李惨遭揪斗。身心倍受摧残，以致患病不起，不幸于1969年1月7日逝世。1978年8月26日，北京中医学院（现北京中医药大学）党委会为其平反昭雪。1979年3月15日，在北京八宝山革命公墓礼堂举行"李重人同志追悼会"，纪念他为中医事业所做出的卓越贡献。

附 1：裘沛然赠李重人诗一首

　　李重人翁，为四川名医，后供职京师与予相遇江淮，交谈甚欢，为赠一律。

　　石室清癯叟，相逢见肺肝。
　　因君思蜀道，为我话长安。
　　灵素千秋业，江淮十月寒。
　　阐明同有责，不敢说艰难。

附 2：李重人诗二首

寝梦到华胥（七绝）

蜀山楚水事茫茫，暮雨朝云枉断肠。
我有金闺知已在，不须染翰赋高唐。

孟夏（五律）

孟夏日初长，雨余过短岗。
清风来旷野，幽意入诗囊。
涧水淙淙落，山花苒苒香。
苍茫翠微里，小立暮云凉。

（李重人书法）

为伯岳三十六岁作（七律）

华裙织翠面生光，壮岁承家号药王。

雅韵合时真有度，高谈惊座本非狂。

风流莫负樽中酒，闺阁争夸肘后方。

报到荷花生日近，齐眉三十六鸳鸯。

（谢无量）

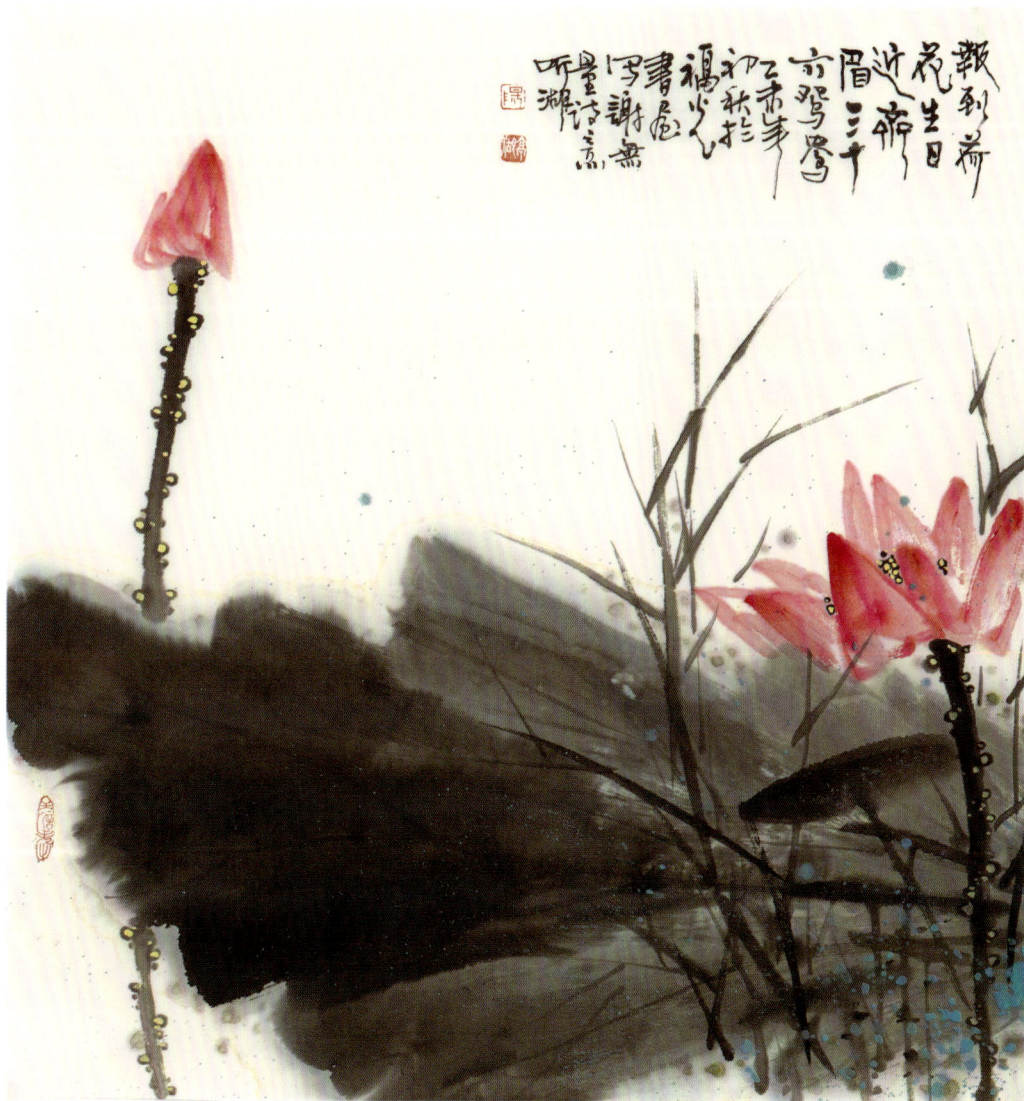

（报到荷花生日近诗意画　阳廷福作）

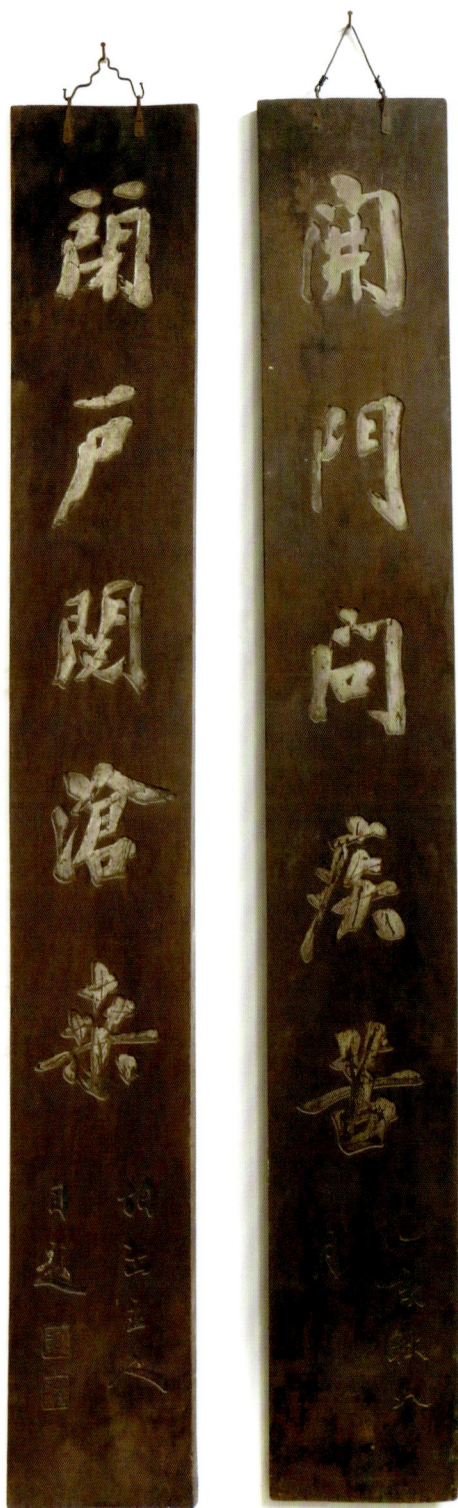

（王伯岳家诊所挂牌　成都中医药大学博物馆供稿）

咏王朴诚、王伯岳父子（五古）

开门问疾苦，父子共一堂。
钱乙今何在，当今小儿王。
适才别巴蜀，京城名又扬。
丹心著宏卷，育得桃李芳。
振臂邀同道，群策谱新章。
市中君不见，闭户阅沧桑。

（胡波）

王朴诚（1877 - 1961）、王伯岳（1912 - 1987），四川省中江县人，父子均为中医儿科学家。早年种药贩药，学医行医，在成都顺城街开办诊所。"开门问疾苦，闭户阅沧桑"是其诊所对联。1955年父子奉调进京，在中国中医研究院（现中国中医科学院）工作。医术精湛，誉满京城，北京群众呼为"小儿王"。

王伯岳主持编写的《中医儿科学》融会古今儿科精华，是我国第一部儿科学术体系全面、理论密切联系实际的中医儿科专著。牵头创建了中华中医学会儿科分会，担任首届会长，推动了我国中医儿科学术的发展。

附：王伯岳诗二首

感怀

（一）

长桑越人两相知，禁方授受学有成。
世间何来上池水，全凭磨炼见精神。
桥山巫方巳无稽，杨宗太素更诡奇。
若要识得医门法，勤研精典究轩岐。

（二）

明镜又惊白发添，征程风雪路八千。
慈幼堂前杏林暖，欲换凡骨觅金丹。

国医大师裘沛然（七律）

集腋成裘少聚多，精诚不倦岁寒磨。
群书博览逾千卷，大论精雕近百科。
散墨壶天功独善，伤寒温病倡双和。
癯梅耄耋神仙叟，妙笔鸿文激浪波。

（杨殿兴）

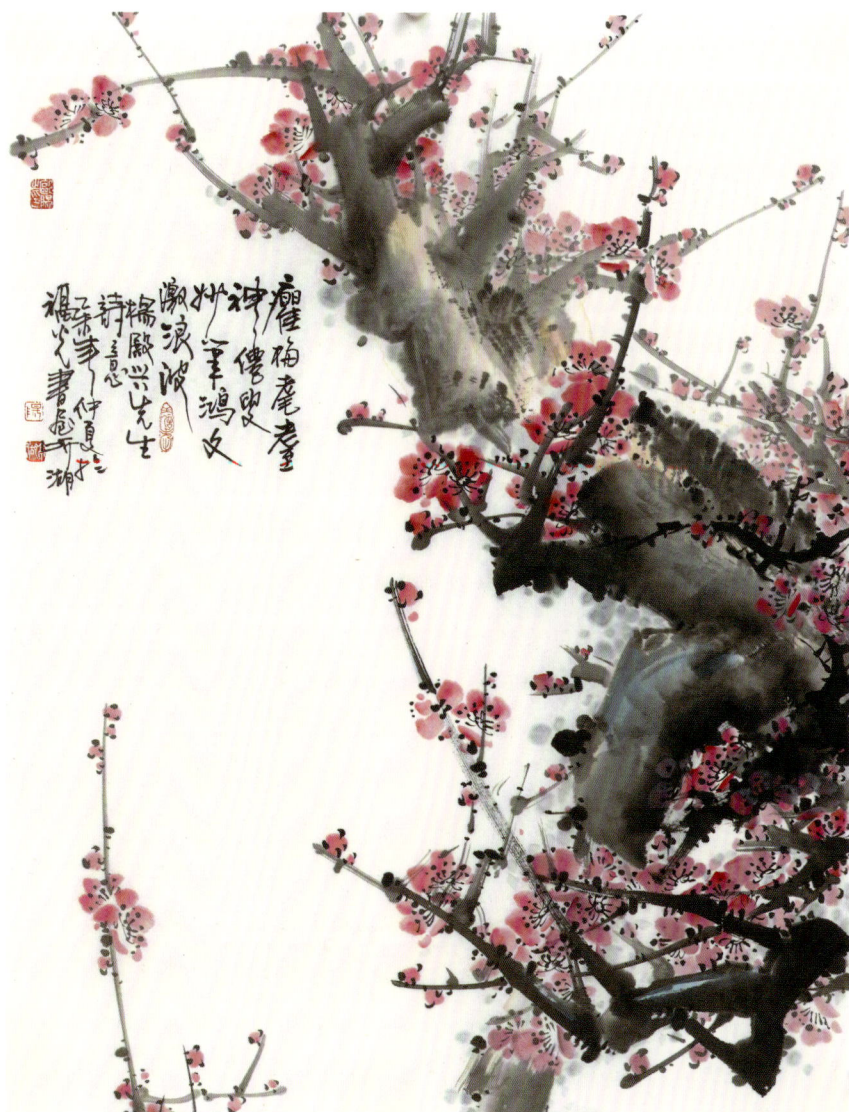

（癯梅耄耋神仙叟诗意画　阳廷福作）

（裘沛然书法）

裘沛然（1916－2010），浙江慈溪人，首届"国医大师"，上海中医药大学和上海市中医药研究院终身教授。裘沛然长期从事中医教育和中医理论、临床研究，在中医基础理论、各家学说、经络、伤寒、温病、养生诸领域颇多见解，对内科疑难病的治疗亦颇具心得，为培养中医人才作出了贡献。

1930～1934年，裘沛然入丁甘仁先生所创办的上海中医学院学习。1958年进入上海中医学院担任教学工作，历任针灸、经络、内经、中医基础理论，各家学说诸教研室主任。裘沛然先生善治疑难杂病，倡导"伤寒温病一体论"，提出"经络是机体联系的学说"及"疑难病症治疗八法"。他精通医道，兼通文史哲，精勤不倦，笔耕不辍，获得了几十项奖励和成果。自1958年以来，任《辞海》副主编兼中医学科主编，主持编写《中国医学百科全书》中医卷、《大百科全书》传统医学卷、《中医历代各家学说》《新编中国针灸学》等30余种著作。特别是其晚年的力作《壶天散墨》一书，以"扶择陈言，剖析疑似，俯仰古今，直道心源"以议论精辟，见解高超，文笔优美而见称当世，受到广大读者的欢迎。并有《剑风楼诗文钞》为世所称。

附：裘沛然诗三首

除夕夜感怀

学如测海深难识，理未穷源事可疑，
诗到换年浑是梦，世犹多病愧称医。

八十述怀

春风吹泪梦生烟，已掷浮生八十年。
岂有千灵喧篑内，漫携一病卧江边。
丹铅历乱长围壁，心事荒唐欲动天。
自是男儿少奇骨，肝肠落落未应怜。

偶涉红尘作小游，匆匆遂白旧时头。
老犹不死谁能料，天或假年未许休。
终信良方堪济世，莫教满腹只藏愁。
炉香飘屋梅花笑，今是洪荒第几秋。

满庭芳·任应秋

学海遨游，乘风破浪，导航前进英豪。晓通经史，业绩比山高。
教育钩玄计划，献妙计，直上云宵。岐黄典，探微索隐，热血渐枯焦。

劬劳，争岁月，挑灯夜战，奋笔滔滔。殚精酿沉疴，遗著昭昭。
五老上书卓识，击医海，掀起波涛。观今古，难能可贵，才子领风骚。

（张发荣）

和任应秋诗（七律）

读罢瑶章惊句工，唐音宋格付飞鸿。
东山丝竹清犹昔，西蜀烟霞夕照中。
万里云天同作客，千秋彩笔接长虹。
何时再识春风面，夜雨联床话重翁。

（王渭川）

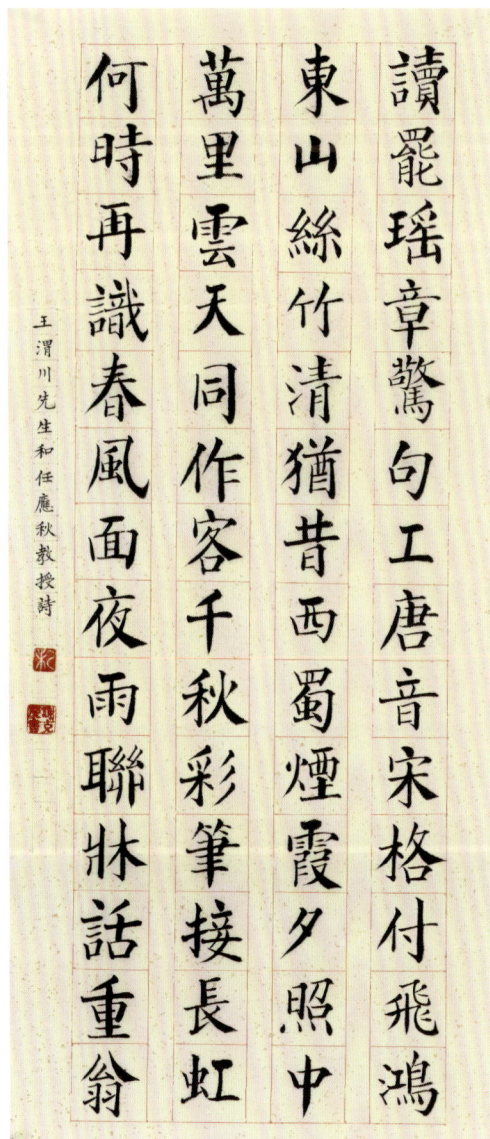

（王渭川撰诗　谢克庆书）

附录：任应秋原诗

念年遥隔忽来鸿，惊喜翻疑在梦中。
老守一毡聊自慰，望从千里与谁同。
欣看金榜登群彦，独对兰台失重翁。
自是辋川诗兴好，扬州蜀道句犹工。

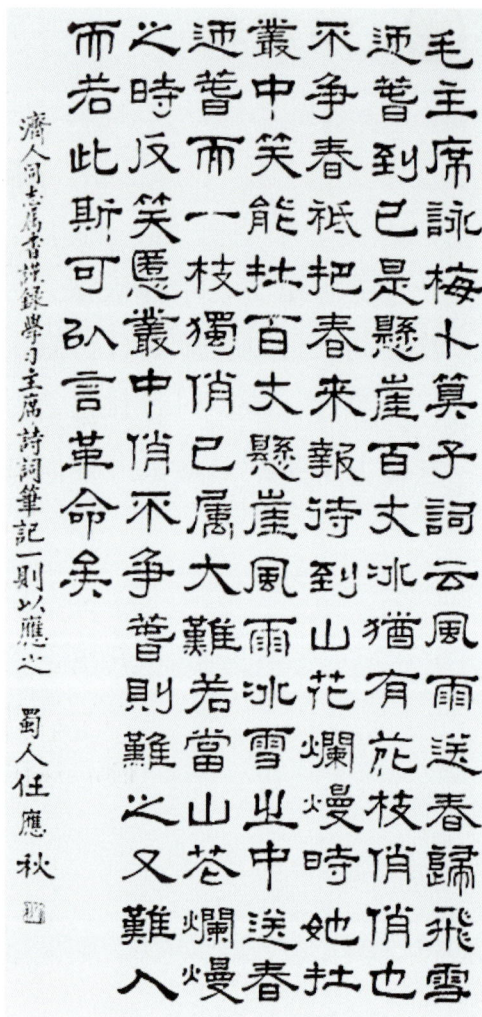

（任应秋书法）

任应秋（1914－1984），四川江津（今重庆江津）人，现代杰出中医学家、中医教育家。幼承庭训，受到经学大师和名中医的良好教育。青年时期求医学于上海，受到丁甘仁、曹家达等中医大师教诲，积累了深厚的经学和医学功底。1957年调至北京中医药大学任教。他治学严谨，长年不分寒暑，夜以继日，奋力著书立说，先后完成了《内经十讲》《中医基础理论六讲》《中医各家学说》《运气学说》《内经研究论丛》等著作百余万言，成果丰硕。他是研究《内经》的大家，也是中医各家学说的学科创立者和带头人。

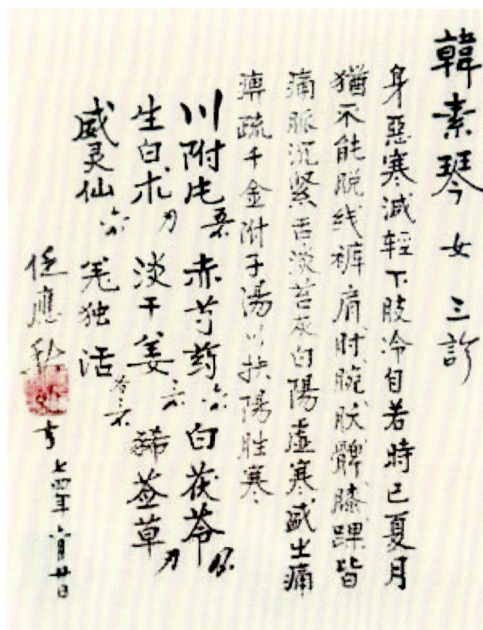

（任应秋处方）

中医领航吕炳奎（五言排律）

半世戎装路，终生杏苑情。

岐黄旗帜举，汗马首功荣。

上具中西表，批回宝库旌。

三支医学起，四海导航行。

振奋衡阳会，豪兴鼓乐鸣。

真情培后继，办校拓前程。

沥胆披肝士，丹心碧血丁。

倾心扬国粹，老树绽新英。

（杨殿兴）

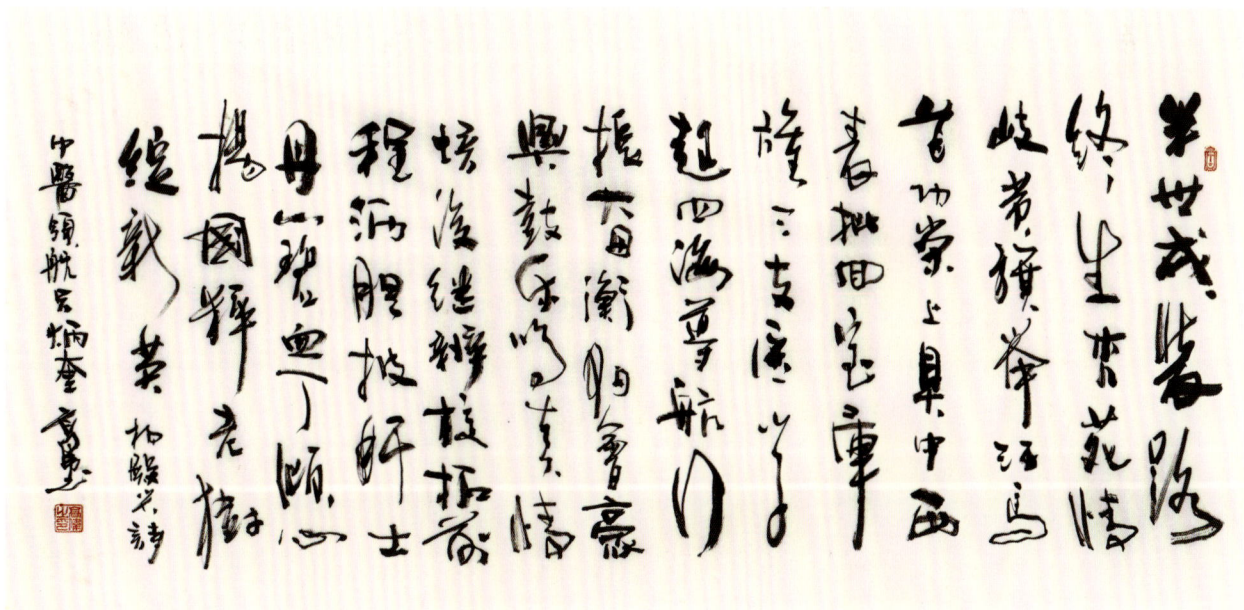

（杨殿兴撰诗　高伟书）

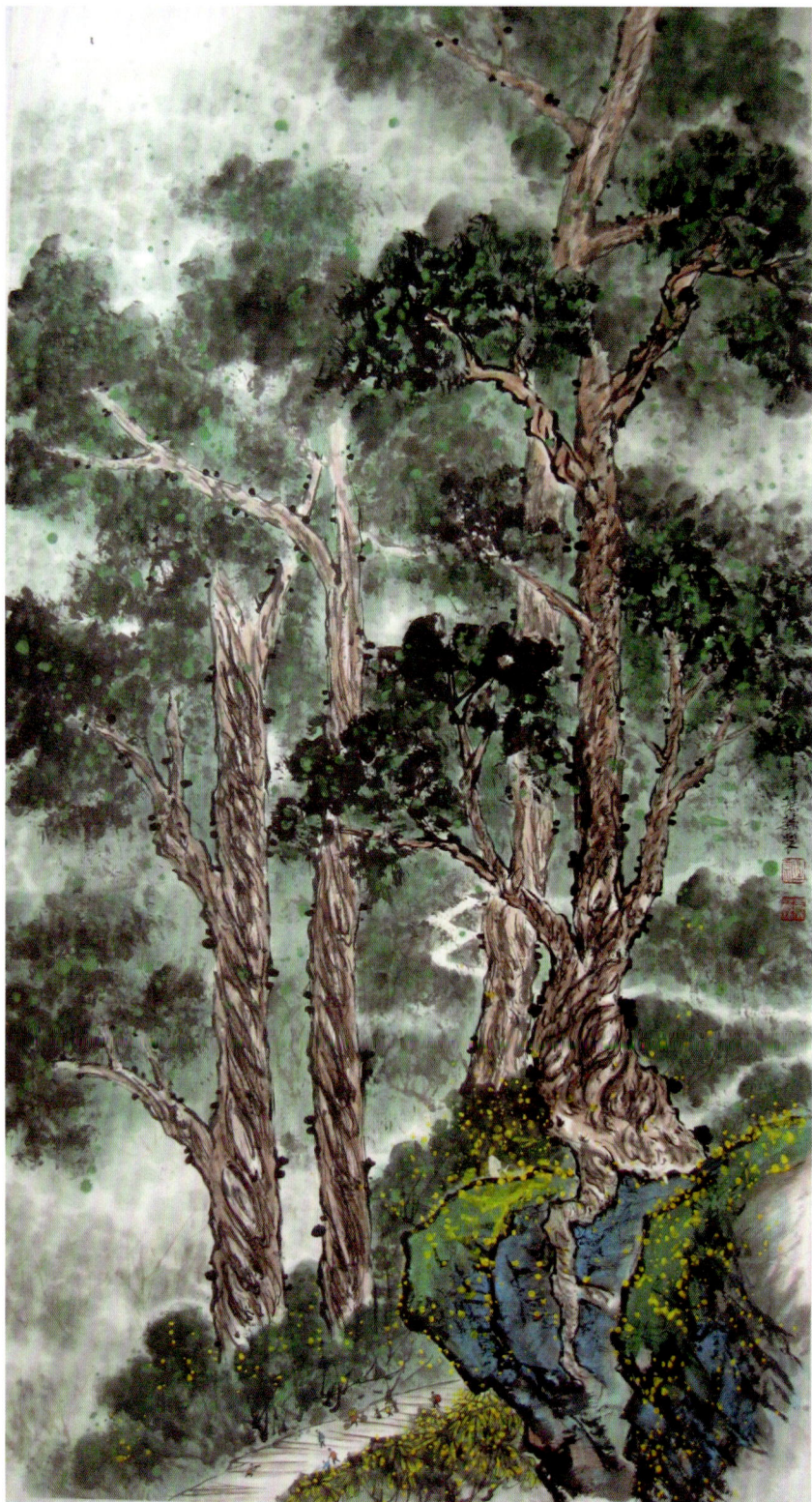

（老树绽新英　贾宗嵘作）

吕炳奎（1914－2003），生于上海嘉定，原卫生部中医司司长、中医局局长、卫生部党组成员。吕炳奎是新中国中医学界的杰出代表和卓越领导人，他对中医事业的发展做出了重要贡献，是人们公认的新中国中医事业的奠基人之一。

1938年，他参加了中国共产党领导下的抗日战争，解放战争时期，他被任命为中国人民解放军华中海防纵队政委。1956年，调任中央卫生部中医司司长。1958年9月25日吕炳奎主持起草了向中央"关于西医学习中医离职班情况成绩和经验"的报告，10月11日毛泽东主席在这个报告上批示："中国医药学是一个伟大的宝库，应当努力发掘，加以提高。"1977年他起草了一份关于中医工作认识和建议的书面报告，后经中共中央批示转发，这就是中共中央关于中医工作的1978年(56)号文件的来历。提出三支力量"中医、西医、中西医结合三支力量长期共存、共同发展"的方针。

1984 年 4 月，在衡阳召开了全国中医医院和中医高等教育工作会议，提出了要保持和发扬中医特色问题。1956 年，他调任卫生部中医司任司长后，大力兴办中医教育，建成了北京、上海、广州、成都四所中医学院，5 年后陆续在全国开办了 20 多所中医学院，使中医高等教育事业得到空前发展。

吕炳奎 1982 年退居二线，创办了"光明中医函授大学"，并任校长，致力于中医教育事业的发展。

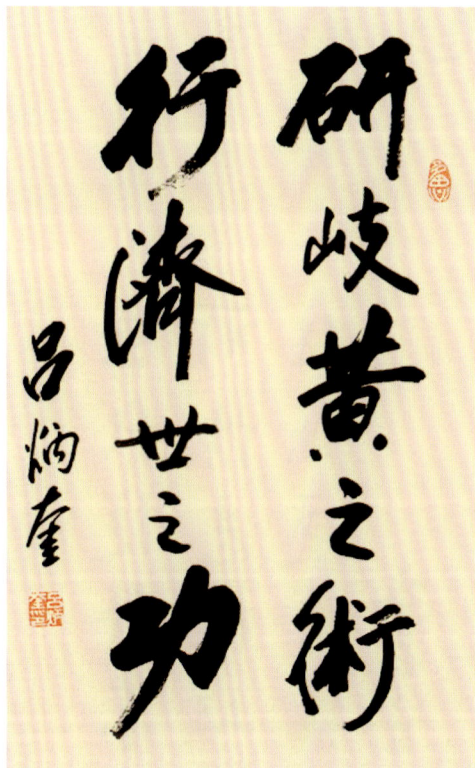

（吕炳奎书法）

附 1：原国际针联主席、全国著名针灸专家王雪苔教授在为吕老八十大寿及行医 60 周年之际献的一首诗

传奇身世历沧桑，戎马郎中侠义肠。

领袖医坛扬国粹，一生心血沃岐黄。

附 2：裘沛然赠吕炳奎诗一首

奉赠吕炳奎老

吕老长期负责中医工作，力主继承为发扬之本，反对浮夸之科学整理方式，由此，屡遭讥谤，其志可钦，而其事可哀，爰赋小诗慰之。

轩岐坠绪日滔滔，力挽狂澜不屈挠。

四十余年心力瘁，可怜吕叟独贤劳。

焰续灵兰绛账新，明堂事业费精神。

杏林异日春光满，耿耿孤忠属此人。

（杨殿兴撰诗并书）

咏名医傅灿冰（五律）

世代从医业，青囊放异香。
松亲开诊所， 灿志树岐黄。
火旺薪传替，江长后继强。
飞书佳讯告，四世已同堂。

（杨殿兴）

傅灿冰（1917－1993），四川江津县人，著名
中医内科专家。自幼随父（晚清名医傅松涛）临证，
尽得家传。1937年底挂牌行医，新中国成立前已
成为当地名医。新中国成立后，他一直从事中医临
床工作。1979年受命筹建四川省中医研究所（现
四川省第二中医医院），任首任所长、顾问。曾任
中华全国中医学会理事、内科分会顾问、四川省分
会副会长；《四川中医》创刊编委会主任委员。业
医五十余载，精于内科诸症的治疗，且疗效显著。
其子及孙女均继承其业，已有四世从医，可谓中医
世家。

附：傅灿冰诗七绝二首

《四川中医》创刊献诗

（一）

蜀水巴山且放歌，人文尚茂莫蹉跎。

医林园地应自溉，不负东君寄望多。

（二）

泉香橘井谱新章，学术交流尽所长。

岭上一枝春意露，寒梅从此发芬芳。

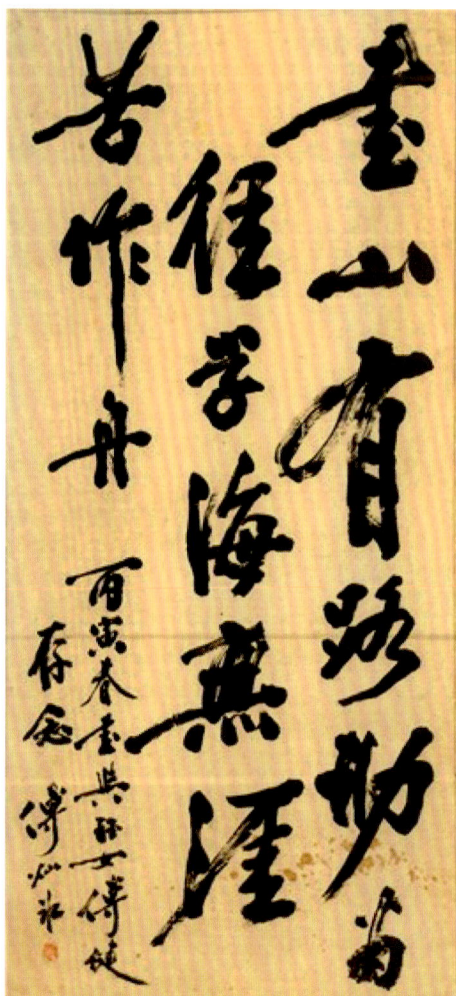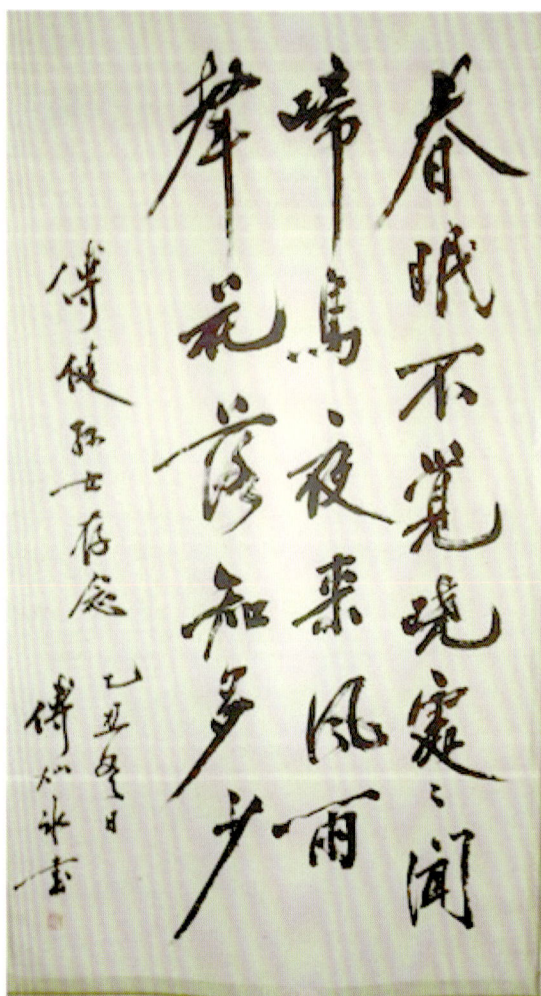

（傅灿冰书法）

浪淘沙·咏李仲愚

细雨洒涪江，两岸寒霜。西风飒飒菊花黄。只有芙蓉坚作伴，鄙薄炎凉。

济世有奇方，悟彻青囊。天人之学恐消亡。十款成文投巨石，浪激重洋。

（李孔定）

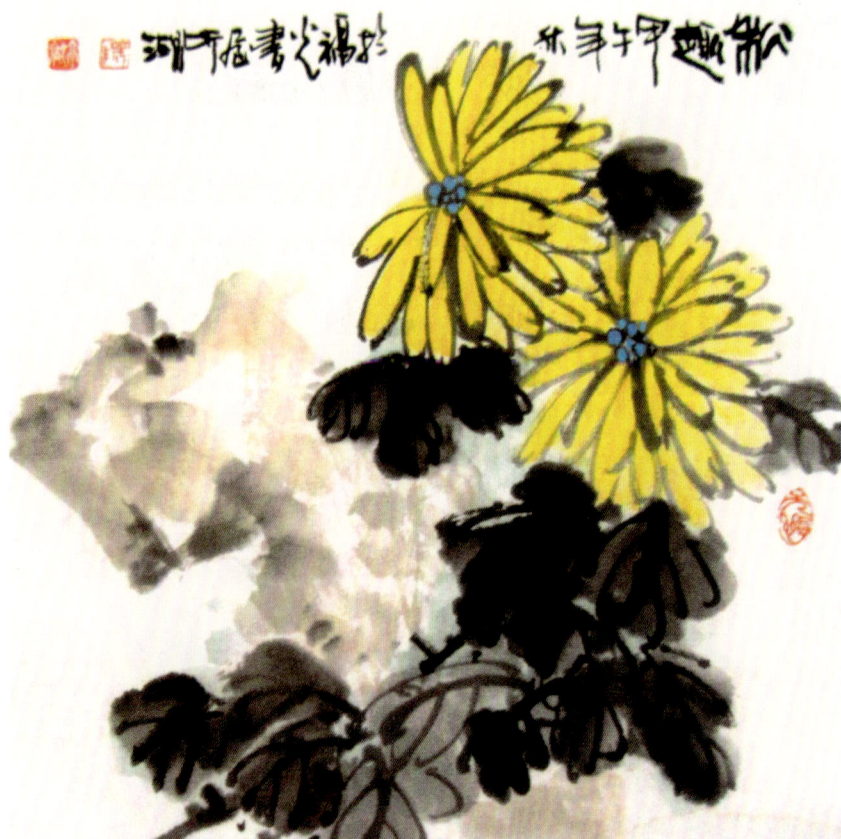

（西风飒飒菊花黄　阳廷福作）

迎李仲愚朱良春教授（五律）

黄花香满径，闻道喜登楼。
治学炉青火，谈经石点头。
倒屣迎朱李，轻车送白周。
蜀吴千里远，一席荟风流。

（李孔定）

咏李仲愚（七律）

祖传秘诀又跟师，融汇精华尽悟知。
多法合施痊疾病，妙方屡救振颓衰。
深研耄老耳聋病，独领风骚帅字旗。
绝技杵针花一朵，华佗再现铸丰碑。

（张发荣）

李仲愚（1920－2003），四川彭州人。5岁入私塾，13岁入医门，师从堂叔晚清秀才李培生，后又从师天彭名医刘国南、刘锐仁，17岁即悬壶于县医馆。长期从事针灸临床工作，深求古训，博采新知，施术取各家之长，因时、因地、因人、因症而活法用之。精于方术，尤擅使用祖传的杵针、气功治疗老年性耳聋等。1983年6月李仲愚曾向彭真委员长书陈振兴中医十条，得到委员长嘉许，并批转有关部门讨论执行，于是"振兴中医"之热潮涌现全国，并得到外国友人赞赏。

附：李仲愚诗作二首

别彭真

识荆非吾愿，慕公将相才。

公以民为贵，忠恕是其怀。

缧绁非其罪，桎梏何惧哉。

为民除蛇蝎，为国放霞辉。

八风吹不动，履险若春台。

堂前客常到，院落鸟喈喈。

卉木终年茂，瑶花次第开。

园中采清气，牍上荐真才。

素茶陪故旧，慈祥溢笑腮。

吁嗟兮！

自古英雄多磨难，苍苍未负栋梁材。

注：李仲愚为彭真委员长诊治疾病，1983年3月8日于北京玉泉山，彭真及夫人张洁清为其送行，李仲愚赋诗告别。

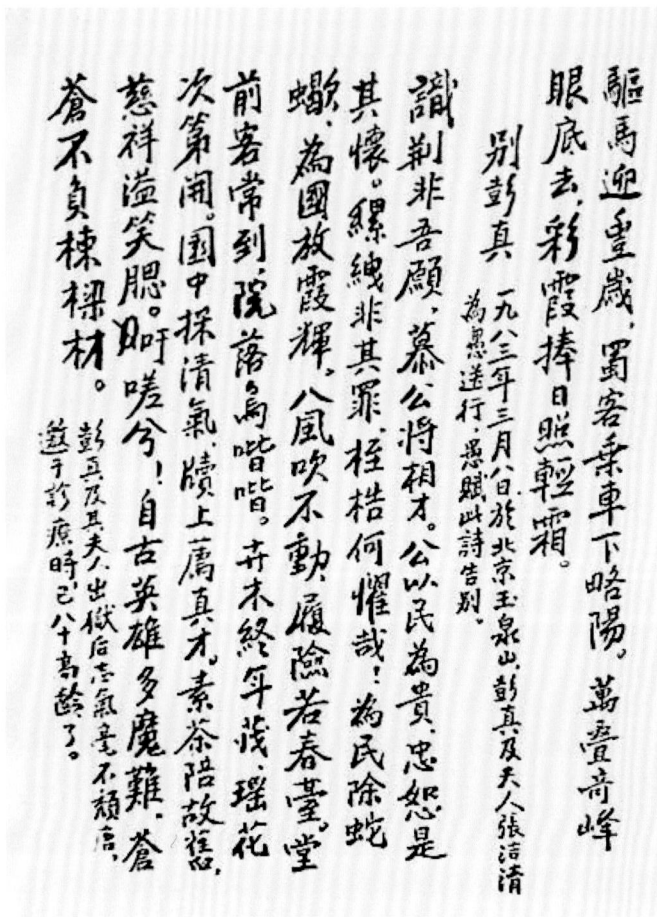

（李仲愚书法）

世界针灸学会联合会成立志庆

针砭饶凉意，灸焫最温情。

轩岐开宝藏，华扁授精英。

喜宾腾云至，显客驾虹临。

海内存知己，天涯有后昆。

咏名师方药中（七律）

巴山蜀水锦云乡，叠翠山城俊逸郎。
祖业传承三世袭，中西学贯五车装。
黄门授教光医苑，奥旨研思奉智囊。
矢志岐黄功显赫，方门药草沁馨香。

（杨殿兴）

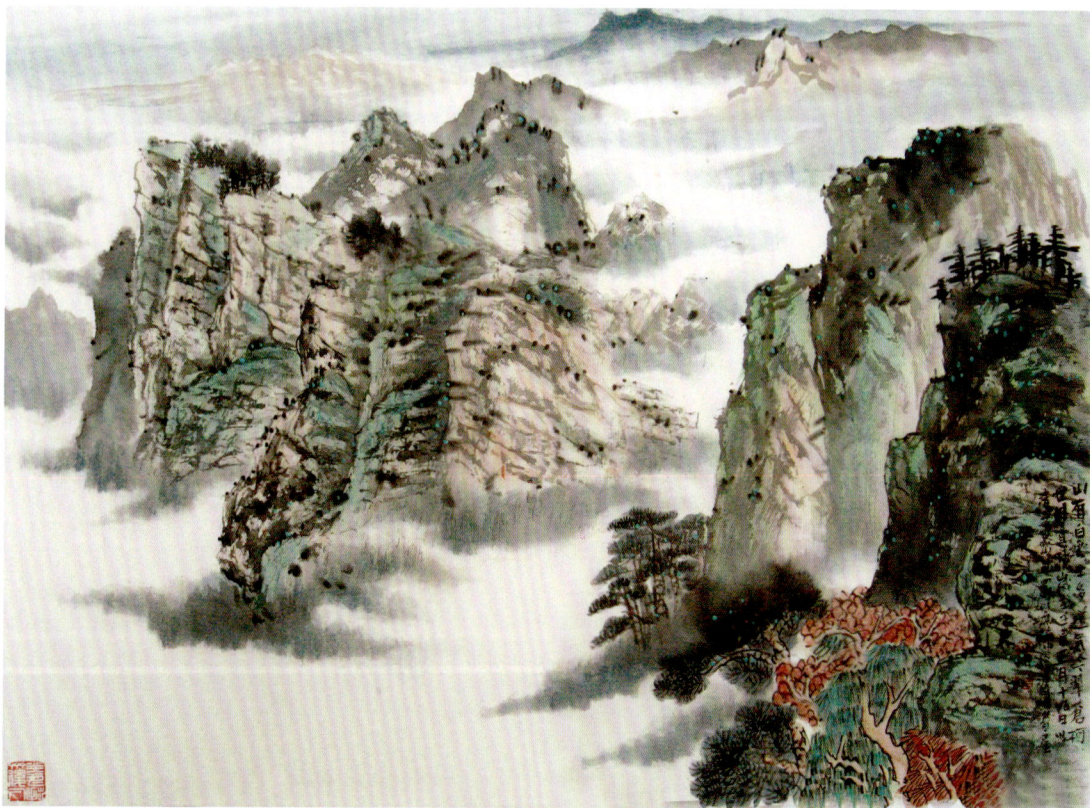

（巴山蜀水锦云乡　贾宗嵘作）

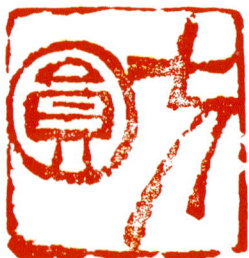

（方圆　阳廷福治印）

　　方药中（1921－1995），四川省重庆市人，原名方衡，著名中医学家。祖父是位中医，父亲曾随之学医并深知医理，谋生之余，教授方药中诵读《医学三字经》《医学实在易》以及《药性赋》《汤头歌诀》等医书。19岁时正式从师于陈逊斋门下学习（陈是清代著名医家陈修园的后裔）。1944年在重庆开设"方药中诊所"，开业行医。1952年，国家选拔部分优秀青年中医到北京系统学习西医，方药中进入北京医学院医疗系系统学习了5年西医，于1957年毕业。他先后在中医研究院西苑医院、广安门医院和中国中医研究院研究生部工作，从医50余年。在中医基础理论、中医内科临床研究方面，成就突出。系统地阐述了中医理论体系的基本内涵，对中医气化学说进行了创新性的研究，同时，对辨证论治规范化提出新设计。参加创办并长期主持全国中医研究班、中国中医研究院研究生部的工作，培养了一批中医高级人才。出版有《医学三字经浅说》《辨证论治研究七讲》《黄帝内经素问运气七篇讲解》《温病汇讲》《温病条辨》等医学专著。

名医"小儿王"（七律）

锦府名医市井扬，乡亲爱慕小儿王。
精勤博览研仁术，惠幼慈安保健康。
授教相承传弟子，焚膏继晷理良方。
菩提善愿成甘露，润护花苗万里香。

（杨殿兴）

相承传弟子焚膏继晷理良方菩提善

勤博览研仁术惠幼慈安保健康授教

锦府名医市井扬乡亲爱慕小儿王精

名医小儿王

殿兴诗 克庆书

愿成甘露润护花苗万里香

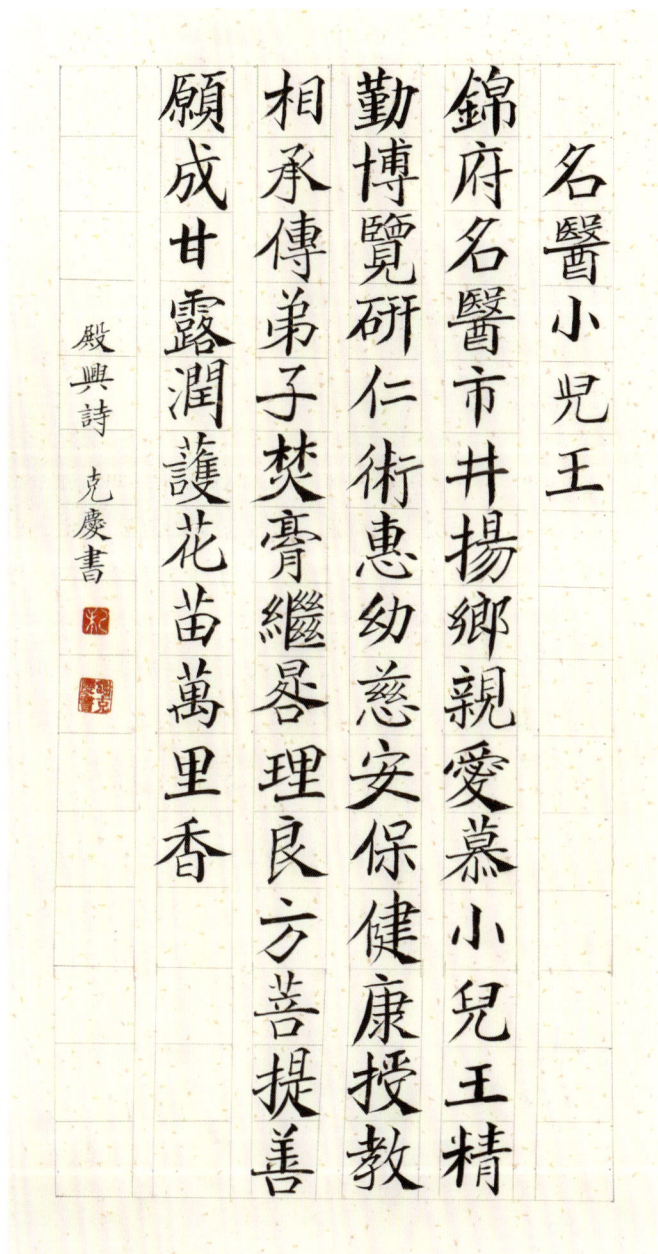

（杨殿兴撰诗 谢克庆书）

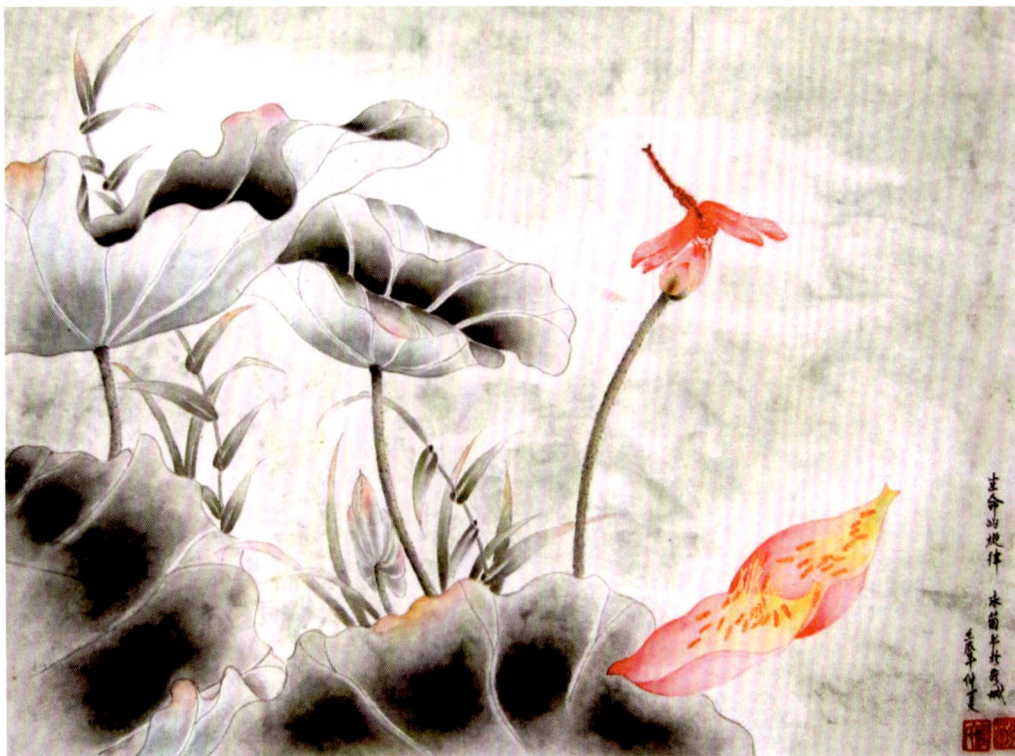

（生命的旋律 官永菊作）

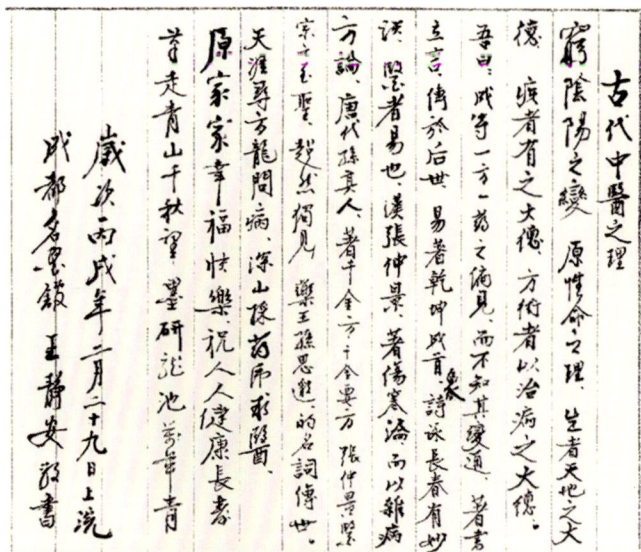

（王静安书法）

王静安（1922－2007），四川省成都市人。9岁开始学医，先后师从廖里篈、享辉儒等12位蜀中名中医。1956年6月在成都市中医医院工作。从事中医内、儿科临床50余年，尤擅长对儿科疾病的治疗，被广大群众尊称为"儿童的保护神"，被患儿家长尊称为"王小儿"。临床经验丰富，理论上也颇有造诣。1998年10月被授予首届"成都市名中医"称号。2005年10月，被中华中医药学会授予"国医大师"称号。2006年10月被四川省人民政府授予四川省首届"十大名中医"称号。先后出版了《静安慈幼心书》《王静安临证精要》《王静安医学新书》等医学著作。

赠陆干甫（七律）

巴人何事擅歌辞，听罢箜篌别有诗。

旧学犹渐留蜀道，新声正唱锦官驿。

千秋盛业相匡助，万里烟波共济时。

曲径十年强弱马，八方风云会龙池。

（王渭川）

陆干甫（1924 – 1993），四川省成都人，原四川省中医研究所内科主任，著名中医内科专家，第七、八届全国政协委员。其家三世业医，德艺双馨，喜好戏剧、音乐和诗赋。1983-1985 年，曾三渡扶桑讲授中医学，日本友人奉为师表，为中、日两国医学界的学术交流和友谊作出贡献。

附：陆干甫诗作一首

丙寅夏日本友人伊滕先生来蓉

榴花映红锦官城，良友重来室满春。
人生何幸得知己，天涯咫尺最关情。

（陆干甫书法）

（陆干甫书法）

缅怀郑老孝昌（五律）

春风和煦语，化雨润心田。
学富五车载，才高八斗连。
黉门儒雅士，锦府智英贤。
厚德成源水，虚怀若谷焉。

（杨殿兴）

春風和照語化雨潤心田学富五車
載才高八斗連黌門儒雅士錦府智
英賢厚德成源水虚懷若谷焉

缅懷鄭老孝昌楊殿興詩書

（杨殿兴撰诗并书）

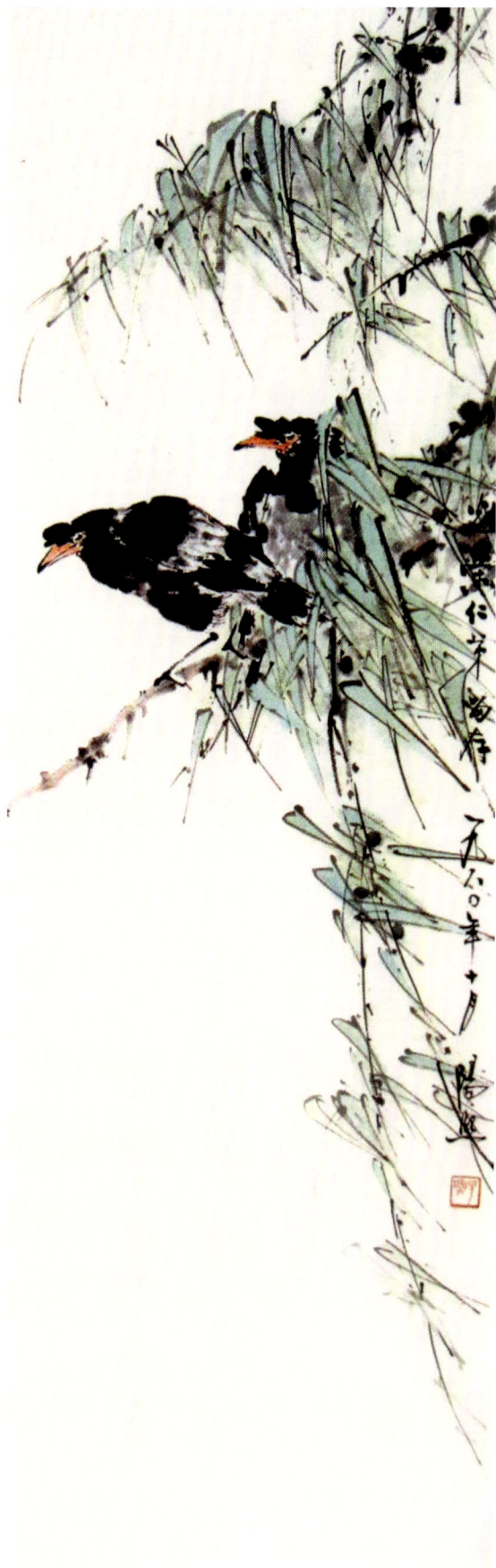

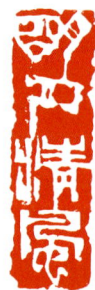

（明月清风　阳廷福治印）

（春风和煦　阳熙作）

敬颂郑孝昌前辈（七绝）

古字探源溯六书，精研金石总无如。
殷墟甲骨殚心究，撇捺纵横义不疏。

（蓝肇熙）

古字探源溯六书精研金
石总无如殷墟甲骨殚心
究撇捺纵横义不疏

蓝肇熙敬颂郑孝昌前辈诗

岁次甲午季秋湖山主人蓝锡纯书

（蓝肇熙撰诗　蓝锡纯书）

步郑老原韵，并勉诸同学[①]（七律）

壬戌清和纪胜游，斜曛助兴去还留。
李公六字珍遗产[②]，蜀郡千年大有秋。
玉垒巍峨饶麓底，都江涟沔洁源头。
百三新秀诚天宝[③]，胜似龙光射斗牛。

（李孔定）

注：
①1982年5月24日，成都中医学院函授部在灌县培训《医古文》师资，郑孝昌教授任班主讲。
②李公六字，即李冰修筑都江堰的纲领——"深淘滩，低筑堰"六字。
③温江地区当年招收函大生103名。

郑孝昌（1924－2008），四川省简阳县人。天资聪慧，为人忠厚朴实，敏事慎言，于四书五经造诣颇深，擅长诗词歌赋，尤其对医古文学科的创建和发展卓有建树，是我国医古文界为数不多的最受尊敬的老前辈之一。1951年毕业于成都成华大学（现西南财经大学）中文系。1957年初，调成都中医学院（现成都中医药大学），一直从事医古文教学工作，任医古文教研室主任。曾担任全国医古文研究学会常务理事、顾问。从教50多年，学而不厌，诲人不倦，学风严谨，造诣精深，胸怀坦荡，品德高尚。郑孝昌善于因材施教，语言风趣幽默，知识广博，信手拈来，恰到好处，凡听过他授课的学生都有如坐春风之中，受时雨之化的共同感觉，有口皆碑。担任《汉语大字典》编审，完成《难经校注》《难经语译》《黄帝内经太素校注》《黄帝内经太素语译》等重点古医籍的整理工作，先后撰写和主编过不同层次的《医古文》教材和教参。

附：郑孝昌诗作二首

游离堆述怀（七律）

曳杖逍遥任我游，茅亭竹榻倦稍留。
云浮玉垒今殊昔，峰上离堆夏若秋。
白发稀疏催岁月，青江浩荡觅源头。
夕阳更觉风光好，没齿甘为孺子牛。

偕参加全国医古文教材审稿会同志游眉山三苏祠

谁言世事真如梦，高唱大江意境新。
书法道劲窥气节，诗风豪放见精神。
常从乐府闻丝竹，更向丹青醉醴醒。
最美烟花三月里，古祠柳色碧烟深。

咏凌一揆（七律）

当代神农功绩斓，谁知背后历程艰。

殚精穷尽药源地，竭虑建成标本园。

编著教材成典范，传承学术惠人间。

丹心碧血化春雨，一揆垂名中药班。

（张发荣）

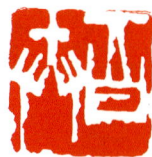

（百卉　阳廷福治印）

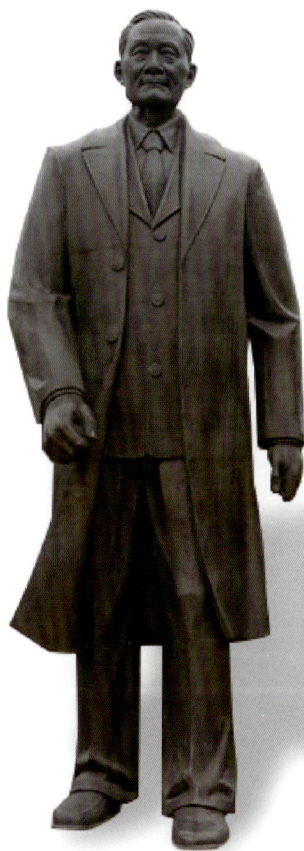

凌一揆（1925－1992），四川永川人，1942年考入四川国医专科学校，同年秋转入四川国医学院就读，1944年毕业。1954年春，调入成都中医进修学校任教。1956年，调成都中医学院（现成都中医药大学）工作。

凌一揆曾担任中华全国中医学会副会长、高等院校中医教材编审委员会主任、国务院学位委员会中医学科评议组召集人。凌氏在课程设置、教材建设、教学形式和方法等方面倾注了大量心血。20世纪50年代末，他完成了主编《中药学》统编教材的任务（1960年人民卫生出版社出版，1964年上海科学技术出版社第二版）。1973～1984年，该书又经修订，出版第三版。任成都中医学院教授、副院长、名誉院长等职，是我国第一位中药学博士生导师、国家级重点学科中药学学术带头人，成立了中国一流中药标本中心。为继承和发扬凌一揆教授等老一辈中医药名家的学术思想和人才培养理念，成都中医药大学将1996年创办的全国唯一的国家理科基础科学研究与教学人才培养（中药基础）基地班命名为"凌一揆中药学基地班"。

（凌一揆塑像　成都中医药大学供稿）

破阵子·侯占元

历受硝烟洗礼，练成坚韧精神。转战岐黄兴教育，带领师生共创新，功高青史存。

大雅尊贤下士，才华能武能文。峦嶂攀登除路障，侯老堪称打虎人，花明又一村。

（张发荣）

（张发荣撰诗　谢克庆书）

颂侯占元（七绝）

哲理精微万物通，
医家并用本相同。
标新拔萃称能手，
更有何人胜此翁。

（蓝肇熙）

哲理精微萬物通醫家并
用本相同標新拔萃稱能
手更有何人勝此翁

蓝肇熙撰颂侯占元苟继辈诗

甲午年季秋湘山主人蓝锡纯篆

（蓝肇熙撰诗　蓝锡纯书）

侯公与《实用中医内科学》

医海扬帆方向盘，
宏篇珍籍五洲传。
专家编委名青史，
幕后功臣侯占元。

（张发荣）

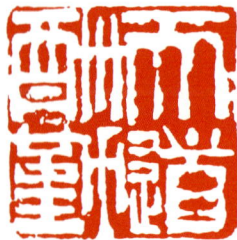

（天道酬勤　阳廷福治印）

侯占元（1926－2003），河北省武安市人。早年参加革命，随即从事医务工作，1956年参与筹建成都中医学院。他潜心研究中医发展战略问题数十年，大胆探索，执着创新，在对待中医药学遗产、系统发展中医药事业、建立中医人才结构和人才知识设计及保持发扬中医特色等方面提出了许多真知灼见，曾多次参与国家关于中医方针、政策的筹划研究与文件起草，成为站在中医事业发展前沿，鼓舞队伍前进的一个令人尊敬的"号手"。

为爱岐黄悉内经，年高德望榜题名。
医通玄奥红杏青囊泣鬼神，书法辞章
传蜀水医风政绩遍涪城馀辉更育桃和李
愿把金针度与人

孔定学弟留念

辛未冬日效郑子尹笔次赋之即李孔定

李溪五桥岳立言时年七十五

（岳立言撰诗并书）

赠孔定学弟（七律）

为爱岐黄悉内经，年高德望榜题名。
玉函金匮通玄奥，红杏青囊泣鬼神。
书法辞章传蜀水，医风政绩遍涪城。
余辉更育桃和李，愿把金针度与人。

（岳立言）

贺李老孔定荣列四川省十大名中医（七古）

养成林下蜀山松，术著岐黄瑞气融。

妙起膏肓于指掌，巧施辨证在心胸。

同堂接席春风暖，体道谏言政事通。

更有门墙多俊彦，高怀济世誉声隆。

（高显齐）

（高显齐撰诗　张岳恺书）

李孔定（1926－2011），四川省蓬溪县人。国家第一、二批名老中医药专家学术经验继承导师、四川省首届"十大名中医"、绵阳市中医院主任中医师。

李孔定少学训论及经史，弱冠受业于同里名医李全武。1951年悬壶桑梓；1955年进入重庆中医进修学校专修班深造，受任应秋、胡光慈等名家指点，收益良多。后执教于蓬溪县中医进修学校、绵阳中医学校、成都中医学院函授大学。他一生酷爱学习，做到了"博极医源，精勤不倦"。他熟谙经典，融会各家，集思广益，博采众长；同时，文、史、哲、易，诗、词、歌、赋，诸子百家，均有涉猎。广泛收集古今名医验案和民间验方偏方，并通过临床验证、总结、整理、提高，为形成自己的学术思想打下了坚实基础。从医60余载，在五运六气、中草药、温病学及难治性结核、白癜风、肿瘤等疑难杂症治疗方面有深入的研究。先后编写出版了《温病三字经》《李孔定论医集》《新方实验录》等医著，发表学术论文近百篇，荣获科技成果奖十余项。

施行政事民为本

发展中医世所需

绵阳市中医院 李孔定

（李孔定书法）

附：李孔定诗词四首

江城子·应诊、采药

老夫聊发少年狂，左仲阳，右祥双，皓首斑衣，迈步事临床。为使沉疴多速起，师仲景，法炎黄。

胸怀一贯尚开张，纵癌伤，又何妨？喜市英才，半列我门墙。重苦贾公松下问，情草木，写新章！

致邓铁涛先生（七律）

邓叟年高奋笔耕，公开卓识见忠贞。

铁经烈火钢材出，涛激洪流砥柱撑。

功既精诚苏虢子，德尤承启振金声。

无穷历史存真理，量海何能用斗升。

鹧鸪天·带学生上山采药

峰峦起伏浪汪洋，斗柄回寅草木香。红雨如膏千里秀，青山似锦万家忙。

平凡草，效验方，旷野无边好课堂。问道耕樵甘跋涉，时珍步伐迈康庄。

朱良春先生从医五十周年志庆（七律）

回首从医五十年，上池水少孟河甘①。

东瀛论学肱三折，南海谈经月再圆。

虫药巧施惊二竖，痹科独创系双肩。

蓬门未可埋佳士，季氏神方赖以传②。

注：

①孟河，指朱良春先生早年师事武进县孟河名医马惠卿先生。全句的意思是说孟河的水比长桑君的上池水更为甘美。

②江苏南通贫民季德胜身怀治蛇伤绝技，但不肯外传。良春先生任南通中医院院长时以情礼感之，季即将其方传出，名"季德胜蛇药"。后流传中外，活人颇多。

缅怀柯雪帆老师（七律）

扬帆踏浪驶吴江，学海无涯苦伴航。

奉献身心光橘苑，精研圣典耀岐黄。

明坚妙笔掇英茂，钟老高贤救厄良。

纵使癌伤何所惧，癯梅傲雪送幽香。

（杨殿兴）

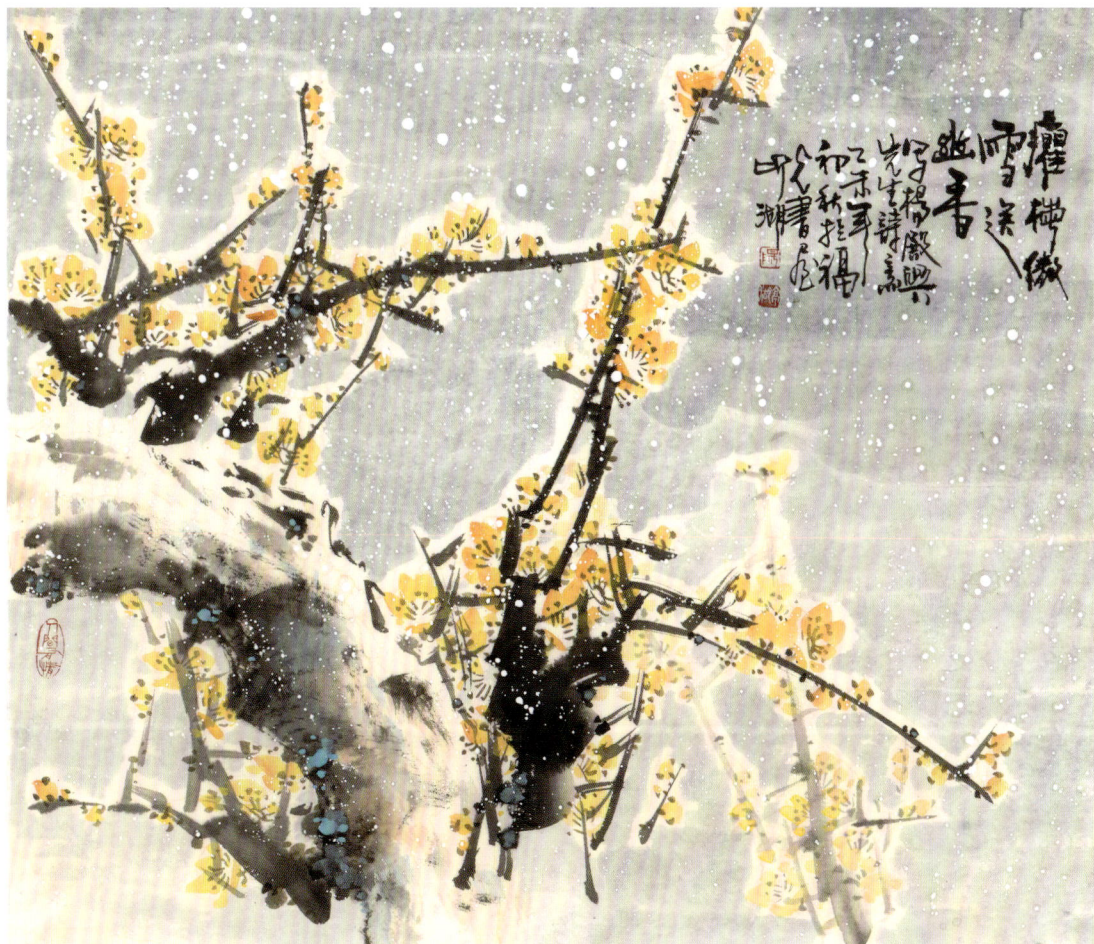

（癯梅傲雪送幽香诗意画　阳廷福作）

柯雪帆（1927－2009），江苏常熟人。1944年师从太仓方世良学医。1956年考入上海中医学院，1962年毕业后留校任教。历任上海中医药大学伤寒教研主任，中医药类规划教材编审委员，上海市中医药学副理事长兼内科分会主任等职。曾先后获得部级科技成果二等奖、全国优秀科普作品二等奖，享受国务院特殊津贴。主要著作有：《医林撷英》《伤寒论选读》（全国规划教材）《中医辨证学》《中医外感病辨治》《疑难病证思辨录》《伤寒论临证发微》等。柯雪帆教授对《伤寒论》提出新的研究方法，主张运用古今中外等精华理论解释《伤寒论》，结合临床实际理解并运用《伤寒论》。曾六次在日本、韩国、新加坡、台湾等地讲学。

1978年《上海中医药杂志》复刊，连载以"明坚"为笔名撰写的章回体小说《医林撷英》，轰动一时，小说塑造了以钟老医生为代表的中医药名家，以真实病案为基础，全书故事情节生动，布局巧妙，文笔流畅，柯教授旁征博引，展现出精湛的中医诊疗理论、方法和经验。八回体的《医林撷英》出版后，被日本、台湾等地报刊杂志连载，广受好评。1996年完成了三十章回本的小说书稿，1997年柯教授查出身患胃癌，在顽强的毅力下，一边坚持与疾病斗争，一边坚持写作，于2003年带病完成并出版了五十章回本中医小说文稿，名为《疑难病证思辨录》。余于1985年师从于柯老门下，《医林撷英》《疑难病证思辨录》皆老师亲赠，老师谆谆教诲常萦绕耳旁，师恩不忘，赋诗缅怀，以识激励，老师精神将激励吾辈前行。

附：柯雪帆诗三首

题赠东京后藤学园（七律）

（一）

四度扶桑喜寿龄，东航一羽彩云轻。
千年敬仰鉴真渡，廿载交流仲景经。
神阪涌潮连歇浦，申江激浪接蓬溟。
允存寸楮东瀛地，留取鸿泥惜晚晴。

（二）

八年养病沐甘霖，友谊亲情暖我心。
轻握鼠标伸宿愿，微微余热献医林。

（三）

夜雨无声细草滋，晨风轻拂寸心知。
早春乍暖新芽短，老干临寒护嫩枝。

悼国医大师郭子光（七律）

蓉城五月乍春寒，雨水浸淫雾霭漫。
霹雳惊雷传噩耗，雍容国老叹长眠。
苍龙日暮还行雨，老树春深更著丹。
蜡炬油凝余焰绕，恭钦愕惋泪潸然！

（杨殿兴）

郭子光（对联）

博采众长，妙疗奇症，治学育人芳桃李，尊府庠名师，国医宗匠。
发皇古义，融会新知，著书立说领潮流，誉伤寒巨擘，康复先驱。

（程立家）

医道深邃建高墙
临证得窍知深浅

丙戌之秋
郭子光书

（郭子光书法）

郭子光（1932－2015），四川省荣昌县人，成都中医药大学教授，首届国医大师。四川省首批确定的学术带头人，伤寒和各家学说专家，中医康复学科倡导者。

郭子光世医家庭出生，少承庭训，早年行医乡里，及后考入成都中医学院，毕业后留校任教。集六十余年医教研积累，理论功底深厚，医术精湛，学验俱丰。法尊仲景，精研《伤寒》，喜用经方，立新解，创新说，影响深远；旁及诸家，深谙各家学说；倡康复理念，开中医康复先河。一生笔耕不辍，著述宏丰，尽显真知灼见，著有《伤寒论汤证新编》《日本汉方医学精华》《中医各家学说》《中医康复学》《现代中医治疗学》等。临床倡导人－症－病－证相结合，擅长内科，尤在心脑血管及肾系疾病治疗中颇多建树，疗效显著，医名远播。

诉衷情·高等中医教育赞

人才确保道相传，百业教为先。中医院校群起，德智谱新篇。
兴伟业，启医坛，育英贤。李桃争艳，凤翥龙翔，劲舞翩跹。

（杨殿兴）

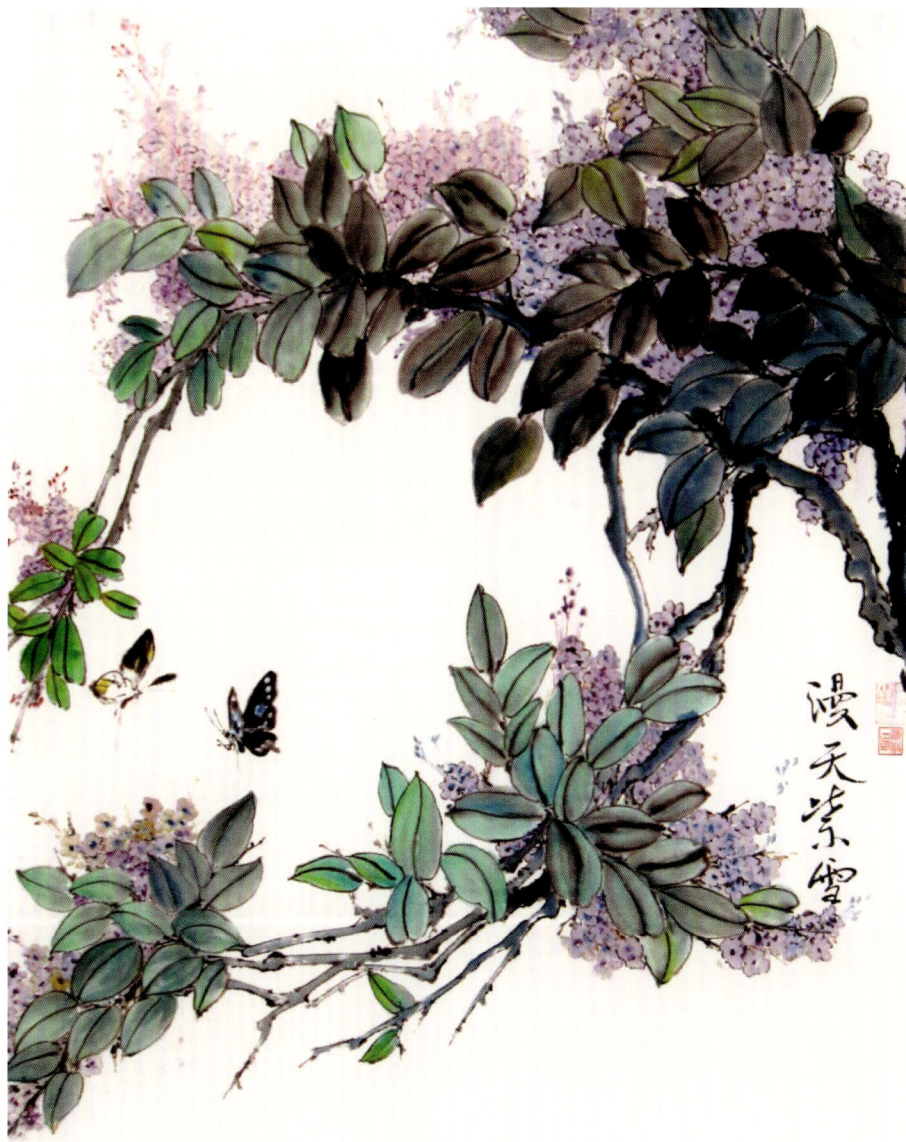

（舞翩跹　万学红作）

赞中医教育（七绝）

歧黄医药妙无穷，育得英才代代红。
一颗金针堪济世，杏林春雨满寰中。

（唐玉枢）

江城子·劝学歌

中华历史五千年，锦江山，育芝兰。四大发明，日月丽长天。
科技领先夷夏仰，英学者，笔如椽。

内经渊博国医源，代薪传，青胜蓝。盛世躬逢，重任系吾肩。
师古不泥宗发展，勤苦学，写鸿篇。

（李孔定）

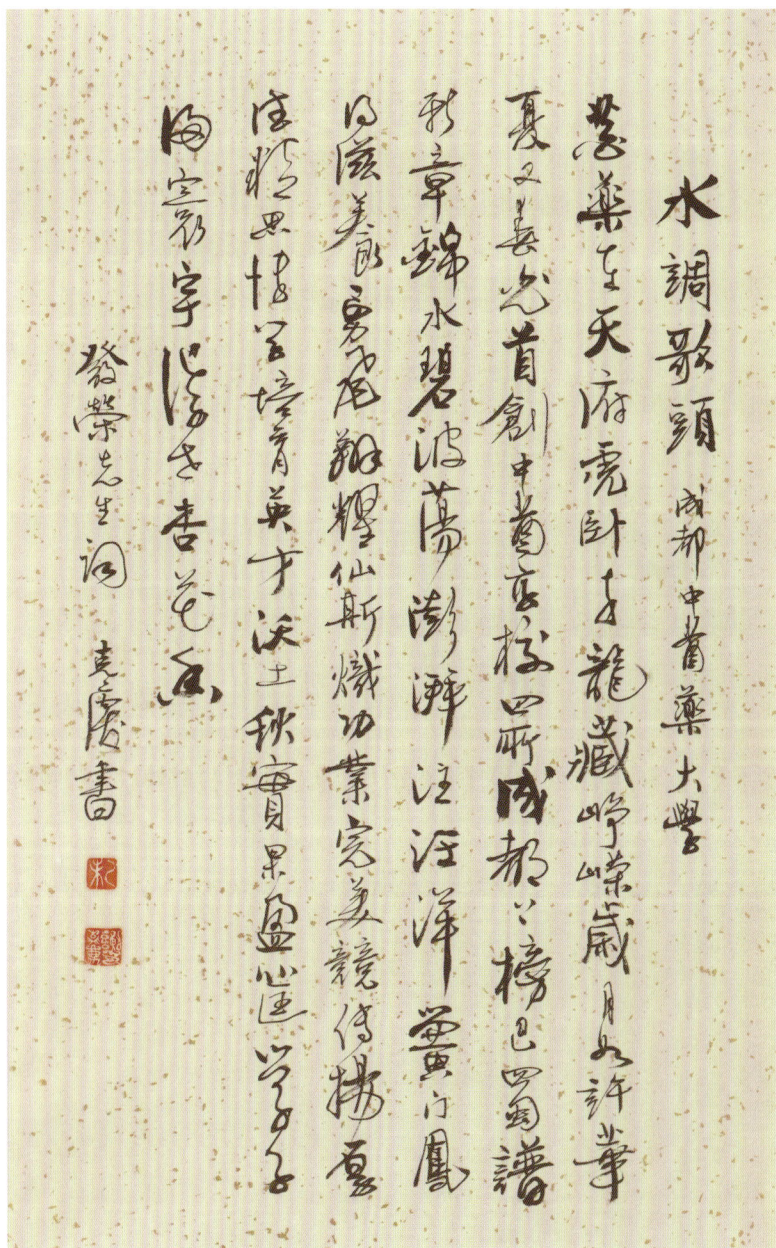

（张发荣撰词　谢克庆书）

水调歌头·成都中医药大学

　　医药在天府，虎卧与龙藏。峥嵘岁月如许，华夏又春光。首创中医高校，四所成都上榜，巴蜀谱新章。锦水碧波荡，澎湃注汪洋。

　　黉门凤，得滋养，勇飞翔。耀仙斯炽功业，完美竞传扬。厚德精思博学，培育英才沃土，秋实果盈筐。学子满寰宇，济世杏花香。

（张发荣）

念奴娇·学校故事

小桥流水，只几间，砖舍板棚茅屋。丹桂紫薇老榆树，还有石榴丛竹。春读花前，夏试蝉声，秋思芙蓉路。最爱香雪，妆点寒梅无数。

巴蜀名贤辈出，传轩岐遗教，妙语连珠。心驰神往论今古，同学眉飞色舞。探幽索微，纵三绝韦编，不言清苦。犹忆昔年，巡诊白云深处。

（谢克庆）

1956 年，国家批准兴办高等中医教育，在全国西、北、东、南各建一所中医学院，成都、北京、上海、广州四所最早的中医学院诞生。从此，中医教育正式纳入国家高等教育体系，开创了高等中医教育的新纪元，为中医药发展奠定了坚实的人才基础，功高业伟，意义非凡。

（谢克庆撰词并书）

咏毛泽东"宝库"论（七律）

雄鸡一唱屹东方，百废重兴雁领航。
挚爱岐黄弘国粹，疾仇谬论铲糟糠。
拨云见日旌旗展，苦尽甘来宝库泱。
饮水思源铭重任，迎风斗雪志昂扬。

（杨殿兴）

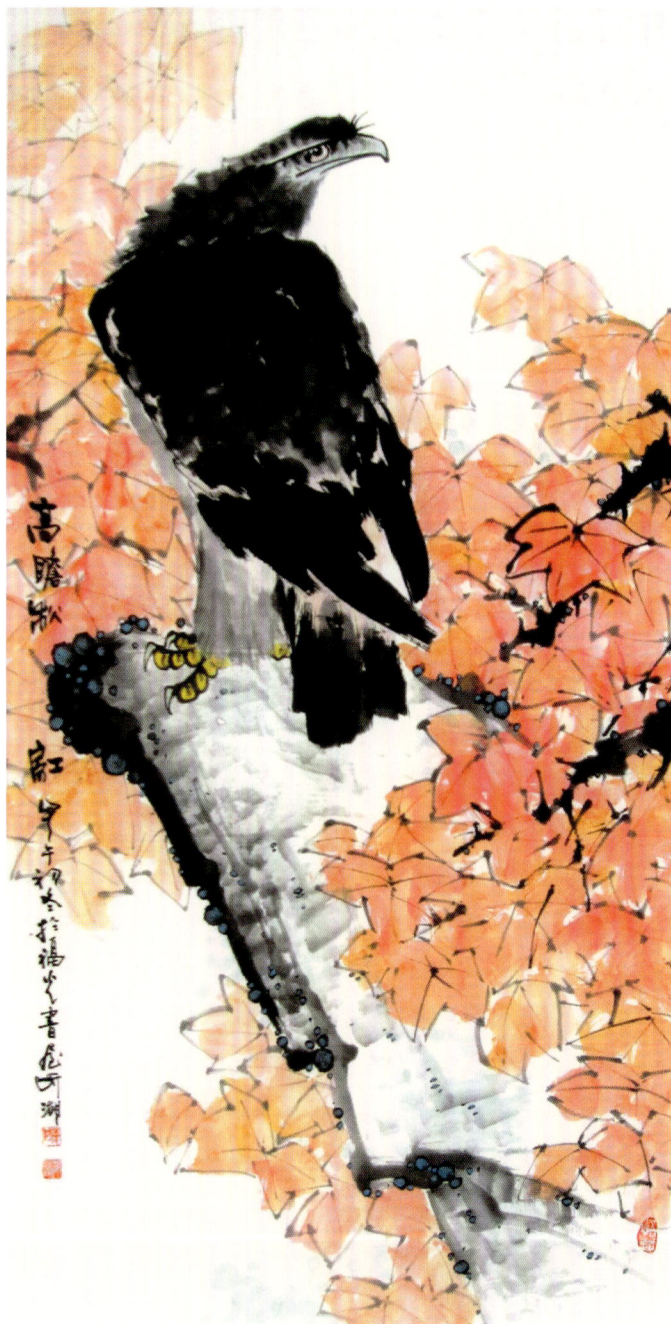

（高瞻远瞩　阳廷福作）

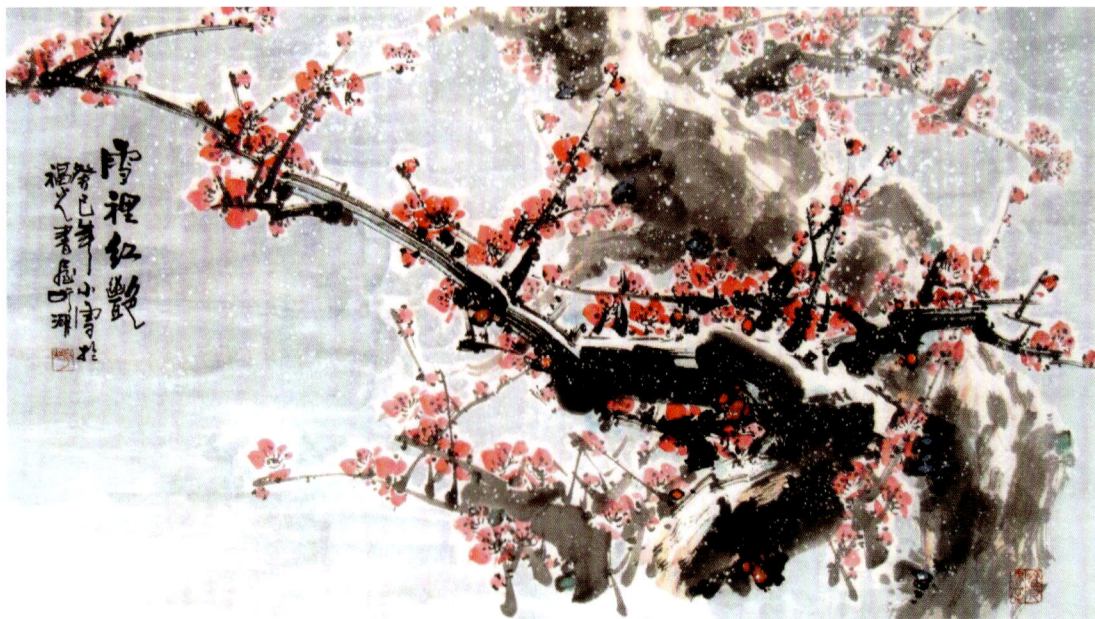

（迎风斗雪　阳廷福作）

　　新中国成立之初，百废待兴，医药卫生战线根据毛泽东主席的指示，提出了"面向工农兵、预防第一、团结中西医、卫生工作和群众运动相结合"四大卫生工作方针，但是，团结中西医的方针在新中国成立后的前几年里，卫生部门却一直没有认真执行，对中医药一直存在中医"不科学"等看法。1951年，卫生部的个别领导公开发表文章，称中医为"封建医"，把中医中药知识看作是封建社会的"上层建筑"，应该随封建社会的消灭而被消灭。特别是在1951年5月1日卫生部公布的《中医师暂行条例》及实施细则与1952年10月4日公布的《中医师考试暂行办法》中，均规定了一些不切实际的要求和过于苛刻的办法，使大多数中医不能合法执业。在国家实行公费医疗制度中，中医药治疗费用不能报销，中医无法发挥应有的作用。

　　1951年12月，卫生部发出的《关于组织中医进修学校及进修班的通知》，尽管说是组织中医进修业务，但讲授的主要是西医课程。不是从保持中医传统的理论和医疗特色出发来发展中医，而是错误地认为中医必将被西医代替，由城市到乡村，由乡村走向自然淘汰。

　　针对当时普遍存在的认为中医不科学而歧视、排斥中医的现象，毛泽东主席在1954年就及时纠正说："中医对我国人民的贡献是很大的，中国有六万万人口，是世界上人口最多的国家，我国人民所以能够生衍繁殖，日益兴盛，当然有许多原因，但卫生保健事业所起的作用是其中重要原因之一，这方面首先应归功于中医。"他又说："中西医比较起来，中医有几千年的历史，而西医传入中国不过几十年。直到今天，我国人民疾病诊疗仍靠中医的仍占五万万以上，依靠西医的则仅数千万（而且多半在城市里）。因此，若就中国有史以来的卫生教育事业来说，中医的贡献与功劳是很大的。祖国医学遗产若干年来，不仅未被发扬，反而受到轻视与排斥，对中央关于团结中西医的指示未贯彻，中西医的真正团结还未解决，这是错误的，这个问题一定要解决，错误一定要纠正。首先各级卫生行政部门思想上要改变。"

1955 年，毛泽东主席在一次会上又严肃指出："几年来，都解放了，唱戏的也得到了解放，但是中医还没得到解放。中医进修西医化了。看不起中医药，是奴颜婢膝、奴才式的资产阶级思想。"

为了全面纠正影响中西医团结的错误倾向，党中央采取了一系列重大措施：

1954 年 11 月，中共中央批转国务院文委党组《关于改进中医工作的报告》。1955 年 2 月 2 日，卫生部发出《关于取消禁止中医使用白纸处方规定的通知》，旨在取消对中医行医的限制。

1955 年，开展了对卫生部副部长贺诚、王斌歧视和反对中医药错误思想的批判，并给予他们撤职处分。

1956 年 11 月 27 日，卫生部发布了《关于废除中医师暂行条例的通令》。《通令》称：本部在 1951 年 5 月 1 日公布的《中医师暂行条例》与党的中医政策精神相违背，使中医工作受到严重损害，特此宣布废除。

1958 年 10 月 11 日，毛泽东主席在卫生部党组"关于西医离职学习中医班总结报告"中批示：中医药学是一个伟大的宝库。

可以说，中医药学的发展经历了一个艰难的历程，没有毛泽东主席等老一辈革命家的力挺，就不可能有中医药发展的今天。

附：毛泽东在卫生部党组"关于西医离职学习中医班总结报告"中批示

尚昆[1] 同志：

此件[2] 很好。卫生部党组的建议在最后一段，即今后举办西医离职学习中医的学习班，由各省、市、自治区党委领导负责办理。我看如能在一九五八年每个省、市、自治区各办一个七十至八十人的西医离职学习班，以两年为期，则在一九六〇年冬或一九六一年春，我们就有大约二千名这样的中西结合的高级医生，其中可能出几个高明的理论家。此事请与徐运北[3] 同志一商，替中央写一个简短的指示[4]，将卫生部的报告转发给地方党委，请他们加以研究，遵照办理。指示中要指出这是一件大事，不可等闲视之。中国医药学是一个伟大的宝库，应当努力发掘，加以提高。指示和附件发出后，可在《人民日报》发表。

毛泽东

十月十一日

注释

[1] 尚昆，即杨尚昆（1907 - 1998），四川潼南（今属重庆市）人。当时任中共中央书记处候补书记、中央办公厅主任。

[2] 指卫生部党组 1958 年 9 月 25 日向毛泽东并中央报送的"关于组织西医学中医离职学习班的总结报告"。

[3] 徐运北，1914 年生，山东聊城人。当时任卫生部党组书记、卫生部副部长。

[4] 中共中央于 1958 年 11 月 18 日发出为转发"卫生部党组关于组织西医学中医离职学习班的总结报告"给上海局和各省、市、自治区党委的指示。这个指示连同卫生部党组的总结报告于 1958 年 11 月 20 日在《人民日报》发表。

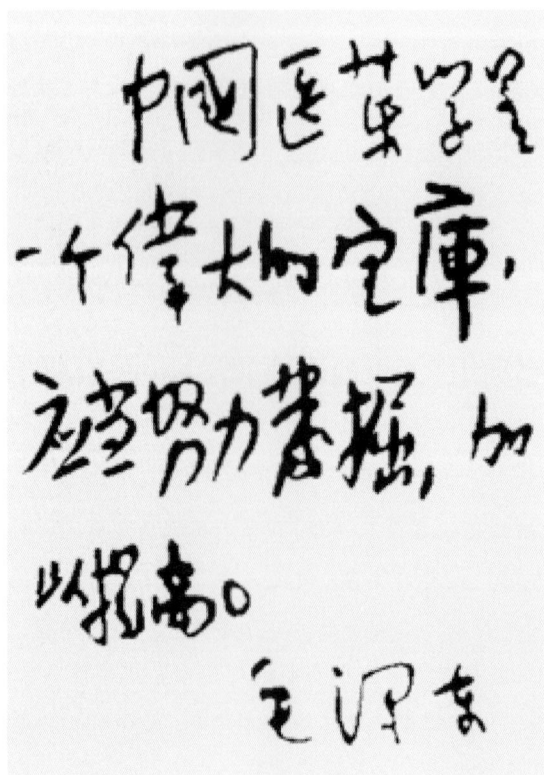

（毛泽东批示）

五老上书（七律）

皇城脚下聚英贤，五老名家上奏笺。

灌溉花苗倾热血，培栽杏李为承传。

忧思嫩树难成栋，切望春风促助妍。

碧血丹心忠教育，悲情智叟祭流年。

（杨殿兴）

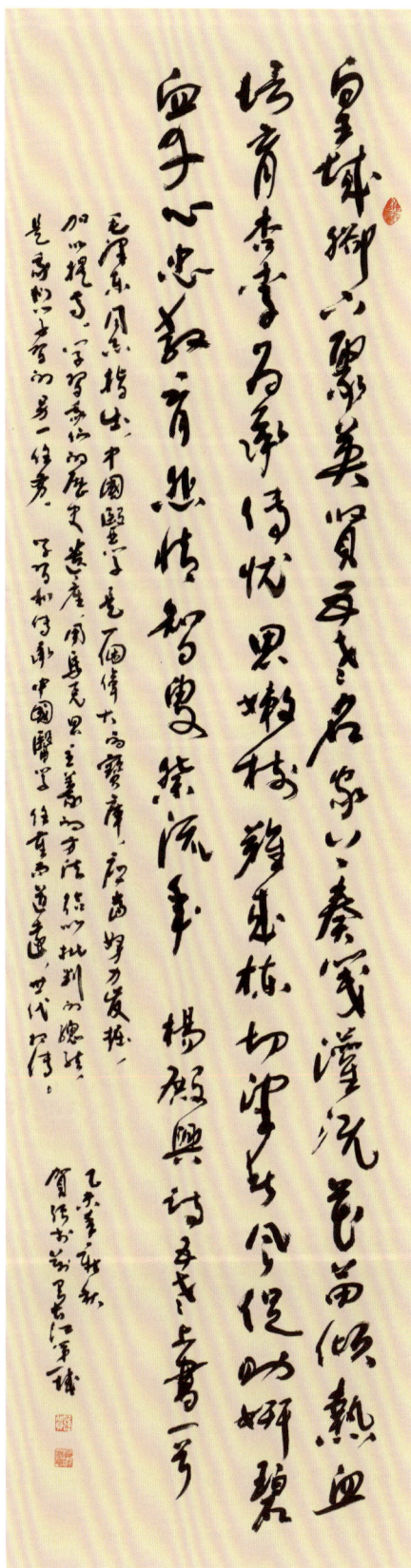

（杨殿兴撰诗　贺强书）

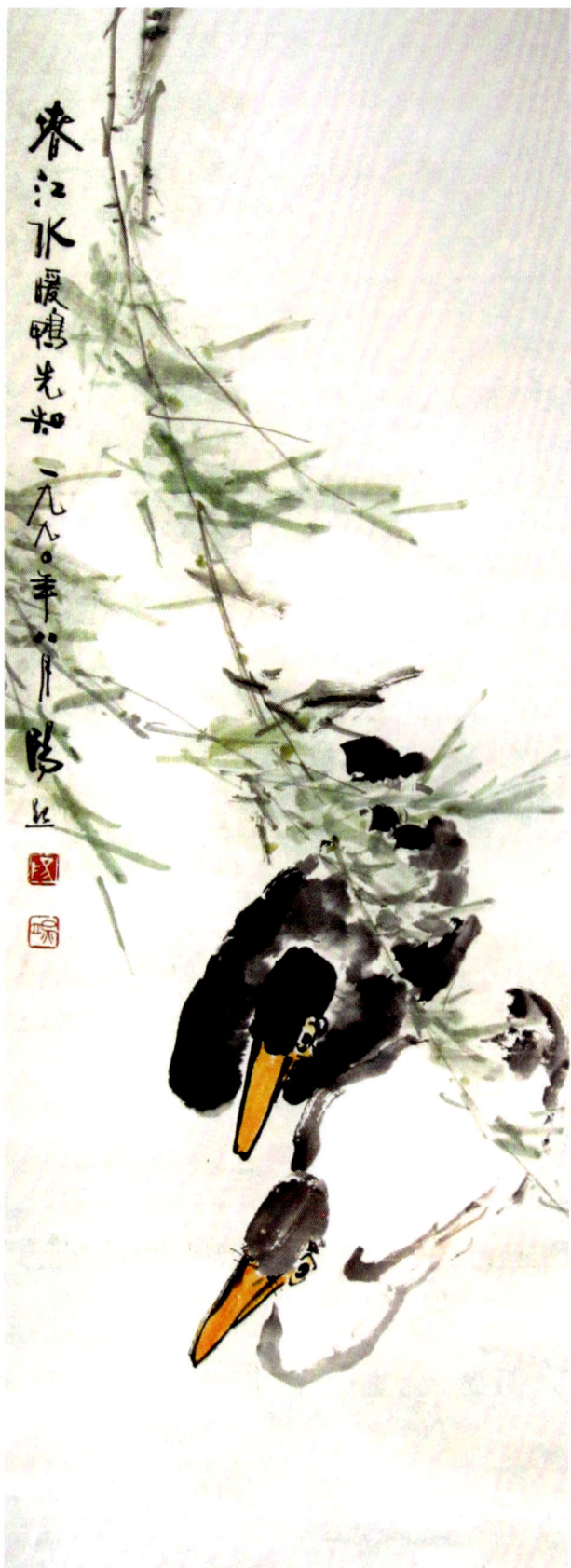

（春江水暖鸭先知　阳熙作）

北京中医学院（现北京中医药大学）成立于1956年，是全国最早成立的四所院校之一，中医系学制六年，到1962年第一届学生毕业。毕业前夕，当时任教的五名中医专家于道济（时年68岁）、陈慎吾（时年63岁）、秦伯未（时年62岁）、李重人（时年53岁）、任应秋（时年49岁）联名向卫生部写信，指出中医学院教学存在的问题，并提出修改意见，史称"五老上书"。针对当时中医教育存在的偏差，五老提出"对修订中医学院教学计划的几点意见"是对坚持中医教育主体性的一次努力。在今天的现实环境下，坚持中医教育主体性同样迫切和重要。

"五老上书"是一份"血书"，1966年"文革"之时，"五老上书"被称为"毒草"受到批判，吕炳奎及5位老教师成为牛鬼蛇神。本已为革命伤残致跛的吕炳奎被打断两根肋骨，关进了"牛棚"。五老之中前四位都在"文革"期间去世，只有最年轻的任应秋活到1984年，享年71岁。

附 "五老上书"：对修订中医学院教学计划的几点意见

秦伯未　于道济　陈慎吾　任应秋　李重人

我院五六年级学生即将毕业了。这是我国第一批中医正规大学的毕业生，是中医教育的一件大事，是贯彻执行党的中医政策的又一次胜利。无疑地他们将负担起继承和发扬祖国医学的重大任务。唯这批毕业生的质量，虽然看来基本上能够达到培养目标的要求，但如果严格说起来，特别是在中医学术水平方面，还有不足之处，还不够理想。因此，我们认为有必要吸取几年来的教学和临床实践过程中的一些经验加以改进，使今后更为符合要求，培养出质量更高的中医后继人才。

据我们了解我院这批毕业生的中医学术水平，对常见疾病一般说可以独立诊治，对某些疾病已达到一定的疗效，对中医理论、概念虽然较明确，但能熟读熟记的较少；掌握的方剂、药物也还不够。特别是阅读中医古书尚有困难，运用理法方药、辨证施治处理疾病尚欠正确，看来基本功打得非常不够。似乎要用成为一个"高级中医师"的标准来衡量，还嫌不足。这班毕业生在毕业实习和写毕业论文时，自己感到空虚，一再要求补课，并提出补课的具体内容，如《内经》需要讲某些篇的原文。在写论文时，提纲拟好了，文献资料的搜集还不熟悉；有的想到某一理论，但不知出于何书，感到似是而非；在毕业实习时，有时老师说一方剂，学生开不出药味，甚至连方名还不知道；等等。总的看来，中医理论和临证还学得不深不透。

根据以上情况，中医学院教学计划，实有讨论修改的必要。为了培养质量更高的中医后继人才，为了对党和人民负责，根据几年来我们在教学和指导临症实践中的经验，结合个人的一些看法，提出下列意见和建议：

一、过去的一点经验

据我们了解，过去从师学医，老师选择对象，首先要求文章要通顺。拜师以后，头两年学习内容主要是诵读，如《内经》(多数读《内经》节本)《伤寒论》《金匮》，以后脉诀、药性、汤头等书读得烂熟，甚至要求某些注解都要能记住，同时为老师抄方；第三年以后，老师重点讲解和指出必读书籍，一面钻研，一面为老师作助诊工作，一般是半天临证半天读书，五年期满，老师认为有足够自行开业的能力时，才同意出师。如没学好，也可能要更长时间才出师的。出师以后有个别家庭经济好的，并不积极挂牌开业，还要从名中医"参师"，这种参师学习，时间不是太长，三个月或五个月，以能接受老师独特的学识经验为主。清代著名医学家叶天士，曾从十七位老师学习，就是采取的这种方法。这是过去中医带徒弟的一种较好的方式。这样带出来的徒弟质量较高，将来的成就也较大。

总之，学中医要有相当的中文水平，这就对钻研医学文献打下了基础。有二、三年的诵读功夫，使中医的一些基本理论和具体方药皆能烂熟于胸中，应用起来就能左右逢源，得到豁然贯通之妙。这种诵读的基本功，如果建立的深厚，将终身受用不穷。再有二、三年时间的半天临证和半天读书，有较长的临症时间，对四时多变的多种疾病，都有机会接触和亲手诊治的经验。一些真才实学的中医都是这样学习来的。

从上述经验来看，中医学院的毕业生，主要是学习中医的时间太短，六年制的中医学院，实际上学习中医只有三年。用三年多的时间要求学好中医，时间上显然是不够的，此其一；在教学方法上，中医学院是按照现代正规大学的办法，实践证明优点很多，但忽略了过去教学的某些优点，如要求学生背诵和指导读书方法等，因之，学生没有练好基本功，此其二；高中生的古文程度太差，医古文仅数十学时，又未尽要求背诵，是以不可能突破文字关，此其三……（以下缺如）。

二、培养目标问题

中医学院培养目标是高级中医师，学制是六年。这两点应该肯定，不可动摇。政治、体育课不在讨论范围。主要问题在于中医、西医课的对比和内容的具体安排，普通基础课，生理、化学课是为西医课服务的，医古文课是为中医课服务的。

中医院校加西医课，其目的在于：使现代的中医师，具备一些自然科学和现代医学的基本知识，为将来医学科学研究工作打下基础，这是必要的，也是可以理解的。但必须在保证学好中医的前提下加西医课。

过去的教学计划，两年半学完中医课，两年半学完普通课和西医课。中西课时数（不包括临床）的对比是 1：1，这似乎是培养中西兼通的教学计划，因而西医没学好，中医也没学深透，因此培养目标就需重新考虑了。

我们意见：用一年半时间学习中医基本理论和临床，用三年的时间学习中医临床各科结合实习。共四年半学习中医，另一年半学习普通课（包括古文）和西医学课。这样大体上可以保证学好中医。课程具体安排另作讨论。

原订的中医学院教学计划培养目标："具有现代医学知识"建议改为"具有一般的现代医学基本知识"，对学生专业具体要求仅"能解决工作中的实际问题"一句，不够具体，需再讨论补充。

三、中医课程内容安排问题

中医学院现行教学计划所设置的 15 门中医专业课程，通过六年来的教学实践还是适合的。尤其是卫生部直接领导的五个中医学院所编的讲义，有系统有条理，简明扼要，文字浅近，对目前一般高中生水平来说，还是适合的。因此，我们认为这 15 门讲义，基本上还可以用。不过为了不断提高教学质量，并与教学时数的增加相适应起见，都有重新安排补充教材的必要。例如增加到 488 小时，是不是原来的《内经讲义》不适用了呢？我们认为原讲义仍然适用，因为它简明浅近，新入学的高中生容易接受，可以在 70～80 小时内讲授完毕，使学生对《内经》有了一个总的概念，也是对祖国医学理论有了一个大概轮廓。然后再精选《素问》《灵枢》两书里的原文（也可删节）100 篇左右，在 300 小时左右精讲，务必将每篇大的原则，细的节目解释得清清楚楚，解释的深度应按各篇具体情况而定，它可以适当地详细，足够地理解到彻底分析每个前缀、后缀、单词、术语、思想或思想群。

通过这样较精确的深度，从而获得中医学术基础理论的实质。其他各科也可以按此类推，适当地选授一些与该科有关的原文。这样讲义和补充教材相辅而行的优点有三：首先是充实了讲义的内容，大大加强了讲义的深度。其次是增强了学生阅读古代著作的能力，给他们今后钻研的一把开关的钥匙。第三真正保证了教学质量，使教与学方面都获得不同程度的提高。

现在北京中医学院毕业班学生，脑子里装有不少似是而非，似懂非懂的东西。例如他们经常讲"肝肾同源"，问他如何同源？没有一个同学能在基本理论中找到答案。有的看到"肝为妇女之先天"一语，竟以为妇女身上真有个与男子不同的"先天"似的。所以最近绝大部分学生提出补讲《内经》原文的要求，甚至有的还提出具体要讲《至真要大论》《调经论》《灵兰秘典论》。这就是他们最近在临床上深感理论不多，理论不深，联系不起来，解释不下去，因此才提出这种急不可待的要求。根据这种情况，如果不采取讲义与教材相辅而行的办法，很难设想今后学生的质量是否可以提高。

四、大力提倡（包括背诵的）读书风气，练好基本功

根据学习中医的特点，单靠课堂讲授还不解决问题，课堂讲授的时间加得太多也不是最好的办法。最好是除课堂讲授以外要有充分的时间由老师带领指导学生读书，把"指导读书"一项正式列入教学计划的时数之内，只有课堂讲授与指导读书并重，才能学得更深更透。

中医学院应大力提倡读书风气。当然，在学校学习期间，都可以叫做读书，这是广义的。我们所要提倡的读书，不仅可以帮助记忆，还可以帮助理解，许多不懂的东西，可以读之使懂，不通的可以读之使通，"熟读唐诗三百首，不会吟诗也会吟"，就是这个道理。从语言发展史讲，人类是从口头语到书面语，这是丰富知识最有效的办法。中医学院究竟该读些什么书呢？除15门讲义以外，我们认为各科都应增授"原文"的补充教材，这些教材一般是可以读的，例如精选的《内经》原文百篇，《伤寒论》原文，《金匮要略》和《本草》原文，等等，均可以读。读书的内容，应分做精读和泛读两种，精读不仅要求背诵，要读得深，读得细，读得透彻，还要翻来覆去地玩味，深思研究，甚至包括批注、做笔记等。泛读在一定程度上不要求那么深透，或者读懂了，或者能背诵了，或者是有一个较深的概念就行了。

这两种读法可以相辅而行。只有精读没有泛读，所见者少；只有泛读，没有精读是无根之木没有基础。有了精读在语言文字方面下了工夫，便具有最基本的阅读能力（例如词汇量，语法现象等），才可以进行泛读，精泛并举，是完全必要的。因此，读书虽是一种方法，是学生自己的事，但一定要有安排和指导，我们所指出的新的学时计划，其中就安排了指导读书的时间，在这时间内教师要去亲自指导，主要指导学生如何读，包括选材料、个别讲解、组织讨论、做笔记、背诵等。因此，指导读书时间的重要性，并不次于课堂讲授。强调了这个时间的重要性，明确地列入教学计划，不能为任何时间所占有，才能保证练好"基本功"。

五、怎样突破文字关

中国文学与中国医学向来有密切的联系，历代的医学家大都是具有很好的文学修养，因而他们的著作能流传于后代，而文学家也必然阅览过医学书籍。如《黄帝内经》是当作"子"书读的。远的例子不举，近年医家如曹家达、陈无咎、恽铁樵和陆士谔等，他们对中国文学均有著作。学习中医，不突破文字关，必不可能深造。"医古文选"这门课，就是为提高阅读中医古书而设立的，其用意甚善。唯过去课时太少，所选内容有局限性，而又没有要求精读背诵，因之达不到要求。

我们建议，医古文选的内容须大大扩充，可选 100 篇左右的古文和 60 篇左右的医古文。其中还要包括一部分音韵学常识，熟悉和掌握一些词汇、意义等，同时要求学生在课余写些毛笔字，以便养成书写端正的习惯。其他如体育活动最好安排太极拳，如有条件，气功课可提前上，使学生在长时期锻炼过程中，既有深刻的体会，又可达到强身保健作用。

最后，建议在卫生部领导下，召集全院教师和学生代表开一次较长时间的教学会议，共同讨论。以上意见，仅供参考。

1962 年 7 月 16 日

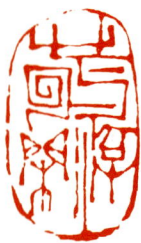

（心与浮云闲　阳廷福治印）

水调歌头·首届中华中医学会召开

雷雨绿原野，科学又春天。京城五月风和，万众笑开颜。辟地开天盛会，柳暗花明爽意，极目信心坚。元首共商议，亘古史无前。

五千载，岐黄史，启新篇。专家代表，心潮澎湃胜华年。燃起扶伤烈炽，馨授门徒绝技，余照暖人间。紧握归心箭，夺秒展风帆。

（张发荣）

赴京参加全国中医药学会大会有感

（一）

巨璞藏辉识卞和，十年怀璧罪堪多。
今得高堂悬明镜，未负群英共琢磨。

（二）

绿水青山景致多，华佗未怕小虫何。
曹瞒诡暴轻民命，疯狂只自梦南柯。

（李仲愚）

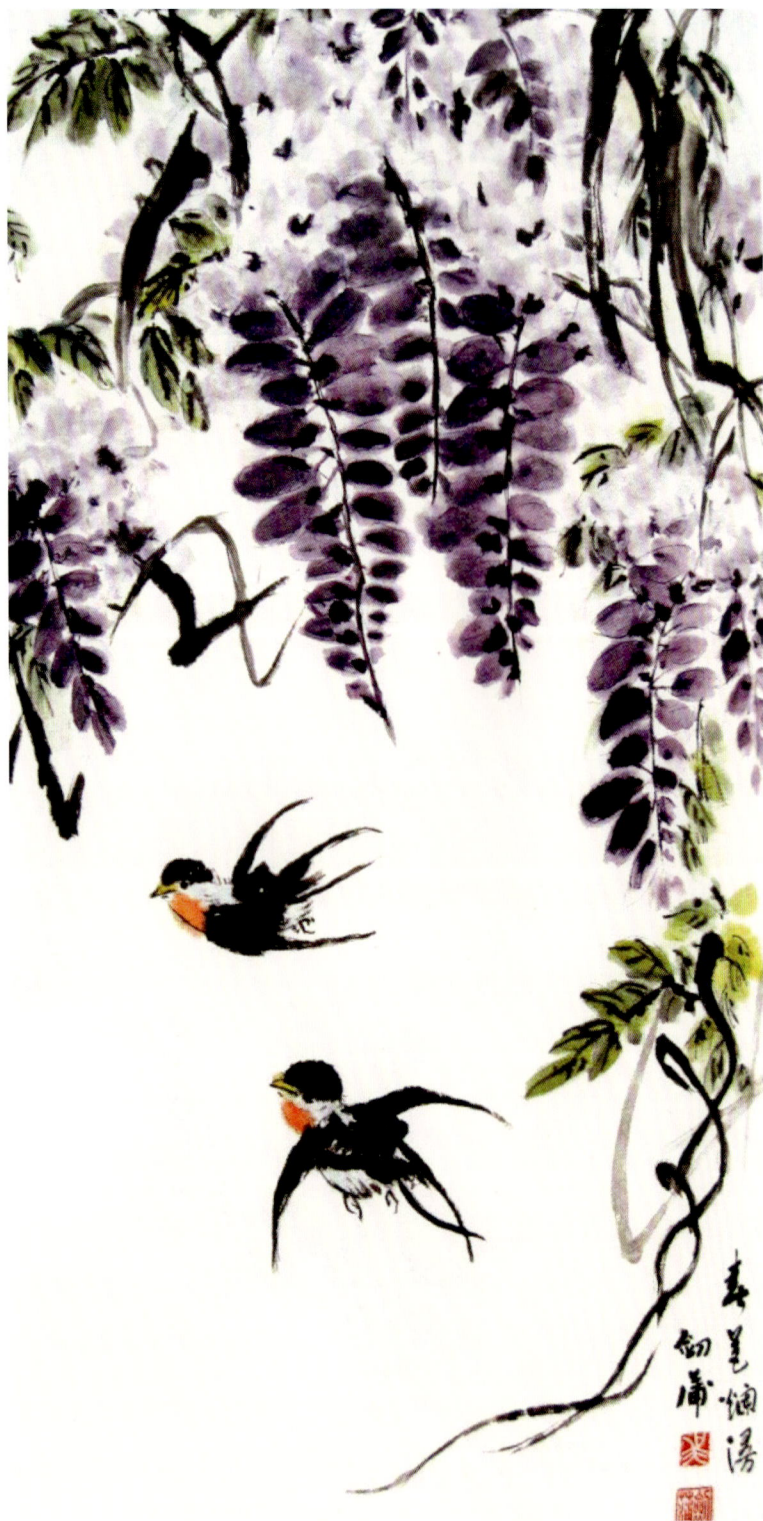

（雷雨绿原野，科学又春天　吴剑蒲作）

粉碎"四人帮"后，1978 年在北京召开了全国科学大会。随后，1979 年 5 月，在北京西苑饭店召开了"全国中医药代表大会"，成立了首届中华中医学会。会议期间，时任党中央主席华国锋等中央领导，亲自接见了部分与会代表，共商中医药事业的发展大计。

此次成立大会隆重热烈，盛况空前，鼓舞和加速了中医药事业的发展。

唐多令·赞"衡阳会议"

杏苑遍神州，中医壮志酬。忆峥嵘、岁月绸缪。
老将崔嵬敲战鼓，激奋进，竞风流。

教育干才筹，良医解患忧。会衡阳、议振千秋。
政令一朝成战略，风涌起，斥方遒。

（杨殿兴）

（杨殿兴撰词并书）

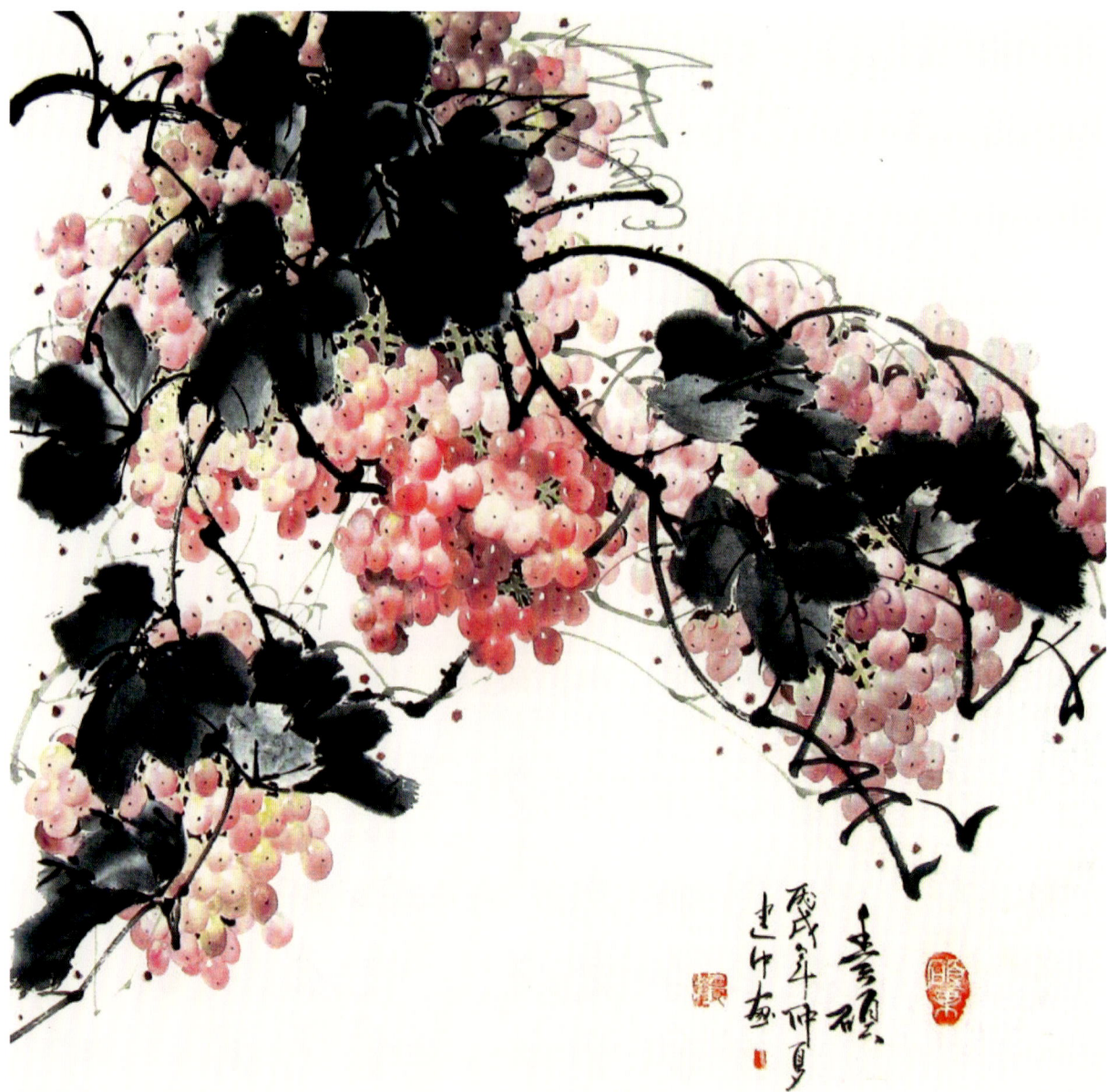

（丰硕 刘建中作）

破阵子·忆衡阳会议

大地春回柳绿，喜传号角声铿。医药振兴传国宝，意气昂扬铺路程。共商聚雁城。

盛会开来继往，目标锦绣光明。高屋建瓴谋发展，济世培才求更精。丰功欣向荣。

（张发荣）

（张发荣撰词　唐建新书）

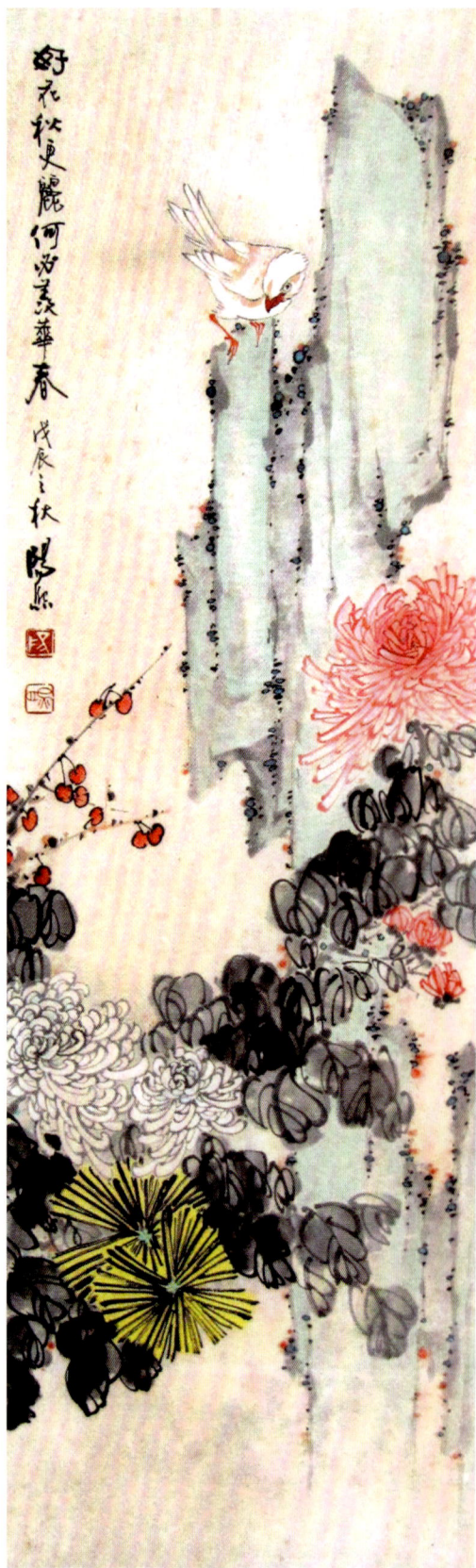

（欣欣向荣　阳熙作）

粉碎"四人帮"后，迎来了科学发展的春天。1982年4月16日至22日，时任卫生部部长崔月犁同志在湖南衡阳市召开了"全国中医医院和全国高等中医教育工作会议（史称衡阳会议）"，提出了"振兴中医"，"保持和发扬中医特色"的响亮口号，敲响了振兴中医的战鼓。衡阳会议以继承发扬中医药学、推动中医药事业发展为宗旨，进一步统一思想、澄清认识，明确中医药在我国卫生事业中的地位和作用。会议对关系到中医药事业发展的中医医院建设、高等中医教育等重大问题进行了认真的研究和讨论，提出加强中医医院建设、提高高等中医院校办学质量和大力培养中医药人才等一系列加快中医药发展的举措，进一步强调了中医机构要保持和发扬中医药特色的发展思路。此次会议奠定了新时期中医药发展的基础，影响深远，意义重大。

醉花阴·咏"振兴中医先声"

杏苑凋零愁永昼，谁道春难久？蜀将振兴先，汝岱操戈，号角铿锵奏。

大地春回铺锦绣，红杏繁枝透。莫道不妖娆，劲舞东风，好个芳华茂。

（杨殿兴）

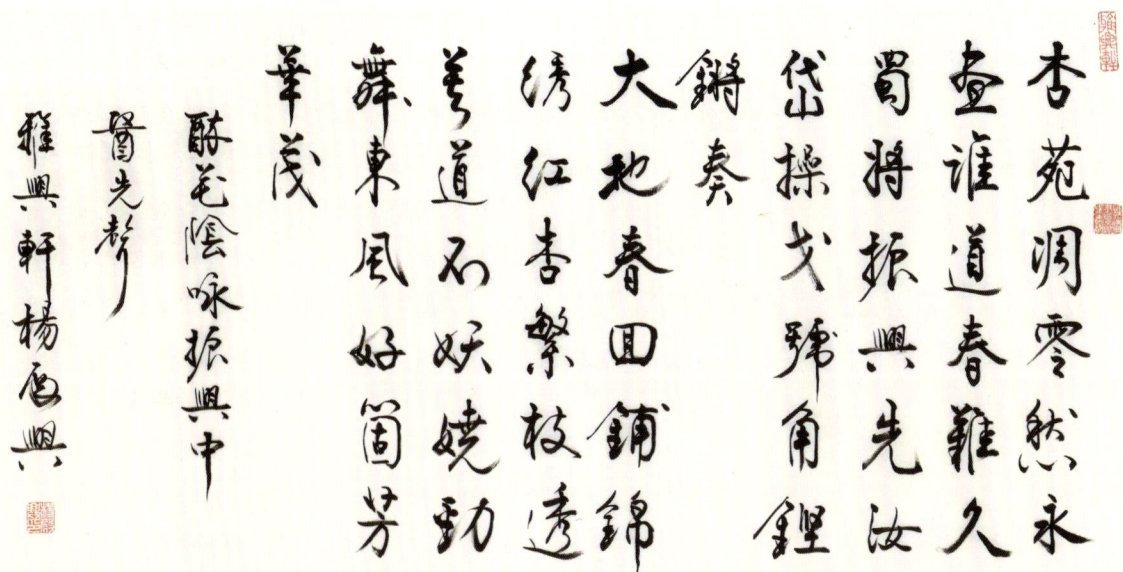

（杨殿兴撰词并书）

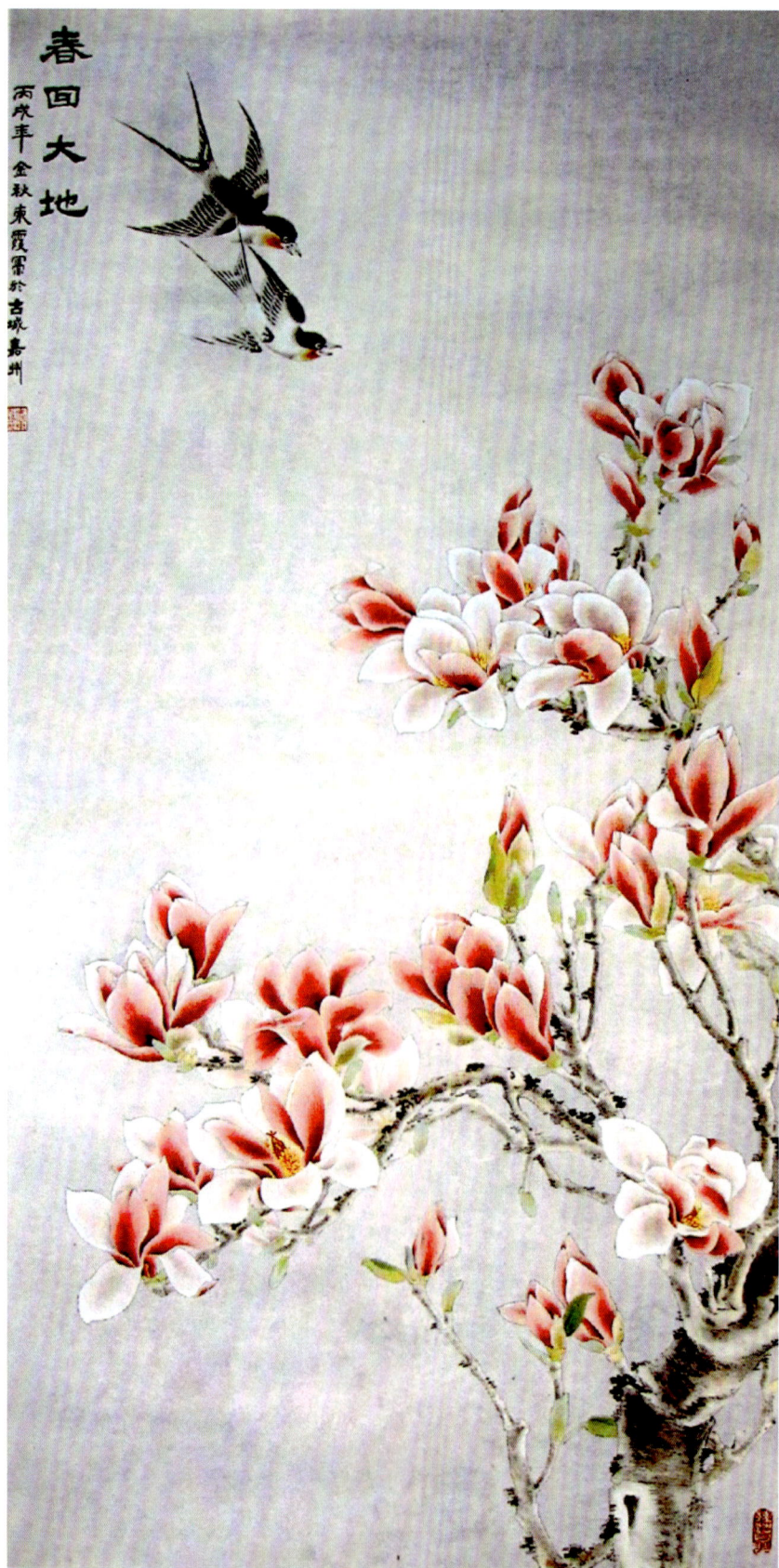

（春回大地　高东霞作）

唐多令·四川振兴中医

春暖遍神州，川江搏浪游。卅年华，旧貌难求。
市县中医兴事业，如春笋，竞风流。

齐力写春秋，攻艰尽带头。硕果丰，更上层楼。
医药之乡灵秀地，跨战马，凯歌讴。

（张发荣）

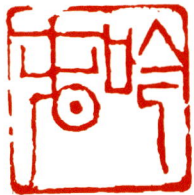

（吟春　阳廷福治印）

　　1984年2月10日至14日，时任四川省委书记的杨汝岱同志在全国率先以省委、省政府的名义召开了四川省振兴中医大会，会议通过了《关于振兴四川中医事业的决定》，吹响了振兴中医的号角，奠定了四川发展中医的坚实基础，为全国作出表率，时任卫生部部长崔月犁同志亲自到会并讲话，同年卫生部授予四川"振兴中医先声"称号。由此，四川省拉开了振兴和发展中医的大幕，推动了四川中医药大发展。

满江红·国家中医药管理局成立

　　始祖羲皇，轩辕帝，岐臣解惑。尝百草，神农知药，本经成册。璀璨文明青史辑，功高万世千秋忆。莫等闲，勇往更争前，何能逆？

　　英明识，危言毕。中局建，春潮急。鼓声催征响，万骑驰疾。薪火传承佳策启，振兴大业方针立。抬望眼，雁领众高飞，衷情泣。

（杨殿兴）

赞国家中医管理局成立（对联）

地老天荒，辉煌禹甸生生不息，中医源远流长，凝聚炎黄智慧，探玄析理，遣方研药，救死扶伤，治病拯民，出神入化，春暖杏林，先贤永灿千秋史。

雨倾浪涌，浩荡洪波滚滚向前，改革帆张风劲，弘扬华夏文明，建局设岗，定责立规，擎旗振鼓，攻关夺隘，鼎故创新，情燃国粹，伟业宏开万里程。

（程立家）

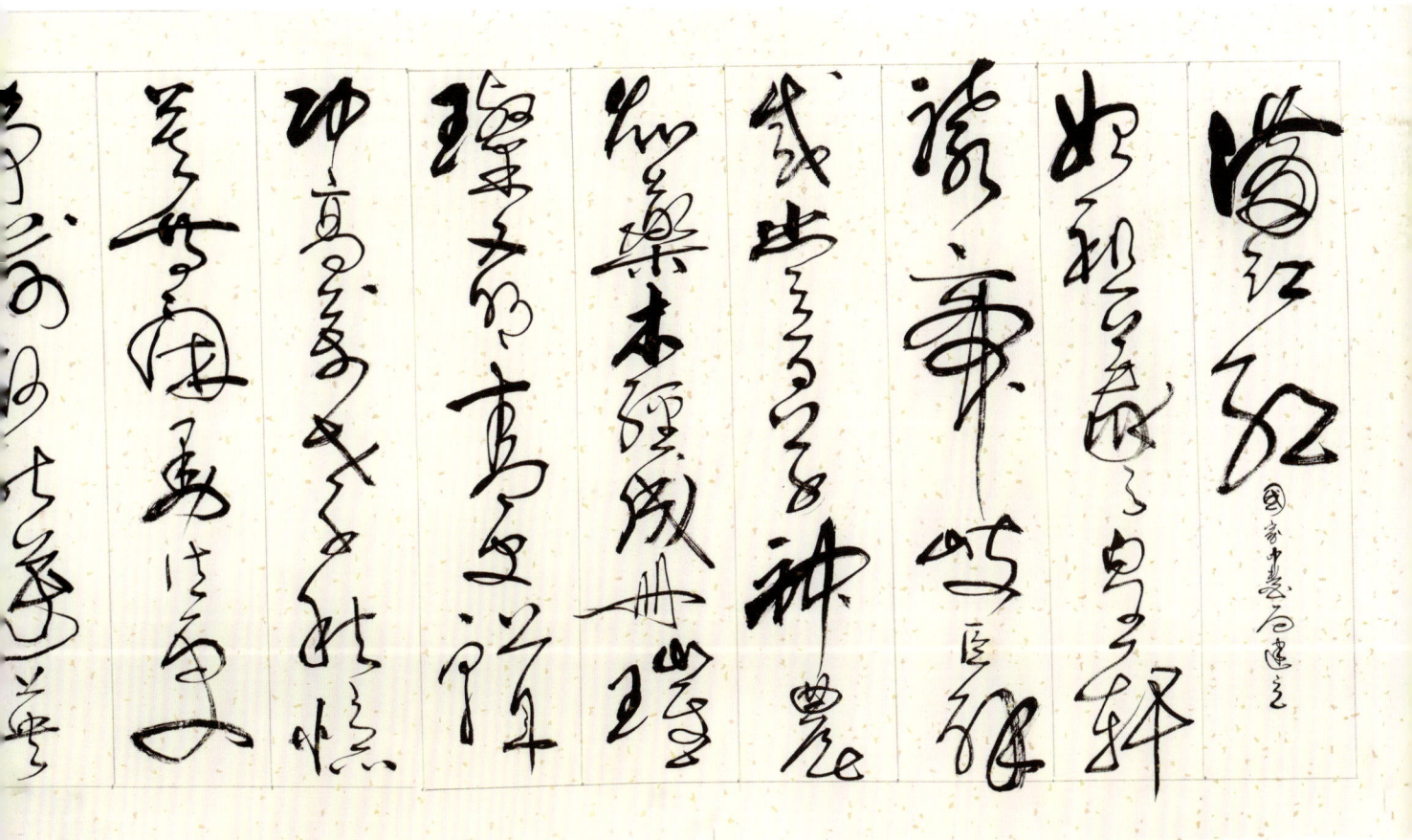

（杨殿兴撰词　谢克庆书）

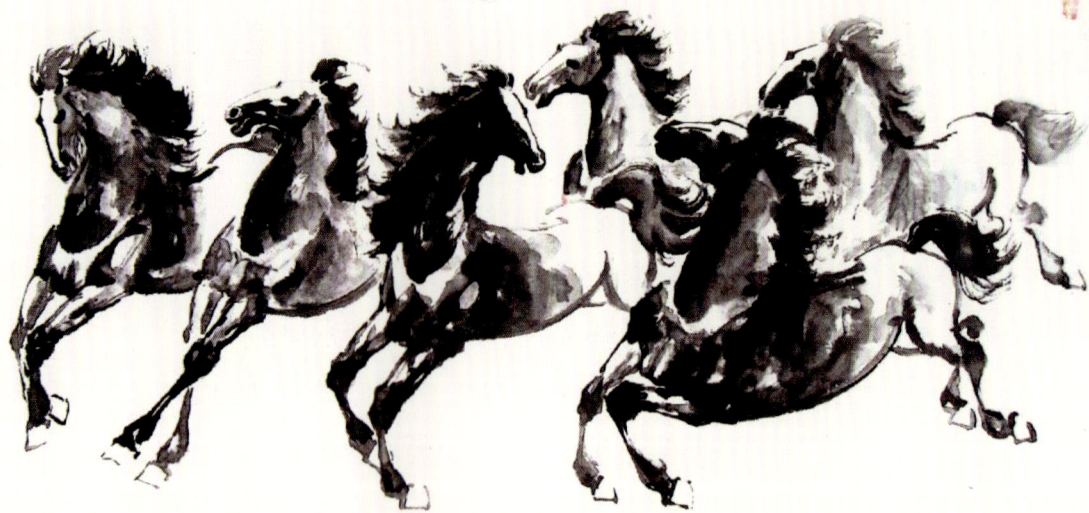

（万骑驰疾　刘放作）

　　中医药是中国浩瀚五千年文明史的灿烂明珠，为中华民族的繁衍昌盛作出不可磨灭的贡献。但在近现代的发展中，历经坎坷，命运多舛。早在1929年就有国民党政府的"废止中医案"，新中国成立后，又有卫生部领导排斥中医，幸有英明的毛泽东主席，拨乱反正。1986年7月，成立了国家中医药管理局，自此，中医有了主心骨，立政策，定规矩，重扶持，推发展，中医药走上了前所未有的发展道路。

八老上书（七律）

大海横流涌浪潮，春风得意助华韶。

宜将乘势朝前进，怎可停航任尔漂。

八老真情倾肺腑，一书厚意献琼瑶。

诚言谏纳中兴起，直挂云帆跃险礁。

（杨殿兴）

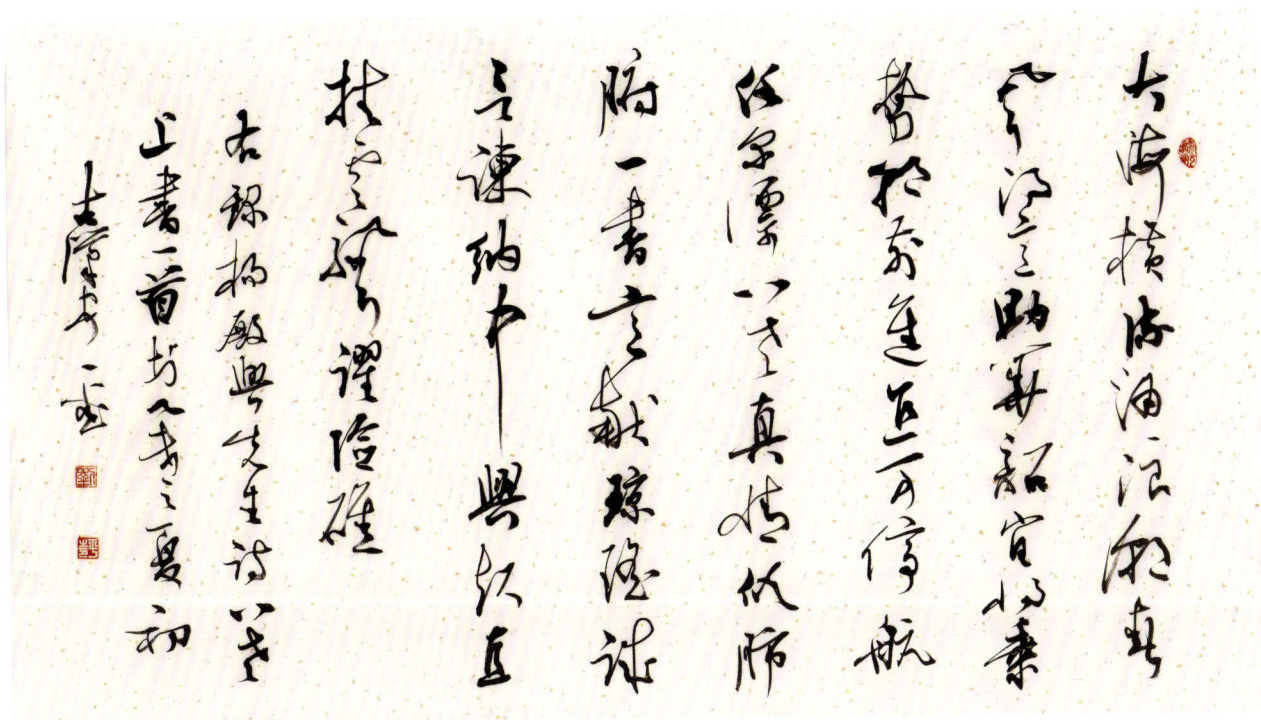

（杨殿兴撰诗　刘平书）

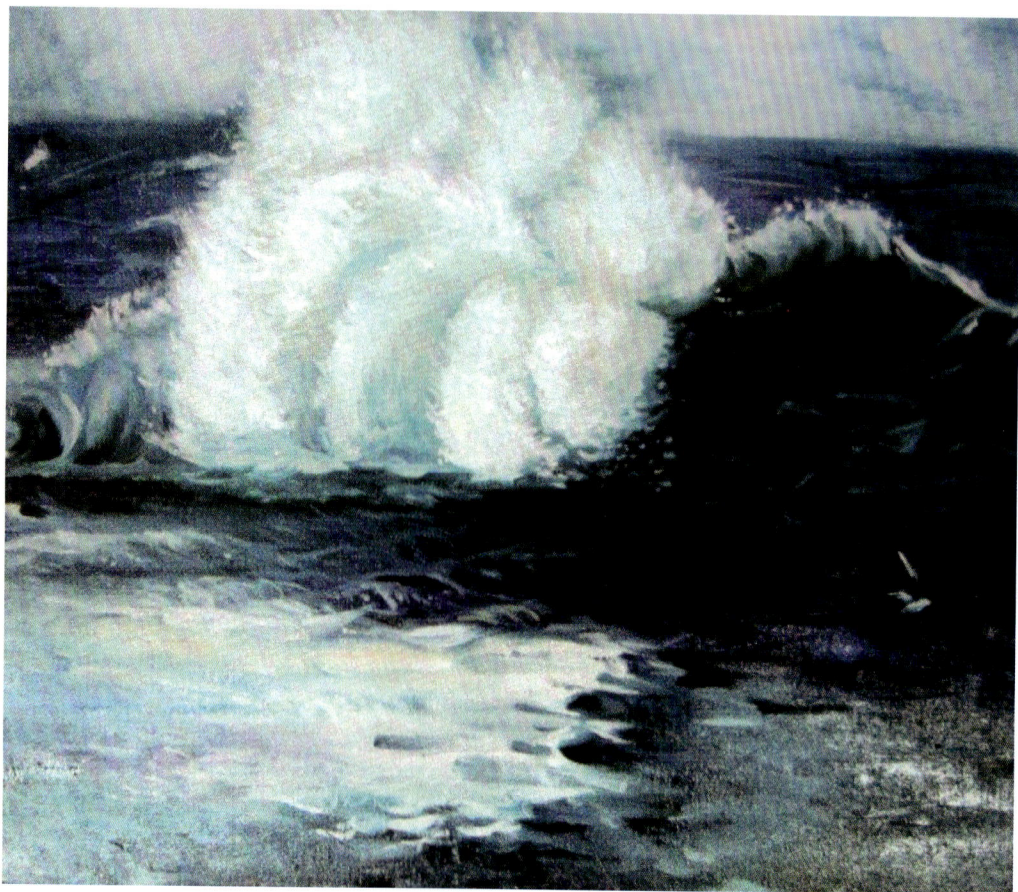

（大海横流涌浪潮　李明宇作）

　　1990 年，国家改革不断向前推进，中医药事业得到了发展，蒸蒸日上。国家要进行新的一轮机构改革，邓铁涛等八位德高望重的名老中医听说国家中医药管理局要被精简，他们急在心上，没有国家中医药管理局中医药事业如何发展？因此，邓铁涛、方药中、何任、路志正、焦树德、张琪、步玉如、任继学 8 位全国著名中医药专家上书中央，恳切呼吁加强国家中医药管理局的职能。他们提出国家中医药管理局不能撤销，并陈述了保留国家中医药管理局的必要性和重要性。这就是在中医药界著名的"八老上书"。此次上书得到了中央和国务院领导的高度重视，后国家中医药管理局得到保留。

附：“八老上书”

某总书记和某局常委：

某总理和各位副总理：

　　我们是几位年逾花甲的老中医，十分关心医药事业的兴衰存亡。在当前国家机构改革中，对国家中医药管理局改革问题，我们想坦诚地发表一些意见，以供领导决策时参考。

　　在近代史上，世界上几个文明古国的传统医学都相继衰落了，至今绝大多数国家和地区都没有传统医药的合法地位。解放以前，中医药也曾受到歧视和排斥，面临被取缔的命运。当时为了争取中医教育的合法地位，要求中医工作的独立自主管理等等，老一辈中医进行过多次的请愿、游行、罢市和抗争，对我们来说都是记忆犹新的。

　　新中国成立以后，中央和国务院制定了支持、保护中医的政策，中医药事业有了一定的发展。但在左的思想的影响下，仍然步履维艰，发展缓慢。到了“文化大革命”后期，中医药事业实际上陷于衰败的境地。1978年以后，小平同志提出“特别是要为中医创造良好的发展与提高的物质条件”。宪法明确规定要“发展现代医药和我国传统医药”。中央书记处指示“要把中医和西医摆在同等重要的地位”。在这样的思想指导下，1986年国务院成立了国家中医管理局。1988年机构改革中又将中医和中药结合在一起，成立了国家中医药管理局，从而从管理体制上改变了中医药从属于西医药的地位，结束了中医和中药分割管理的局面，走了上中医药自主发展道路，呈现出一派振兴和发展的景象，被公认为是中医药历史发展的最好时期之一。

　　国家中医药管理局的成立，成为中国政府弘扬民族文化、振兴传统医药的重要标志，进一步确定了我国在世界传统医药领域的领先地位，在国内外引起强烈反响。台湾的陈立夫先生说，“中国医药之弘扬，全赖大陆。”台湾报纸指出：“面对中共国家中医管理局成立，中医法起草，我们将如何因应？”港澳台地区的中医药界人士认为，大陆的中医药工作之所以成功，主要是两条经验，一是有一个好的中医药政策，二是国务院有一个管理中医药的专门机构即国家中医药管理局。这个评价是很有见地的。

　　中国有中医中药，这是特有的国情。对中医药设专门的管理机构，这是特有的行政建制。这些，都是西方国家所没有的。国家中医药管理局成立以后，发展了中医事业，加速了中药企业的技术改造，千方百计为提高中医药的学术水平和临床疗效而努力，加强了中医药的教育和科研工作，发挥了对整个行业的宏观管理作用，其根本意义就在于突出中医药的特色，按中医药的自身规律办事，而不是走西医化、西药化的道路。为了拯救和发展中医药事业，实践证明有这个中医药局和没有这个中医药局是大不一样的。现在有人反映，中医药管理局在机构改革中可能撤销，中医工作要合并到卫生部去，中药工作要回到医药局去。这种舆论说到底反映了传统的偏见和部门的利益，而不利于从整个国家民族的立场上发展中医中药，弘扬民族瑰宝。我们认为在国家机构改革中，国家中医药管理局要进一步转变职能，精兵简政，提高效能。但目的只能是加强和完善这个机构，而不是乘此机会把它撤并掉。如果真是这样，这将是一种历史的倒退，不仅可能使中医药事业失去特色并最终导致消亡，而且对全国的中医药界将是一个沉重的打击，前辈们几十年来为中医药事业奋斗的成果将付诸东流，中医药的国际领先地位也将永远丧失，重新陷于从属地位的中医药队伍包括民族医药队伍很可能成为一个不稳定的社会因素。这绝非危言耸听。我们是过来人，老马识途，对中医药学术、对中医药事业、对中医药队伍有深切的了解，特别是中医药学术的丢失，将是全民族的无法挽回的损失，只考虑经济效益的人往往不注意这一点。日本明治维新之后，日本的和汉医学被取缔。现在日本想重振东洋医学，实际上已不复可能，这个历史覆辙，我们不能重蹈。中国共产党历来的中医药政策是正确的，中国的中医药应该坚定地走自己的路。为此，就有必要把世界上独一无二的这个管理机构保留和加强起来。

肺腑之言，语重心长，万望谏纳，不胜幸甚。

赞《中医药条例》颁布（七律）

春风化雨润神州，杏苑清氛韵意稠。

庆贺中医佳策启，欢歌法律护航讴。

身逢盛世颁条例，劲涌蓝天射斗牛。

肯是前程无限好，芬芳美景不胜收。

（杨殿兴）

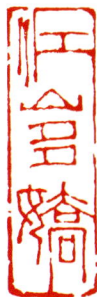

（江山多娇　阳廷福治印）

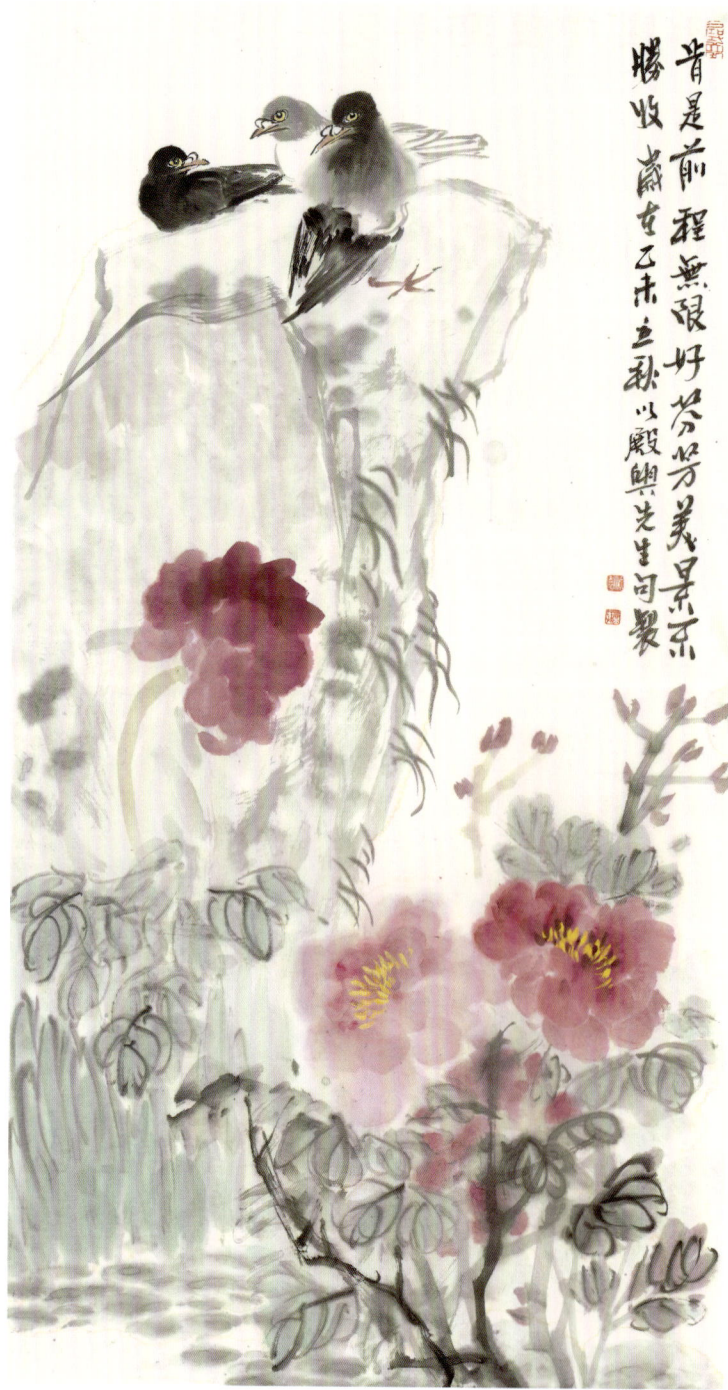

（芬芳美景不胜收诗意画　贾宗嵘作）

《中华人民共和国中医药条例》经国务院常务会议通过，并于2003年4月7日颁布，10月1日起施行。这部中医药发展史上的第一部中医药条例的颁布实施，给中医药事业的发展提供了有力的法律保障，把中医药事业发展带上了依法治业、依法从业的轨道。新中国成立以来，党和人民政府制定了一系列保护和发展中医药的路线、方针、政策，大大地促进了中医药事业的发展。随着我国法制建设的逐步完善，中医药也逐步纳入了法制化建设的轨道。1982年通过的《中华人民共和国宪法》，明确提出了国家要"发展现代医药和传统医药"，从国家的根本大法上确立了中医药的法律地位。

浪淘沙·欢庆中医药发展大会召开

（一）

举世仰炎黄，无限风光。周秦诸子著华章。四大发明科技母，艳夺群芳。

医药历辉煌，救死扶伤。针灸本草跨重洋。君记前年非典否？共瞩青囊。

（二）

执政为人民，首颂当今：民间疾苦倍关心；发展中医中药事，嚆矢川鸣。

鲁钝获殊荣，愧感难申。精勤不倦务传承。谨此区丹回报党，植杏成林。

（李孔定）

2006 年 10 月 30 日，四川省委、省政府在成都隆重召开了"四川省中医药发展大会"。国务院副总理吴仪为大会的召开发来贺电。会议出台了省委省政府关于《加快我省中医药发展的决定》文件，省委副书记、省长张中伟在大会上做了重要讲话。会议为中医药发展指明了方向，会议提出要充分发挥我省的中医药资源、人才、科技、文化和市场优势，大力实施"利民工程"和"名医、名药、名企"战略，全面提升中医药服务能力、自主创新能力，做强做大现代中医药产业，加快中医药大省项中医药强省转变，走出有四川特色的中医药发展道路。时任卫生部副部长、国家中医药管理局局长佘靖女士亲临会议并在大会上做了重要讲话。大会还对加快中医药发展有突出贡献的先进集体及荣获四川省人民政府评出的"首届十大名中医"称号的老中医进行了表彰。

如梦令·赞"抗震救灾"

（一）

地震不堪回顾，路陷山崩人讣。

解难救凶灾，万马疾驰危处。

通路！通路！快让援军奔驻。

（二）

震后骨伤无数，手法板支安固。

草药显神威，治病控防同步。

飞赴！飞赴！莫让病情延误。

（三）

遍地病员需护，救命抚安兼顾。

忘我献真情，大爱汇成甘露。

情注！情注！不惧震区危苦。

（杨殿兴）

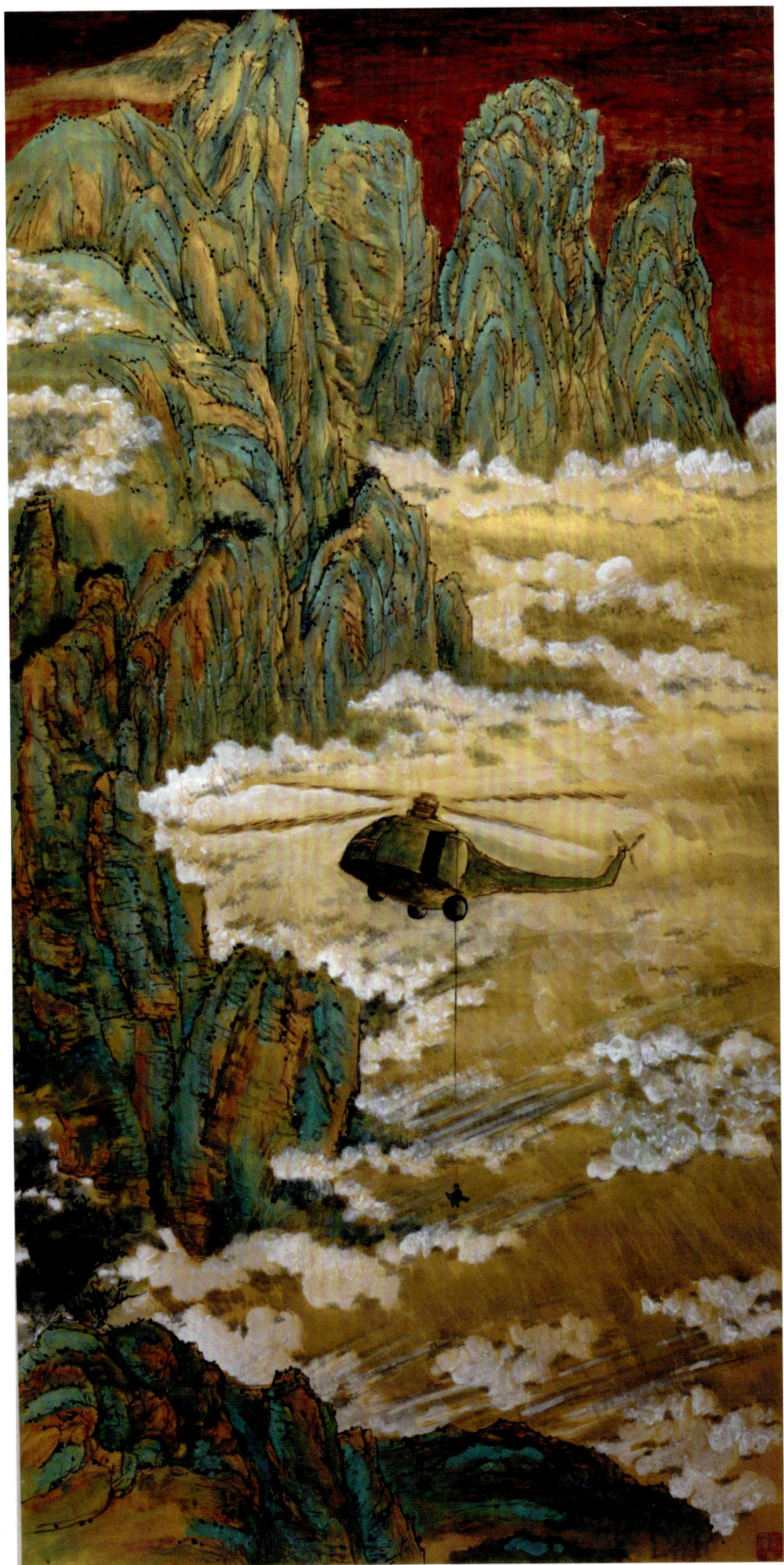

（解难救凶灾　贾宗嵘作）

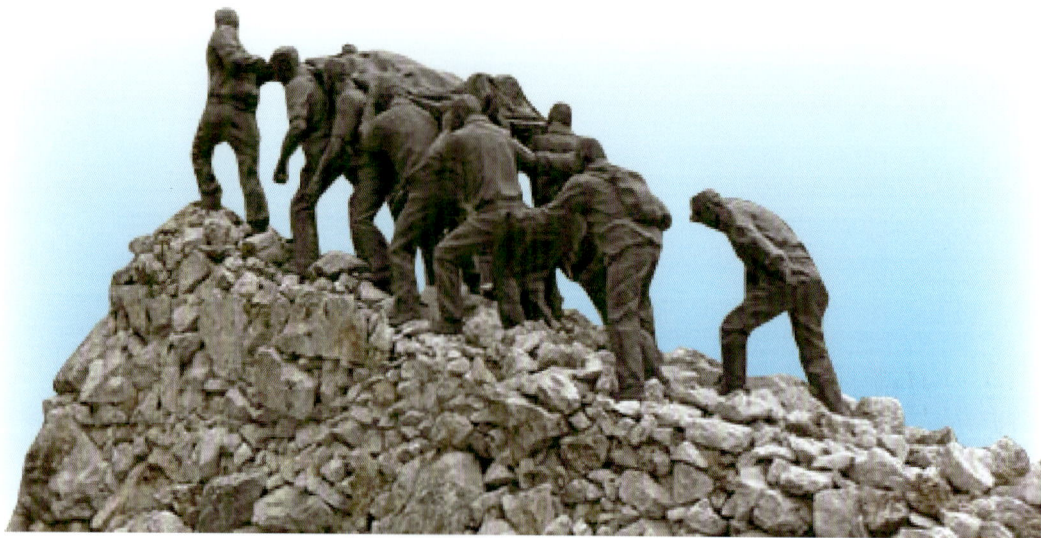

（抗震救灾群雕）

    2008年5月12日，四川汶川发生特大地震，山崩地裂，屋毁人亡，灾情惨重。根据中国地震局的数据，此次地震面波震级达8.0Ms、矩震级达8.3Mw，破坏地区超过10万平方公里。截至2008年9月18日12时，大地震共造成69227人死亡，374643人受伤，17923人失踪，是新中国成立以来破坏力最大的地震，也是继唐山大地震后伤亡最惨重的一次。面对灾难，党中央、国务院举全国之力，驰援四川，中医药人奋勇争先，不惧艰险，中医药的优势特色在这场大灾难面前得到了充分发挥和运用，中医骨伤的小夹板固定、中医手法复位、防疫的中药大锅汤、针灸拔罐和心理调护都发挥了很好的作用，与全国人民一道创造了人类历史上抗震救灾的奇迹。

庆贺国务院颁布
发展中医药重大政策（七律）

垂恩浩荡百花稠，霹雳春雷畅五洲。
大地希求甘露洒，苍天不负杏林忧。
阳光吉瑞岐黄暖，雨露丰滋橘杏收。
似锦前程无限美，高歌奋进竞风流。

（杨殿兴）

（杨殿兴撰诗并书）

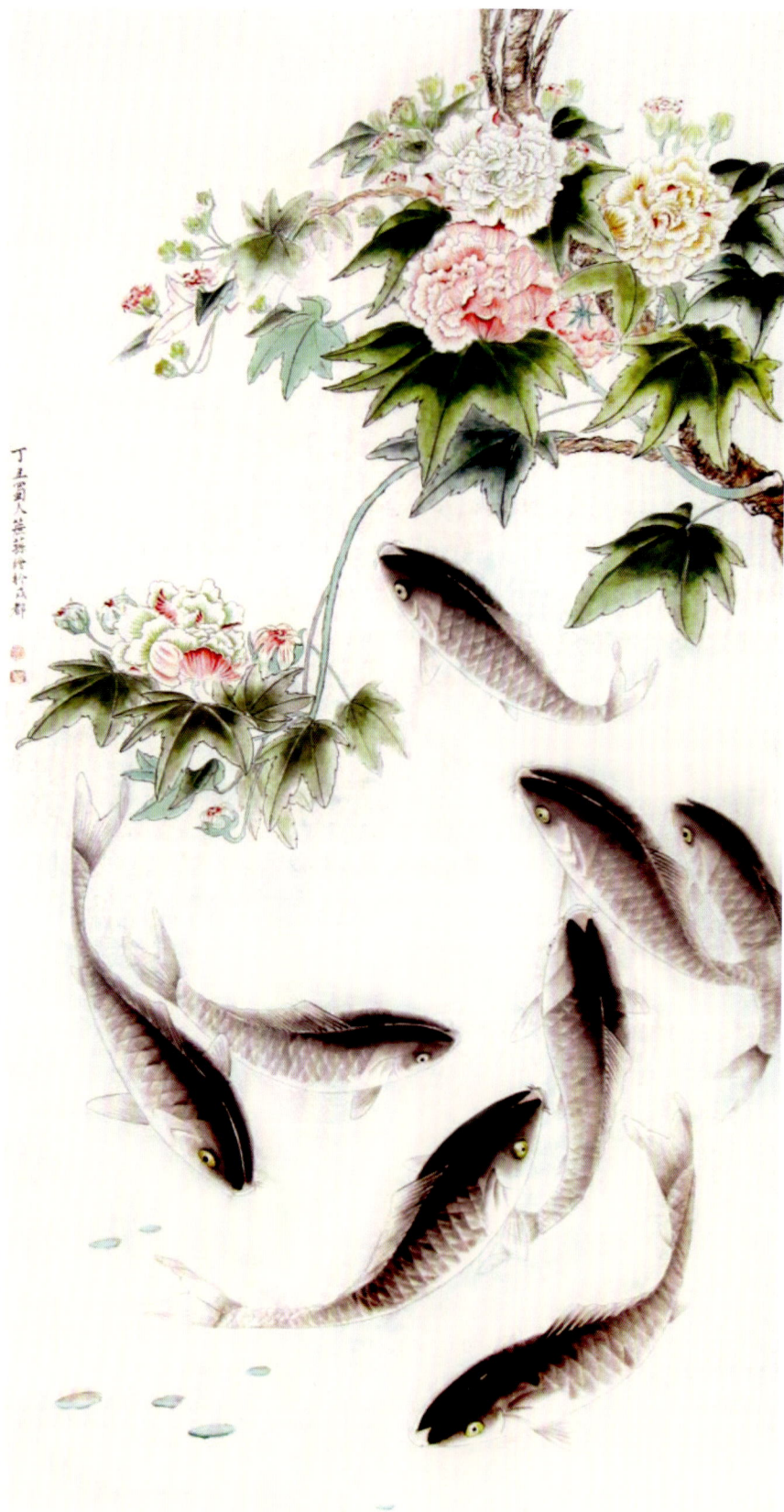

（似锦前程无限美　贾宗嵘作）

2006 年 10 月，党的十六届六中全会提出要"大力扶持中医药和民族医药发展"。2007 年 10 月，党的十七大报告提出要"扶持中医药和民族医药事业发展"。按照十七大精神的要求，卫生部、国家中医药局加大了对中医药发展研究的力度，起草了《关于扶持和促进中医药事业发展的若干意见（讨论稿）》（简称《若干意见》），并提交国务院中医药工作部际协调小组各成员单位征求意见。2008 年 2 月，吴仪同志主持召开国务院中医药工作部际协调小组会议，会议原则通过了《若干意见（稿）》，并议定根据深化医药卫生体制改革的精神进行相应完善后择机以国务院的名义印发各地区、各部门贯彻执行。按照会议要求，根据《中共中央、国务院关于深化医药卫生体制改革的意见》和《国务院关于印发医药卫生体制改革近期重点实施方案（2009 — 2011）的通知》的精神，对《若干意见（稿）》进行了修改完善，并再次征求了国务院中医药工作部际协调小组各成员单位的意见。经国务院批准，于 2009 年 4 月 21 日正式发布。

　　《若干意见》是新中国成立以来党和国家发展中医药事业方针政策的高度概括和系统总结，充分借鉴和吸纳了近年来各地在扶持和促进中医药事业发展方面探索创新的有益经验，凝聚了国务院中医药工作部际协调小组成员单位的共同智慧。《若干意见》是深化医药卫生体制改革的重要配套文件之一，对在医改中充分发挥中医药作用，推进中医药事业发展具有重要指导意义。《若干意见》的出台，再次表明了党和国家高度重视和支持中医药事业发展的鲜明态度和坚强决心，反映了社会发展的需要，体现了时代发展的特征，为中医药事业在新世纪新阶段又好又快发展提供了坚实的制度保障，创造了更好的政策环境，在中医药发展史上具有里程碑意义。

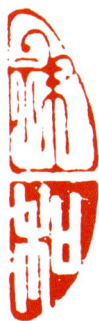

（祥和　阳廷福治印）

附：国务院《关于扶持和促进中医药事业发展的若干意见》

国务院关于扶持和促进中医药事业发展的若干意见

国发〔2009〕22号

各省、自治区、直辖市人民政府，国务院各部委、各直属机构：

中医药（民族医药）是我国各族人民在几千年生产生活实践和与疾病做斗争中逐步形成并不断丰富发展的医学科学，为中华民族繁衍昌盛做出了重要贡献，对世界文明进步产生了积极影响。新中国成立特别是改革开放以来，党中央、国务院高度重视中医药工作，中医药事业取得了显著成就。但也要清醒地看到，当前中医药事业发展还面临不少问题，不能适应人民群众日益增长的健康需求。《中共中央 国务院关于深化医药卫生体制改革的意见》（中发〔2009〕6号）提出，要坚持中西医并重的方针，充分发挥中医药作用。为进一步扶持和促进中医药事业发展，落实医药卫生体制改革任务，现提出以下意见：

一、充分认识扶持和促进中医药事业发展的重要性和紧迫性

长期以来，中医药和西医药互相补充、协调发展，共同担负着维护和增进人民健康的任务，这是我国医药卫生事业的重要特征和显著优势。中医药临床疗效确切、预防保健作用独特、治疗方式灵活、费用比较低廉，特别是随着健康观念变化和医学模式转变，中医药越来越显示出独特优势。中医药作为中华民族的瑰宝，蕴含着丰富的哲学思想和人文精神，是我国文化软实力的重要体现。扶持和促进中医药事业发展，对于深化医药卫生体制改革、提高人民群众健康水平、弘扬中华文化、促进经济发展和社会和谐，都具有十分重要的意义。

随着经济全球化、科技进步和现代医学的快速发展，我国中医药发展环境发生了深刻变化，面临许多新情况、新问题。中医药特色优势逐渐淡化，服务领域趋于萎缩；老中医药专家很多学术思想和经验得不到传承，一些特色诊疗技术、方法濒临失传，中医药理论和技术方法创新不足；中医中药发展不协调，野生中药资源破坏严重；中医药发展基础条件差，人才匮乏。各地区、各有关部门要充分认识扶持和促进中医药事业发展的重要性和紧迫性，采取有效措施，全面加强中医药工作，开创中医药事业持续健康发展新局面。

二、发展中医药事业的指导思想和基本原则

（一）指导思想。坚持以邓小平理论和"三个代表"重要思想为指导，全面贯彻落实科学发展观，把满足人民群众对中医药服务的需求作为中医药工作的出发点。遵循中医药发展规律，保持和发扬中医药特色优势，推动继承与创新，丰富和发展中医药理论与实践，促进中医中药协调发展，为提高全民健康水平服务。

（二）基本原则。坚持中西医并重，把中医药与西医药摆在同等重要的位置；坚持继承与创新的辩证统一，既要保持特色优势又要积极利用现代科技；坚持中医与西医相互取长补短、发挥各自优势，促进中西医结合；坚持统筹兼顾，推进中医药医疗、保健、科研、教育、产业、文化全面发展；坚持发挥政府扶持作用，动员各方面力量共同促进中医药事业发展。

三、发展中医医疗和预防保健服务

（一）加强中医医疗服务体系建设。县级以上地方人民政府要在区域卫生规划中合理规划和配置中医医疗机构（包括中西医结合和民族医医疗机构）。大力加强综合医院、乡镇卫生院和社区卫生服务中心的中医科室建设，积极发展社区卫生服务站、村卫生室的中医药服务。在其他医疗卫生机构中积极推广使用中医药适宜技术。通过中央和地方共同努力，进一步加大公立中医医院的改造建设力度，有条件的县以上综合医院和乡镇卫生院、社区卫生服务中心都要设置中医科和中药房，配备中医药专业技术人员、基本中医诊疗设备和必备中药，基本实现每个社区卫生服务站、村卫生室都能够提供中医药服务。加强中医医疗机构服务能力建设，研究制订中医诊疗常规、出入院标准、用药指南、临床诊疗路径、医疗服务质量评价标准等技术标准和规范，促进中医医疗机构因病施治、规范诊疗、合理用药，提高医疗服务质量。培育、培养一批名院、名科、名医。推动中医药进乡村、进社区、进家庭。

积极促进非公立中医医疗机构发展，形成投资主体多元化、投资方式多样化的办医格局。鼓励有资质的中医专业技术人员特别是名老中医开办中医诊所或个体行医，允许符合条件的药品零售企业举办中医坐堂医诊所。非公立中医医疗机构在医保定点、科研立项、职称评定和继续教育等方面，与公立中医医疗机构享受同等待遇，对其在服务准入、监督管理等方面一视同仁。

（二）积极发展中医预防保健服务。充分发挥中医预防保健特色优势，将中医药服务纳入公共卫生服务项目，在疾病预防与控制中积极运用中医药方法和技术。推动中医医院和基层医疗卫生机构开展中医预防保健服务。鼓励社会力量投资兴办中医预防保健服务机构。制定中医预防保健服务机构、人员准入条件和服务规范，加强引导和管理。

四、推进中医药继承与创新

（一）做好中医药继承工作。开展中医药古籍普查登记，建立综合信息数据库和珍贵古籍名录，加强整理、出版、研究和利用。整理历代医家医案，研究其学术思想、技术方法和诊疗经验，总结中医药学重大学术创新规律。依托现有中医药机构设立一批当代名老中医药专家学术研究室，系统研究其学术思想、临证经验和技术专长。整理研究传统中药制药技术和经验，形成技术规范。挖掘整理民间医药知识和技术，加以总结和利用。

（二）加快中医药科技进步与创新。建立符合中医药特点的科技创新体系、评价体系和管理体制，改革和创新项目组织管理模式，整合中医药科技资源。推进中医药科研基地特别是国家和省级中医临床研究基地建设。支持中医药科技创新，开展中医药基础理论、诊疗技术、疗效评价等系统研究，推动中药新药和中医诊疗仪器、设备的研制开发，加强重大疾病的联合攻关和常见病、多发病、慢性病的中医药防治研究。推行中医药科研课题立项、科技成果评审同行评议制度。

五、加强中医药人才队伍建设

（一）改革中医药院校教育。根据经济社会发展和中医药事业需要，规划发展中医药院校教育。调整中医药高等教育结构和规模，坚持以中医药专业为主体，按照中医药人才成长规律施教，强化中医药基础理论教学和基本实践技能培养。选择部分高等中医药院校进行中医临床类本科生招生与培养改革试点。加强中医药职业教育，加快技能型人才培养。国家支持建设一批中医药重点学科、专业和课程，重点建设一批中医临床教学基地。

（二）完善中医药师承和继续教育制度。总结中医药师承教育经验，制订师承教育标准和相关政策措施，探索不同层次、不同类型的师承教育模式，丰富中医药人才培养方式和途径。落实名老中医药专家学术经验继承人培养与专业学位授予相衔接的政策。妥善解决取得执业资格的师承人员在职称评定和岗位聘用等方面的相关问题。完善中医药继续教育制度，健全继续教育网络。

（三）加快中医药基层人才和技术骨干的培养。制订切实可行的实施方案，积极探索定向为农村培养中医药人才的措施。鼓励基层中医药人员参加学历教育以及符合条件的中医执业医师带徒培训。探索中医执业医师多点执业的办法和形式。将农村具有中医药一技之长的人员纳入乡村医生管理。制订实施中医药学科带头人和技术骨干培养计划，造就新一代中医药领军人才和一大批中青年名中医。鼓励西医师学习中医，培养一批中西医结合人才。开展面向基层医生的中医药基本知识与适宜技术培训。

（四）完善中医药人才考核评价制度。制订体现中医药特点的中医药专业技术人员水平能力评价标准，改进和完善卫生专业技术人员资格考试中的中医药专业考试方法和标准。建立国家中医药专业人员职业资格证书制度，开展中医药行业特有工种技能鉴定工作。建立政府表彰和社会褒奖相结合的中医药人才激励机制。

六、提升中药产业发展水平

（一）促进中药资源可持续发展。加强对中药资源的保护、研究开发和合理利用。开展全国中药资源普查，加强中药资源监测和信息网络建设。保护药用野生动植物资源，加快种质资源库建设，在药用野生动植物资源集中分布区建设保护区，建立一批繁育基地，加强珍稀濒危品种保护、繁育和替代品研究，促进资源恢复与增长。结合农业结构调整，建设道地药材良种繁育体系和中药材种植规范化、规模化生产基地，开展技术培训和示范推广。合理调控、依法监管中药原材料出口。

（二）建设现代中药工业和商业体系。加强中药产业发展的统筹规划，制定有利于中药产业发展的优惠政策。组织实施现代中药高技术产业化项目，加大支持力度。鼓励中药企业优势资源整合，建设现代中药产业制造基地、物流基地，打造一批知名中药生产、流通企业。加大对中药行业驰名商标、著名商标的扶持与保护力度。优化中药产品出口结构，提高中药出口产品附加值，扶持中药企业开拓国际市场。

（三）加强中药管理。完善中药注册管理，充分体现中药特点，着力提高中药新药的质量和临床疗效。推进实施中药材生产质量管理规范，加强对中药饮片生产质量和中药材、中药饮片流通监管。加强对医疗机构使用中药饮片和配制中药制剂的管理，鼓励和支持医疗机构研制和应用特色中药制剂。

七、加快民族医药发展

加强民族医医疗机构服务能力建设，改善就医条件，满足民族医药服务需求。加强民族医药教育，重视人才队伍建设，提高民族医药人员素质。完善民族医药从业人员准入制度。加强民族医药继承和科研工作，支持重要民族医药文献的校勘、注释和出版，开展民族医特色诊疗技术、单验方等整理研究，筛选推广一批民族医药适宜技术。建设民族药研发基地，促进民族医药产业发展。

八、繁荣发展中医药文化

将中医药文化建设纳入国家文化发展规划。加强中医药文物、古迹保护，做好中医药非物质文化遗产保护传承工作，加大对列入国家级非物质文化遗产名录项目的保护力度，为国家级非物质文化遗产中医药项目代表性传承人创造良好传习条件。推进中医药机构文化建设，弘扬行业传统职业道德。开展中医药科学文化普及教育，加强宣传教育基地建设。加强中医药文化资源开发利用，打造中医药文化品牌。加强舆论引导，营造全社会尊重、保护中医药传统知识和关心、支持中医药事业发展的良好氛围。

九、推动中医药走向世界

积极参与相关国际组织开展的传统医药活动，进一步开展与外国政府间的中医药交流合作，扶持有条件的中医药企业、医疗机构、科研院所和高等院校开展对外交流合作。完善相关政策，积极拓展中医药服务贸易。在我国对外援助、政府合作项目中增加中医药项目。加强中医药知识和文化对外宣传，促进国际传播。

十、完善中医药事业发展保障措施

（一）加强对中医药工作的组织领导。根据国民经济和社会发展总体规划和医疗卫生事业、医药产业发展要求，编制实施国家中医药中长期发展专项规划。充分发挥中医药工作部际协调机制作用，加强对中医药工作的统筹协调。地方各级人民政府要切实加强对中医药工作的领导，及时研究解决中医药事业发展中的问题，认真落实各项政策措施。

（二）加大对中医药事业投入。各级政府要逐步增加投入，重点支持开展中医药特色服务、公立中医医院基础设施建设、重点学科和重点专科建设以及中医药人才培养。落实政府对公立中医医院投入倾斜政策，研究制订有利于公立中医医院发挥中医药特色优势的具体补助办法。完善相关财政补助政策，鼓励基层医疗卫生机构提供中医药适宜技术与服务。制定优惠政策，鼓励企事业单位、社会团体和个人捐资支持中医药事业。合理确定中医医疗服务收费项目和价格，充分体现服务成本和技术劳务价值。

（三）医疗保障政策和基本药物政策要鼓励中医药服务的提供和使用。将符合条件的中医医疗机构纳入城镇职工基本医疗保险、城镇居民基本医疗保险和新型农村合作医疗的定点机构范围，将符合条件的中医诊疗项目、中药品种和医疗机构中药制剂纳入报销范围。按照中西药并重原则，合理确定国家基本药物目录中的中药品种，基本药物的供应保障、价格制定、临床应用、报销比例要充分考虑中药特点，鼓励使用中药。

（四）加强中医药法制建设和知识产权保护。积极推进中医药立法进程，完善法律法规。加强中医药知识产权保护和利用，完善中医药专利审查标准和中药品种保护制度，研究制订中医药传统知识保护名录，逐步建立中医药传统知识专门保护制度。加强中药道地药材原产地保护工作，将道地药材优势转化为知识产权优势。

（五）加强中医药行业管理。加强中医药行业统一规划，按照中医药自身特点和规律管理中医药。推进中医药信息化建设，建立健全综合统计制度。推进中医药标准化建设，建立标准体系，推动我国中医药标准向国际标准转化。严格中医药执法监督，严厉打击假冒中医名义非法行医、发布虚假违法中医中药广告以及制售假冒伪劣中药行为。加强地方中医药管理机构建设，强化管理职能，提高管理水平。

国务院

二〇〇九年四月二十一日

满庭芳·贺屠呦呦荣获诺奖

国庆佳节，又传喜讯，诺奖花落中华。六旬辛苦，探索出奇葩。
多少艰难险阻，千百次，勇闯天涯。终成了，青蒿甘露，普降亚非拉。
长嗟！回首望，人间恶疟，祸患如麻。葛洪有神方，肘后寻查。
科技攻关助力，古芳草，萌发新芽。中医药，国之瑰宝，绚烂满天霞。

（杨殿兴）

屠呦呦获诺奖有感（七律）

为斩疟魔披战袍，以身试毒验青蒿。
伤肝不改一生志，碰壁难辞百折劳。
学贯中西勤索辨，道融今古任翔翱。
神州仙草献天下，诺奖殊勋敬女豪。

（程立家）

（江山呈秀 阳廷福治印）

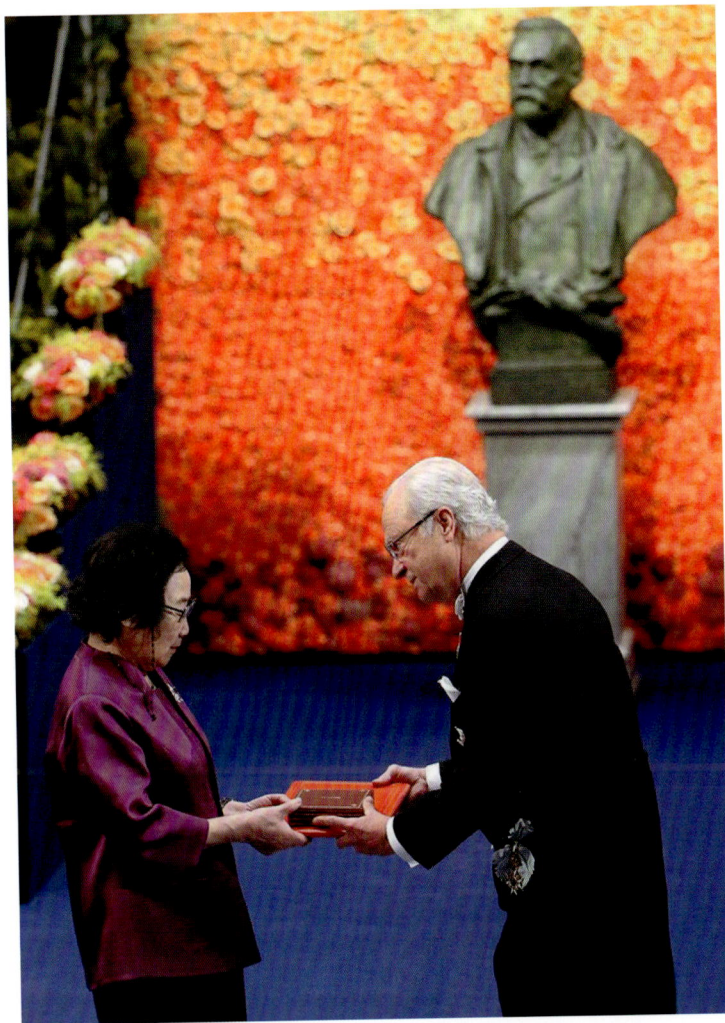

（屠呦呦荣获 2015 年诺贝尔医学奖）

    屠呦呦（1930 － ）女，浙江省宁波市人，中药学家，中国中医科学院终身研究员兼首席研究员，青蒿素研究开发中心主任。

    屠呦呦通过对中国传统医药的研究，先驱性地发现并提取了青蒿素。目前以青蒿素为基础的复方药物，被世界卫生组织正式列为治疗疟疾的首选药物。据英国权威医学刊物《柳叶刀》的统计显示，青蒿素复方药物对恶性疟疾的治愈率达到97％，是世界上疟疾治疗的首选药物，这是中国医药卫生界的骄傲，是中医中药对人类健康卫生事业所作出的巨大贡献。

    2011 年 9 月，屠呦呦获得被誉为诺贝尔奖"风向标"的拉斯克奖。

    2015 年 10 月，因发现了青蒿素治疗疟疾的新疗法而获"诺贝尔生理学或医学奖"。屠呦呦是第一位获得诺贝尔科学奖项的中国本土科学家、第一位获得"诺贝尔生理或医学奖"的华人科学家。

唐多令·民族医药

华夏祖三皇，子孙布四方。族群医，救死扶伤。汉藏蒙苗乡土药，源流远，有奇香。

民族美家乡，资源各短长。互沟通，比翼翱翔。杏苑奇葩争绽放，结硕果，竞春光。

（张发荣）

中国是一个多民族国家。各少数民族人民在长期同疾病作斗争、维系民族生存繁衍的过程中，逐渐总结出了很多有效的药物，积累了丰富的临床经验，有的还形成了较为系统的医学理论体系，以藏医、蒙医、维医、傣医、苗医、壮医等最具代表性。这些医学都具有鲜明的民族特色和地方特点，是中国传统医学的重要组成部分。在新时代背景下，民族医药日益受到重视，正欣欣向荣，生机勃勃地发展。

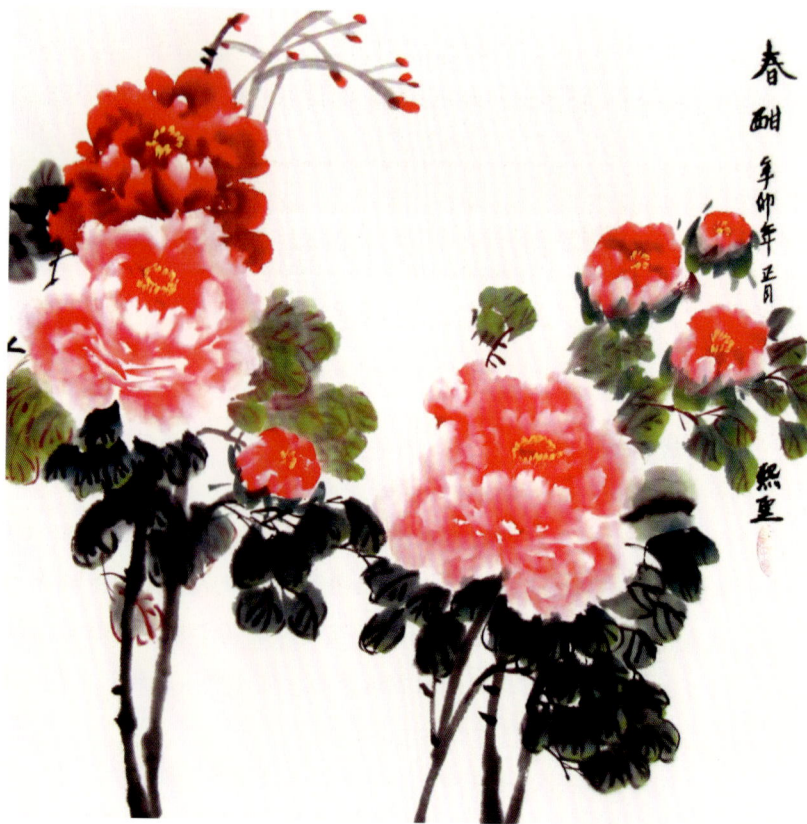

（春酣 罗棱作）

绵竹中医药文化赋

大哉宇宙，莽莽苍苍，乾坤旋转阴阳鼓荡。轻清者上升以为天，重浊者下降乃成壤。日出杲杲云蒸霞霏，月照皎皎玉琢粉妆。阴阳之精聚合而凝以生万物，日月之华交泰以化而运五常。壮哉神州，烈烈扬扬。巨龙腾飞变化成形始称传人，瑞云漫卷裁剪为锦乃制衣裳。

传统文化根深叶茂，祖国医学源远流长。辨药性论医道炎黄首倡，明诊法定治则扁张独创。王叔和撰脉经条分缕析，皇甫谧序甲乙纲举目张。新修本草荟萃百家号称祖典，千金要方包罗万象尊奉药王，李时珍精究方药费尽毕生心血，吴又可阐释温病成就不朽文章。紫焰熊熊丹炉烧炼救命灵药，金轮铮铮铁碾制备活人良方。古有九针刺经络通气血，唐归一统兴教育选才良。中华民族昌盛传统医学提供保障，世界文明进步华夏瑰宝发挥影响。

美哉绵竹，丽丽靓靓。龙山巍巍甘泉汇聚绵河亭江，翠竹幽幽青史铭记忠义将相。剑南美酒香飘四海陶醉唐王，绵竹年画名播八极溢彩沧桑。抗震救灾白衣天使救死扶伤挺起脊梁，家园重建江苏常州对口援建大爱无疆。天河路吉地复兴，中医院涅槃凤凰。科室齐全设备精良，大医精诚秉承岐黄。勤奋敬业专家应诊，仁心妙术名医坐堂。以人为本患者至上。以廉为戒风格高尚。济世拯危泽惠桑梓，团结奉献造福家邦。励精图治跻身一流，锐意创新国粹弘扬。

妙哉生灵，堂堂皇皇。寒来暑往自然历四时之变化，斗转星移人类传七教之纲常。生生不息民族充满活力，代代相因福祉构织念想。吐故纳新导引行气治未病贵在坚持，服食养生美意延年益寿考绝非虚妄。医德在服务奉献中升华，事业在发展壮大中辉煌。

壬辰龙年之春
成都谢克庆撰并书

幽幽青史銘記忠義 捋相劍南美酒香飄四海陶醉唐王綿竹年畫名播八極溢彩滄桑。抗震救災白夜天使救死扶傷挺起脊梁家園重建江蘇常州對口援建大愛無疆。天河路吉地復興中醫院涅槃鳳凰科室齊全設備精良大醫精誠秉承岐黃。勤奮敬業專家應診。仁心妙術名醫坐堂。以人為本患者至上以廉為戒風格高尚。妙哉生靈堂皇皇寒來暑往自然歷四濟世拯危澤惠桑梓團結奉獻造福家邦。勵精圖治躋身一流。銳意創新國粹弘揚。時之變化斗轉星移人類傳七教之綱常。生生不息民族充滿活力代代相因福祉構織念想。吐故納新導引行氣治未病貴在堅持。服食養生美意延年益壽考絕非虛妄醫德在服務奉獻中昇華事業在發展壯大中輝煌。

壬辰龍年孟春　成都　謝克慶撰並書

杏林中醫藥文化賦

大哉宇宙莽莽蒼蒼。乾坤旋轉陰陽鼓蕩。

輕清者上昇以為天。重濁者下降乃成壤。

日出杲杲雲蒸霞蔚。月照皎皎玉琢粉妝。

陰陽之精聚合而凝以生萬物日月之華

交泰以化而運五常。壯哉神州烈烈揚揚。

巨龍騰飛變化成形始稱傳人瑞雲漫捲

裁剪為錦乃製衣裳。傳統文化根深葉茂。

祖國醫學源遠流長。辨藥性論醫道炎黃

首倡。明診法定治則扁張獨創王叔和撰

脈經條分縷析皇甫謐序甲乙綱舉目張。

新修本草薈萃百家號稱祖典。千金要方

包羅萬象尊奉藥王李時珍精究方藥費

盡畢生心血吳又可闡釋溫病成就不朽

文章紫焰熊熊丹爐燒煉救命靈藥金輪

錚錚鐵碾製備活人良方古有九針刺經

絡通氣血唐歸一統興教育選才良中華

民族昌盛傳統醫學提供保障世界文明

骨 魂 赋

（四川省骨科医院）

郁郁锦里风华，耿耿骨科医院。毗邻武侯古祠，依稀青山埋忠骨；襟带杜甫草堂，何处劲骨化诗魂。怀贤于斯，得其所哉乎！

夫骨者，肾为主、肉之荄、躯之干、髓之府也。骨瘦则形销，骨健则力劲；五脏六腑赖之以护，大千世界因之以行。此骨之立身也。然医文同道，医道同宗，骨之为德，载道立人。人之正直曰骨气，人之气度曰骨品，人之气节曰风骨，人之刚强曰骨鲠。是以骨之坚则傲，软则媚，清则仙，贱则佞。骨之大义亦大医习业，大医精诚之谓也。故俞跗博赡精核，名重远古；华佗刮骨疗毒，发唱惊梃；葛洪折伤新治，允称美谈；蔺道人悬壶济世，集大于成。此皆大医为天地立命、风骨嶙峥者也。

忽忽沧海桑田，悠悠岁月流金。犹忆贺帅号令，雷厉风行，体育医院发其轫；武医结合，戛戛独创，一代宗师立其诚。平房陋室，氤氲世纪风华；石磨铁碾，见证创业艰辛。中医骨科，含弘张光，合璧运动创伤；郑氏流派，自成机杼，卓然华夏杏林。五环溢彩，不辞劬劳，分享奥运荣光；全民健身，共襄盛举，恒思百年之功。吁兮，运动医学共岐黄，四海回眸是蓉城！

和声鸣盛世，昊天兴国粹。上下同欲，砥砺精进，馨心自强不息；高瞻周览，求真务实，践行科学发展。名医荟萃，后学英俊，不忘苍生疾苦；术精器利，患者景从，长承先贤懿范。嗟乎！骨魂塑医德，大爱铸仁心。

盛焉，一夜春风起，高楼薄青云。骨魂千秋壮，征程万里长。怀贤高山仰止，心系人民健康。吁嗟乎，体育医院，立身立人立辉煌；骨科医院，日新月新岁岁新！

何开四撰于己丑年（2009 年）春

绵阳市中医名医馆赋

梓潼故郡，绵阳新市。历史要津，当代名城。溯三江而源远流长；纵千载而人杰地灵。嫘祖故里，禹王乡邦。长歌传世之李白，雅韵流芳之醉翁，两弹惊天之元勋，四海驰誉之长虹。众贤创伟业，青史载丰功。善学者可知其详，兹不复赘焉。

钟灵毓秀，杏苑芳桃李；地利天时，神农蓄动植。方志可考名医，数臻一百之众；地区已详之药，品达二千之余。涪翁郭玉，隐者御医；龙友辅周，院士名师。附子天麻，遐迩称善；麦冬桔梗，商贾居奇。市之良医良药，未及详举。适闻多位学者与市民争相议曰："中医中医，国之宝也！瘟神迭送，顽疾屡蠲。特色优势，简便验廉；扬功赞绩，民族荣繁。西医入关前，防治系一肩；西医入关后，优势互补参。仅以前年'非典'，即足见一斑。"余膺服诸贤之论，公正客观；余推知持此论者，塞北江南。何以如此？苏老有言：事有必至，理有固然！

躬逢善政，民族复兴。科学城之称，中国唯一；两院士之众，州市无伦。英才济济，万象欣欣。弘扬传统文化，应随当代而焕新；继承国医学术，毋忘与时以俱进。名医馆之建立，乃当今之德政惠民；名医馆之任务，付吾侪以疗疾育英。名须符实，言贵躬行。凡为师者，大医精诚。精诚者何？多学不厌，诲人不倦；诊断凝神，处方规范；仁心仁术，宗廉宗验。凡为弟子，矢志不渝。不渝者何？学道从师：既勤临床实践，又勤读典静思。创新是继承正鹄，继承乃创新根基。树敬业献身之正气；踵望齐入虢之良医。切记《尚书》遗训：谦受益，满招损也；毋忘韩公名句：精于勤，荒于嬉焉。

国医涵大道，学贯天人；国医乃大业，务重传承。师生学友，容众尊贤；言行操守，启后承先；冰寒于水，青胜于蓝；喜百花之争艳，冀万代之尤妍。岐黄穆穆，道泽绵绵！

2008 年 2 月赋，李孔定